基层中西医结合心脏康复临床实践
编委会

主　审　李瑞杰　杜廷海

主　编　孙艳玲

副主编　王银娜　韦要杰　李　润　孙海涛　贾江波
　　　　于　浩　王二放

编　者（以姓氏汉语拼音为序）
　　　　高怀强　高　翔　牛莺歌　郝秀梅　黄培培
　　　　李柳娜　梁钰苓　刘晓菲　刘园园　潘峻峰
　　　　王成宜　王　宁　王云振　张凤仙　张红文
　　　　张晓燕　赵燕峰

学术秘书　王　宁　张晓燕

序 1

心血管疾病是威胁我国人民健康最严重的疾病，其死亡率位居我国人口总死亡结构的首位，是我国“健康中国”战略的一项严峻挑战。

通过过去几十年来一代代心血管专家的不懈努力，我国心血管疾病临床治疗体系已经达到世界先进水平。但是我国近年来心血管病报告显示，我国心血管疾病患病人数目前甚至未来十年仍处于快速增长阶段，心血管疾病患者的负担日渐加重，已成为国家重大公共卫生问题。心血管疾病防治刻不容缓。心脏康复是心血管疾病持续医疗和预防的重要手段，是心血管疾病全程管理的必要条件，是心血管疾病防治的核心组成部分。

近年来在心血管先行专家的带领下，心脏康复理念在我国被逐渐接受并开始临床实践，并在全国迅速发展。不仅北上广等发达地区的大医院建立了心脏康复中心，广大基层医院也开始建设心脏康复中心。

心脏康复在我国存在缺乏心脏康复专业学科、患者对心脏康复认识不足、政府对心脏康复投入较少等问题，因此心脏康复在大的医院相对容易开展及持续发展，在基层医院建设心脏康复中心和开展心脏康复工作不是一时一日之功，并且持续运营和生存存在很大的困难，所以很难对心血管疾病患者建立预防、急救、治疗、康复的完整闭环。

中医康复学是中医学的一个重要组成部分，具有悠久的历史和丰富的临床实践经验，中医技术在心脏康复中发挥的作用使得其近年来已被国内外专家接受和运用，尤其得到我国广大患者的喜爱。因此，中西医结合心脏康复模式在我国大有前景。

在此背景下，中国中医药研究促进会中西医结合心血管病预防与康复专委会于 2016 年 4 月 9 日成立，多年来致力于中西医结合心血管病预防与康复理念及实践的学术推广与培训，在全国成立了十余家区域专委会，极大地推动了我国中西医结合心脏康复的落地生根发芽与快速发展。河南洛阳市中医院心血管病科孙艳玲主任，是我们学会的常务委员，近十年来从事心血管病预防与康复工作，由于基层医院常见心血管慢病心脏康复临床实践，因而积累了丰富的临床经验。她于 2017 年 10 月牵头成立了豫西地区中西医结合心血管预防与康复专委会，多年来在豫西地区组织心脏康复学术会议，传播心脏康复理念并组织学术交流，在推动豫西基层心脏康复的建设方面做出了很多有实际成效的工作，被评为中国中医药研究促进会中西医结合心血管病预防与康复专委会优秀单位和个人，成为全国基层开展心血管疾病预防与康复的典范。

孙艳玲主任善于思考和总结，她针对心脏康复在基层如何顺利开展，以及基层常见心血管慢病高血压、心力衰竭、冠心病和常用的心脏康复适宜技术和心脏康复中心的运营工作，发表了不少文章，被基层心脏康复同道传阅并参考，如今汇总出版成书，对基层医院尤其是中医院有具体的指导和借鉴作用。

祝贺《基层中西医结合心脏康复临床实践》的面世，为推动心脏康复落地基层，造福基层心血管患者做出了贡献。

（李瑞杰）

序 2

随着科学技术的发展和生活水平的提高，心血管疾病患者已不再满足于单纯的药物治疗，而是要求全面提高健康水平和生存质量，心脏康复成为心脏病较为理想的治疗手段。心脏康复可以改善生活质量，明显提高患者的运动能力，延长患者寿命，减少住院率，预防心血管疾病的发生，更好地回归社会。

现代心脏康复医学中的功能评估、运动疗法、康复教育、心理康复等均有其循证医学的基础。中医康复学是中国医药学的一个重要组成部分，几千年来逐渐形成和发展的中医康复学思想理念和实施方法，具有显著区别于西方医学的中华民族特色。整体观念、形神统一及辨证论治是中国传统康复学的理论基础。充分发挥中医药学及其养生康复学的优势，形成中西医结合心脏康复治疗，对于心血管疾病防治具有重大意义。

我国心血管病康复医疗工作起步相对较晚，发展不平衡，有些地方甚至没有心脏康复意识和概念。大量的心脏病患者仅注重临床的治疗，而忽视早期的管理与康复干预，以及发病后有效的康复治疗。他们把心脏病的恢复寄托在静养上，而忽视了运动；寄托在药物的控制上，而忽视了康复和预防。因此，积极开展心脏康复工作并不断提高治疗水平，造福于患者，是我们医务工作者的重要任务之一。

当前，党和国家高度重视人民的健康，根据《“健康中国 2030”规划纲要》的指导，建设健康中国的核心是以人民健康为中心，坚持以基层为重点，以改革创新为动力，预防为主，中西医并重，推行健康生活方式，减少疾病发生，强化早诊断、早治疗、早康复，实现全民健康。

近十年来，洛阳市中医院心脏康复团队在心脏慢病预防和康复方面进行了一定的探索，获得了较多的经验和心得，此书根据作者长期从事中医心脏康复的工作经验，参考国内外中西医研究成果，论述了心脏康复中医基础理论及历史沿革、基层心脏康复中心建设探索以及循环系统各种疾病的康复经验，并通过具体病例，将理论结合于实践，中西医有机结合，对从事心血管临床、教学、科研以及心脏康复教育工作者具有较大的参考价值。希望从事心血管医教研工作的同仁共同努力，为健康中国的建设做出贡献。

（杜廷海）

前　言

康复医学是20世纪中期出现的一门新兴学科，目标是帮助各类患者重新回归社会、生活、工作。现代医学体系已把预防、医疗、康复相互联系，组成一个相互不可或缺的统一体，并深刻地改变着医疗模式。

医学模式的核心就是医学观，是哲学思想在医学中的反映。随着疾病谱、死因谱的转变，医学模式在经历了神灵主义医学模式、自然哲学医学模式、机械论医学模式、生物医学模式之后，进入到了生物—心理—社会医学模式时代。

新型医学模式的出现，需要临床医师在思维方式、工作方法以及教科书的表述上都要发生质的变化，而这一变化过程必然是一个长期的、渐进的过程，需要所有医务工作者各自贡献自己的临床心得，并不断地去伪存真。

具体到心脏康复领域，我国心脏康复的起步并不晚，吴英恺于1981年在《中华心血管病杂志》撰文，强调要重视心血管疾病的康复治疗研究工作，之后也不断有综述和文献阐述心脏康复的必要性，但一些专家仍然质疑心脏康复的安全性，在很长一段时间内心脏康复并未得到国内心血管学术界和管理部门的重视。

直到20世纪末期，一直没有停止的科研探索和越来越多的心脏康复论坛极大地普及了心脏康复概念，终于使更多的专家学者认识到心脏康复的意义，并且加入到心脏康复的临床实践中。其中，最早形成规模效应的是心脏支架术后和心脏外科术后的康复临床实践。

值得一提的是，具备心脏支架术后和心脏外科术后康复临床条件的医疗机构毕竟是有限的。同时，随着我国经济的发展，人们的生活水平有了显著的提高，一些生活习惯和环境改变所导致的疾病也逐步增多，如高血压、高血脂、糖尿病等慢性病人群和亚健康人群也不断扩大，严重影响居民健康。这些心血管慢病患者依然渴望回归社会、回归生活、回归工作。而这些心血管慢病患者主要就医于基层医疗机构，特别是基层中医院。

《“健康中国2030”规划纲要》指出：“建设健康中国的核心是以人民健康为中心，坚持以基层为重点，以改革创新为动力，预防为主，中西医并重，把健康融入所有政策，人民共建共享的卫生与健康工作方针，针对生活行为方式、生产生活环境以及医疗卫生服务等健康影响因素，坚持政府主导与调动社会、个人的积极性相结合，推动人人参与、人人尽力、人人享有，落实预防为主，推行健康生活方式，减少疾病发生，强化早诊断、早治疗、早康复，实现全民健康。”

作为地市级基层中医院，我们也希望响应国家的政策号召，担负起让部分心血管疾病患者回归社会、回归生活、尽可能回归工作的责任。因此，近十年来我们洛阳市中医院心脏康复团队在心脏慢病方面做了有限的探索，获得了有限的心得，虽然是挂一漏万，但也愿意把我的所思、所想、所得分享给大家，希望得到大家的帮助和批评指正！

（洛阳市中医院　孙艳玲）

目 录

基础篇

临床篇

病例分享篇

PART ONE

基础篇

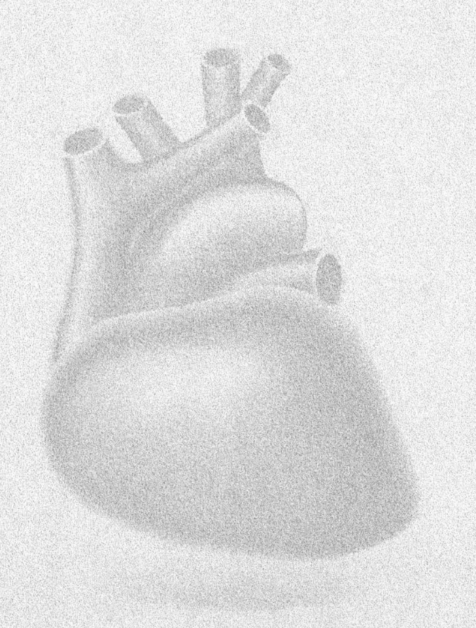

第一章 心脏康复的中医基础理论及历史沿革

一、中医康复的概念

中医传统康复学是以阴阳五行、脏腑经络、气血津液等中医基础理论为依托，运用针灸、推拿、药物、导引、食疗、自然疗法以及调摄情志等多种方法，制定个体化的辨证康复。

“康复”一词，在医学典籍中，可能首先出现于明代龚廷贤所著的《万病回春》一书，即“复沉潜诊视，植方投剂，获效如响，不旬日而渐离榻，又旬日而能履地，又旬日而康复如初。”指机体病愈之后恢复到未病之前的状态。

“病愈如初”是狭义的康复，现代中医康复思想不仅包含“病愈如初”，还包含对疾病的预防、治疗和疾病的全程管理，以及对疾病的局部治疗和对人体整体功能的干预；不仅注重躯体的治疗，同时还关注心理状态的调节。

中医传统康复思想经历了先秦时期、汉唐时期、宋金元时期、明清及民国时期等几个不同时期的发展，逐渐形成现在辉煌灿烂的中医康复学。

二、中医康复的历史沿革

1. 先秦时期，中医康复理论体系形成

先秦时期，中医传统康复思想始见于《黄帝内经》，并以《黄帝内经》为代表构建起中医康复基础理论体系的原则。

（1）首先，提出“治未病”康复思想

“治未病”包含未病先防、已病早治、既病防变、瘥后防复等内容。如《灵枢·五色》“大气入于脏腑者，不病而卒死矣……赤色出两颧，大如拇指者，病虽小愈，必卒死。黑色出于庭，大如拇指，必不病而卒死。”指出未病应先防，不病即未得病；再如《素问·生气通天论》曰：“卒然逢之，早遏其路”指的是已病早治，“病久则传化”，指的是既病防变的内容；再如《伤寒论》“大病瘥后，劳复者，枳实栀子豉汤主之”，对瘥后防复的思想已经极为重视，并提出了宝贵的治疗方法。

（2）其次，提出“整体观念”的康复思想

“整体观念”包含“天人相应”和“人体自身为一个有机整体”两方面。“天人相应”

旨在揭示人与自然是统一整体，人身乃自然界中一部分，遵循自然之规律，随自然而变化，受自然支配和制约。包含人与天地相应、人与四时昼夜相应、人与地理环境相应。

《素问·至真要大论》曰："夫百病之生也，皆生于风寒暑湿燥火，以之化之变也。"提示自然间气候寒温失宜可致人患病，而四时之气，更伤五脏。《素问·金匮真言论》曰："故春善病鼽衄，仲夏善病胸胁，长夏善病洞泄寒中，秋善病风疟，冬善病痹厥。"

《素问·生气通天论》曰："平旦人气生，日中而阳气隆，日西而阳气已虚，气门乃闭。"提示人受自然界四时昼夜变化的影响。《素问·异法方宜论》提示："东方之人易生痈疡；西方之人病生于内；北方之人多生胀满；南方之人病多拘挛疼痛；中央之人病多痿厥寒热。"可见自然界四时、气候、地域等变化，均能因影响体内脏腑气血运行，使与外界环境顺应失常而致病，但违背自然之理更是诸病之源。

人体内部是一个有机整体，在康复治疗中尤应重视整体观念。《灵枢·邪客》曰："天有四时，人有四肢；天有五音，人有五脏；天有六律，人有六腑；天有冬夏，人有寒热。"天地自然统一，人与天地相参，从整体出发认识和分析疾病，所谓"盖有诸内者，必形诸外"，把局部功能障碍与全身的脏腑、气血、阴阳的盛衰相联系，做到"治病求本"。

注重"形神合一"。过于极端或长期的情绪堆积会对人体脏腑会造成损伤。如《素问·阴阳应象大论》提出"怒伤肝……喜伤心……思伤脾……忧伤肺……恐伤肾……"，其中，暴怒会干扰肝的正常生理功能，狂喜易影响心运行血液和藏神的功能，思虑过度则会伤及脾胃的运化功能，悲忧抑郁则会伤到肺脏，受惊过度则能耗损肾气。精神是形体的产物，是依附于形体而存在的。形体与神气的统一是生命活动正常的体现，形体与神气的平衡关系破坏就会导致疾病，特别是神败不复，是病后难以康复的重要原因。如《素问·汤液醪醴论》指出："形弊血尽而功不立者何？岐伯曰：神不使也……精神不进，志意不治，故病不可愈。"

治疗上对药物治疗较为欠缺，但提出了针灸、推拿、药物、食疗、调摄情志、导引、自然疗法等多种康复治疗方法，为后世开拓治疗思路奠定了基础。

2. 汉唐时期，中医康复从理论走向实践

汉唐时期，在理论上继承了先秦时期创立的基础理论，尤其在治疗上也发展了《黄帝内经》空有理论，缺乏实践的不足，诞生了中医汤药辨证治疗的奠基著作《伤寒杂病论》。首次系统完整地论述了治疗热病的经验，将理论和实践有机结合，疗效至今仍为广大中医同道津津乐道。

东汉华佗模仿虎、鹿、熊、猿、鸟五种动物的动作，创立了五禽戏，使导引术有了更高水平的发展，在中医康复的历史长河中添上了璀璨的一笔。

晋代皇甫谧《针灸甲乙经》的成书标志着针灸正式成为中医康复治疗的主要方法和手段，书中对推拿、导引等多种方法都有总结，对后世针灸、推拿、导引的发展有着不可磨灭的贡献。

晋代陶弘景吸取道家养生的方法，将丹药、气功吐纳等方法引入中医康复中，丰富了中医康复的内容。陶弘景执笔的《养性延命录》提出"体欲常劳……劳无过极"，认为生命在于运动但不可过度，反映了当时道教学者对益寿延年的高度重视，亦是对养生术的一次大总结。

唐代孙思邈著《备急千金要方》、唐代王焘著《外台秘要》总结了汉唐之前的中医康复的经验与方法，记录了中医药物外治法中的熨、敷、蒸、贴、熏、洗、吹、摩、灌、药枕等，还将食疗、针灸、按摩、磁疗、光疗、冷疗、热疗、精神疗法、时序疗法、泉水疗法等丰富的非药物治疗方法纳入书中，丰富了中医康复方法的内容。

3. 宋金元时期，中医康复不断创新，空前繁荣

宋金元时期，医家不再囿于前人的理论，而是勇于创新。宋代张元素《医学启源》提出"古方今病不相能也"，创立了脏腑标本寒热虚实用药式，根据药物的四气五味创立了药物升降浮沉、引经报使理论并应用于临床，对后世应用中药康复治疗有深远影响。

宋金元时期，官方的注重和众多医家的努力，让中医康复理论得以继续充实，如宋代《太平圣惠方》已有不少可用于康复治疗的食疗处方。同时期，《食医心鉴》《食疗本草》《食性本草》《饮膳正要》也使中医食疗进一步发展。

《圣济总录》载录一些有关于病后康复医疗的内容。金元四大家根据自身实践提出了各自有价值的理论，如宋代张从正《儒门事亲》记载了利用情志生克关系治疗疾病的临床实践，为心理疗法、情志疗法开创了实践先例，推动中医康复事业进一步发展。

4. 明清时期，中医康复学走向鼎盛

明清时期，中医康复学的理论和方法已有显著的提升，其范畴也开始向现代医学中的多学科扩展，辐射范围包括现代医学的内、外、妇、儿、骨等临床学科。明清时期集历朝历代之大成，为中医学术的鼎盛时期，同时对于情志疗法、森林疗法、针灸疗法、药膳、食物调理等均有补充和完善。

明代《普济方》中便有记录导引康复的处方，沈金鳌《杂病源流犀烛·卷六·心》提出了针对"心痛""心瘾"等心系疾病的导引方法并记载了相应的运动康复方案，包括"常呵以泄其火，吸以和其心"，又"当饮六一灯心汤、豆蔻香菇水"及有治疗心痛的"运功""兼治胃口痛"之论。

汪崎石的《理虚元鉴》中提出"在琐屑而不坦夷者，宜节思虑以养心……是惟时时防外邪、节嗜欲、调七情、勤医药，思患而预防之，方得涉险如夷耳！"重视精神因素与四季生活起居调养。

曹庭栋的《老老恒言》提出老年慢性疾病的康复调养的内容，"导引之法甚多，如八段锦、华佗五禽戏、婆罗门十二法、天竺按摩诀之类，不过宣畅气血，展舒筋骸，有益无损"。

5. 近代中医康复走入低谷，现代中医康复迎来春天

清朝后期至民国，经济落后，国力削弱，伴随着鸦片战争，中华民族走进水深火热、多灾多难时期，连年的战火与灾难破坏了国家的经济，抑制了中医康复的发展。

1949 年新中国成立后，解放初期，百废待兴，有限的医疗资源都用于救急，大多集中在扑灭传染病上。

改革开放后，随着我国经济复苏，人民对于健康愈发重视，对中医康复有了需求，但是中医康复大多在养生会馆开展，既不系统，又不规范，更不够专业。

近年来，由于政府对康复理念和中医药战略的引导，我国部分公立医院将医疗模式从急重症逐渐转向慢病，开始重视康复学科建设，并强调中医药在康复中的主导作用，中医康复迎来了春天，开启了引领我国康复的时代。

随着我们对中医药学的不断挖掘和整理后，中医康复医学的理论与方法也获得了提升和系统方面的完善。

中医现代康复思想继承了经历代先贤的实践和总结，并吸取现代医学对康复的认识，逐步完善形成现代中医康复学。

全国各地建立起具有中医传统医学特色的不同层次的康复医疗机构，使中医康复学的理论和方法得以被广泛运用，并且将中医康复与现代康复相结合，逐渐走向专科专病，完全融合在五大处方之中落地内外妇儿等不同专科，中医康复在不断进步中，尤其是我国心脏康复经历了近 30 年的发展，近 10 年来迎来了快速发展阶段，中医心脏康复日益受到重视与推广。

三、小结

中医康复有着悠久的历史和辉煌的成绩，作为现代中医心脏康复的践行者，我们肩负着时代赋予我们振兴心脏康复的重任，所以既要传承，也要发展。

我们要传承中医智慧、特色与精华，传承中医辨证论治理论，使心脏康复走向辨证论治的精准康复。不同疾病康复方案不同，相同疾病不同病情，康复方案亦不同，尤其是对合并多种疾病的中老年患者，应辨证制定个体化康复方案。

同时要以中西医结合和专病化为发展方向，在临床实践中不断守正创新，在中医药的春天里开出中医心脏康复灿烂的花朵。

（赵燕峰　孙艳玲）

第二章

基层心脏康复中心建设探索

21 世纪医疗的不断进步使心血管疾病的治疗不再局限于单纯的手术和药物，转而注重于预防、治疗与康复的有机结合。心脏康复经过近几十年来的发展，逐渐被大家接受，近几年来在我国快速发展开来，全国各地心脏康复中心如雨后春笋般地建立，聚焦心脏康复主题的学术会议也越来越多，众多医院更是跃跃欲试——我们迎来了心脏康复中心快速建设的时代。然而，不同类型医院的心脏康复模式也应该是不同的。那么，应该如何进行心脏康复中心的定位、装备和运营呢？这也是很多医院院长和心内科主任决策之前顾虑重重的地方。近几年来，洛阳市中医院也在不断探索中西医结合心脏康复模式的建设，虽然取得了一点点经验，但也走过了一些弯路，同时还有大量的困惑，希望与大家一起就不同心脏康复中心的定位、设备配置、人员构成、运营模式、患源管理的话题进行探讨，摸索出各自发展的最佳路径，并为构建区域心脏康复医联体奠定基础。

一、心脏康复中心的定位

在心脏康复中心建设中，定位十分重要，它是方向，决定了一个心脏康复中心的成败，所以一定要认清自己，才能定位明确。定位有四大要素：医院所处的区域、医院的职能、医院的级别、医院的性质。区域分国家级、省级、市级、县级之行政区域的不同；职能分教学、临床、示范、科研中心的职能区别；级别分三级、二级、城镇社区及乡镇社区医院等级的差别；性质主要是中医院和西医院的差异。

（1）国家级教学科研康复中心应该定位在心血管疾病的高级评估、疑难康复上，为大家制定康复指南、临床路径，同时应该不断地存储心脏康复的数据以便分析、创新研发，促进心脏康复的可持续健康发展。

（2）国家级教学科研示范中心定位在心血管疾病的高级评估、高危康复上，为大家制定心脏康复教材，同时进行实操培训以提高基层技术水平，也应该进行数据的存储以不断创新。

（3）省级三级教学科研中心定位于心血管疾病的高级评估、急性期康复上，主要制定心脏康复的处方并给予审核，同时依据病情调整处方，储存康复数据并创新，担负起心脏康复的教学、培训、远程指导、会诊、质控的重要工作。

（4）省级三级示范中心定位于心血管疾病的高级评估和急性期康复，制定心脏康复处方并且审核和调整处方，储存数据以起示范作用，同时进行教学、培训、远程指导、会诊、质控的重要任务。

（5）省级二级临床中心应该定位于心血管疾病的基本筛查评估和中低危患者维持期康复上，执行上级医院制定的运动处方，并且主要工作是监控运动和患源管理。

（6）市级三级示范中心起承上启下的作用，应该定位于心血管疾病的高级评估与急性期康复，制定康复处方、审核处方、调整处方，同时兼顾教学、培训、远程指导、会诊、质控的任务。

（7）市级三级西医院临床中心定位于心血管疾病的高级评估与急性期康复，同时制定处方、审核和调整处方，应该具备培训、远程指导、会诊、监控的功能。

（8）市级三级中医院临床中心因病患以慢病为主，应该定位于心血管疾病的高级评估、急性期康复以及维持期康复，为下级医院制定处方、审核处方、调整处方，同时具备培训、远程指导、会诊、监控的功能，同时做好数据存储以便分析与创新。

（9）市级二级心脏康复中心定位于心血管疾病的初级评估与低危患者维持期康复，执行上级医院制定的运动处方，主要的工作是监控运动和患源管理，并且指导社区康复工作。

（10）县级心脏康复示范中心目前属于心脏康复的前沿，担负着心脏康复能否落地的重担，应该定位于心血管疾病的高级与初级评估，必须兼顾急性期康复和维持期康复，同时制定处方、审核处方、调整处方，还必须具备培训、远程指导、会诊、监控及社区指导的功能。

（11）城镇社区心脏康复中心是心脏康复的落地点，应该定位于心血管疾病的维持期康复和二级预防上，同时进行定期 Borg 疲劳度评估、心率与血压监测，并监督门诊康复处方的执行，患者教育是平时工作不可缺少的环节。

（12）乡镇社区心脏康复中心是心脏康复的排头兵，应该定位于心血管疾病的维持期居家康复，同时监督执行门诊康复处方，做好二级预防和心率、血压监测以保证居家康复的安全性。

二、心脏康复中心的部署

在心脏康复中心建设中，部署是核心环节，决定了心脏康复中心的存亡。实事求是，才能合理部署。部署三策略为设备部署、团队部署、资源部署。

1. 设备部署

设备部署的要点在于不同心脏康复中心、不同心脏康复单元的设备部署不同，不存在全能型康复设备部署，高级康复中心需要特殊化设备部署。

心脏康复设备分评估设备、治疗设备、运动设备、康复管理系统、监测设备、抢救设备、远程设备、可穿戴设备。

评估设备：包括心肺运动试验系统、运动平板试验系统、无创动静态心排量监测系统、6 分钟步行试验系统、肺通气功能评估系统、血管内皮功能检测系统、动脉硬化评估设备、营养代谢功能测试、呼吸睡眠监测系统以及疲劳度测试量表评估、心理量表评估、康奈尔健康问卷、匹兹堡睡眠质量指数量表、烟草依赖评估量表等。

治疗设备：目前心脏康复中心的治疗设备相对较少，体外反搏、体外震荡波为不太多的设备中目前广泛应用的，而我国祖国医学中医针灸、艾灸、药熏、足浴、贴敷等众多的治疗设备成为主流。

运动设备：目前运动设备分国产与进口，有氧运动设备包括医用跑步机、功率自行车、四肢联动等。抗阻运动设备包括阻力踏车、阻力训练器、阻抗训练踏车等。运动设备的部署以实用为主，不可盲目追求华而不实。

康复管理设备：由心脏康复学会依据心脏康复指南制定的适用于心脏康复中心临床工作的电子病历集成系统及工作站。康复管理系统具备完整性、国际性、安全性、标准性、整合性和规范性六大优势，以共同达到心脏康复的质控。县级以上的心脏康复中心都应该部署康复管理设备，理想的康复管理设备应该与评估设备和运动设备兼容，并将所有数据集大成。

监测设备：包括动态心排量监测系统、动态血压、动态心电、遥测心电、静态心电、中央监护系统（多参数）等，在保证心脏康复中心的安全方面起到安全卫士的作用。

抢救设备：包括抢救车、抢救药物、除颤仪，是心脏康复中的必备设备。因为心脏康复存在风险，急救设备是心脏康复的保险箱。

远程设备：包括远程物联网功率踏车、平板、心排、心电、血压、肺功能等。目前正在落地实施的为远程功率踏车、心电、血压与肺功能。

可穿戴设备：目前多为心率、血压、指脉氧监测设备，其他设备多在研发阶段。

2. 团队部署

标准的团队部署包括中心主任、心内科医师、康复医师、康复护士、心理医师、营养医师、运动治疗师、技师。

3. 资源部署

资源部署的关键在于院领导、心内科科主任及其他科主任对心脏康复的认可度。需要两个“一把手工程”，也就是医院一把手和心内科一把手同时重视。也需要院内交叉科室和医技科室配合，以及科内医师和护士的配合。同时需要做好科室间和科室内利益分配和双向转诊的利益链重构。

资源部署的先决条件是心脏康复的患源，本院心血管科的规模、心内科与心外科的手术量，患源来自于外省、本省、本区、外区、本院、外院、社区、县、乡决定着资源的部署。

资源部署包括心脏康复中心面积、心脏康复中心投入资金、心脏康复团队培训计划。

对于心脏康复的培训，目前我们国家没有明确的资质认证，但对于能力的学习培养，规范化培训尤其重要。心内科医师必须具备处理心血管类常见病、多发病、急危重症的能力。康复医师需要有足够的医疗知识储备，能处理心内科常见病、多发病，掌握运动生理学、治疗学知识，以及心理卫生基础知识、营养学基础知识、行为干预基础知识，具备心肺、心功能评估能力，保证治疗的安全性和有效性，建议培养心内科医师来担任。运动治疗师应该具备心内科知识基础，系统学习行为心脏病学和运动生理学知识，具备运动风险评估、运动处方制定、运动行为干预的能力。目前此类人才相对缺乏，所以引进相对困难，但已有部分高校开始进行人才培养，建议暂时培养心内科医师进修学习后担任。技师可由康复医师或护士兼职，以减少人力成本。

综上所述，心脏康复中心因不同定位而不同部署；因不同专科优势而不同部署；因不同级别而不同部署；因不同性质而不同部署；因不同区域而不同部署，举例来说，可以做心脏急诊手术的中医院可以部署运动心肺系统，而不能做心脏急诊手术的中医院部署运动心肺系统则隐藏着很大的风险。因不同心血管疾病而不同部署，如冠心病、高血压、心力衰竭（简称心衰）、房颤、起搏器植入术后、肺动脉高压、瓣膜病、先心病。疾病不同，设备部署的重点不同。独立性心脏康复部署与附属型心脏康复部署具有事倍功半与事半功倍的差别。

基层心脏康复中心是实现心血管疾病维持期可持续康复目标的主要途径，是实现康复服务公平的重要途径。设备部署必须具备科学有效、成本低、覆盖广、简便可行的特点，同时要充分发挥中西医结合康复技术，构建我国特色的心脏康复服务体系。

三、心脏康复中心的运营

谈到心脏康复中心的运营，我们必须先认识心脏康复的实质，心脏康复并不是一项具体的技术，而是一个融合多种技术、覆盖多个部门、达成多个目标的医学模式。心脏康复中心是“情怀与运营兼而有之”的业务，情怀推动心脏康复理念的蓬勃发展，运营决定心脏康复中心的生死存亡，因此心脏康复中心的运营尤其重要。

首先，心脏康复是针对医院周边地区心血管慢病患者的一项长期“医、护、康结合”的整体解决方案；其次，心脏康复覆盖预防、评估、干预、评定、管理五个方面，也就是心血管疾病维持期综合管理，即针对心血管患者系统指标评估、状态评定和处方质控。再次，建设心脏康复中心的投入并不大，而是重新整合现有评估检查设备，并重点调整人员架构，以实现业务流的重构。最后，对于心脏康复中心运营主任的人选，可以是不愿意做手术的介入医师，也可以是不愿意值夜班的护士长，还可以是希望走到临床一线的脏器评估技师，亦可以是心内科医师，但必须拥有“热情洋溢”的态度，是足够的医疗知识储备、优秀的沟通组织协调能力、运营能力和管理能力兼而有之的人才。因为心脏康复中心的主要工作是与三类人打交道。一是本院的交叉科室，目标是共享患源；二是当地媒体，目标是把心脏康复的理念和成功病例展示出去；三是周边同行，目标是患者的合理转诊。

运营的三个重要因素为心脏康复中心的定位、部署与患源。不同定位、不同部署，患源不同、运营理念不同，不同级别、不同分期、不同康复单元，运营模式不同。三级医院以疑难、高危评估和疑难、高危干预为主，主要做一期康复。二级医院以常规评估、常规干预为主，主要做二期康复。社区医院以远程评估、运动处方执行、药物处方执行、患教为主，主要做三期康复。独立心脏康复中心因独自创业、困难较多，需要全面的设备、人员、资源部署三者紧密结合，目前国内此类康复中心运营多表面风光其实水深火热。附属心脏康复中心因依托心内科，相对轻松，有相对有限的投入和合理的部署，目前国内此类康复中心运营处于良性循环。

四、心脏康复中心的管理

心脏康复中心的管理分康复中心管理和患源管理两部分。其中康复中心管理分为心脏康复评估和干预流程、心脏运动康复风险规避及应急预案、分级诊疗及转诊协作方案、心脏康复团队和医联体培训、心脏康复中心质量改进计划和措施五个方面。心脏康复中心的管理建立在严格的质控基础上。

患源管理分为患者康复管理和患者来源管理，患者康复管理以分期为导向，急性期和危重期的患者管理应以医师为主，护士为辅，医师与护士联合主导管理。维持期的患者管理可以以护士为主导，也可以以康复医师为主导，无论谁来主导，都应以患者的安全为基础。

心脏康复中心患者来源管理必须面对基层医师、交叉学科和患者三个方向。患源管理重要的武器是心脏康复管理系统，它结合移动医疗理念、对接云数据库、汇总心脏康复大数据。这是患源充足的康复中心必备的神器。患源缺乏的康复中心必须利用心脏康复医联来开拓交叉学科，面向基层医师和上级医院，积极寻找患源。我们必须清醒地认识到不同病种患源管理不同，掌握患源管理的重要手段尤其重要。利用传统媒体主要面对老年人，在报纸、电视、电台积极宣传心脏康复理念，代价较大；利用新媒体主要面对中青年人，在微信群、公众号、网络推广心脏康复理念和成功病例则传播迅速。依靠学术主要面对医联体同行，以学术沙龙、课件、文章为形式，事半功倍。

五、心脏康复中心医联体建设

依托医联体开展心脏康复是国家医改重心“保基本、强基层、建机制”的重点，有国家分级诊疗政策作为支撑，是心脏康复医联体的绿色通道，也是心脏康复中心运营的重要依托。

心脏康复医联体建设的实质是错位竞争和合作，前提是需要实现定位差异化、部署差异化、病源差异化、病种差异化，才能达到有限投入、合理部署、互通有无、双向转诊、利益抱团、合作共赢、学科共建的目的。

农村是我国心脏康复的前沿阵地，村医是心脏康复的一线战士。省、市、县、乡共同完成 4 × 100 米心脏康复接力、四级医联，结成联盟，达到心脏康复的持续全程干预，形成心血管疾病的完美治疗链。

六、小结

心脏康复经历了漫长的瞎子摸象阶段，专家们分别在不同的领域取得了令人瞩目的成就。目前我们到了应该整合并依据各个医疗单位和康复中心各自的实际情况进行差异化定位、合理部署装备、探索良性运营模式、规范心脏康复中心管理以及积极建设心脏康复医联体的时候了。

（孙艳玲）

第三章 洛阳市中医院心脏康复十年心路历程

一、初识康复，缘于一个青年医师的情怀

自1991年求学于河南中医学院至2021年，笔者已在行医的路上走了近30年，回想初入学校时的意气风发，豪情万丈地宣读《大医精诚》，挑灯夜读，熟读经典，默诵方剂、经络、腧穴。数年寒窗后，立下誓言——此生不为良相，便为良医。自感带着一身治病救人的本领走进中医院，开始临床实践。

依据中医辨证论治、整体观念的理论基础，望闻问切，四诊合参，辨证辨病，急则治其标，缓则治其本，给予治则方药，用中医药解决了众多患者的不适症状，初入临床信心倍增。深入临床，发现仅靠中医的四诊来辨证远远不能明确诊断，必须结合现代西医的查体、理化检查和现代医疗设备检查才能辨病辨证明确，并且逐渐发现在心血管内科，在急重期，需要先进的技术才能更迅速地挽救生命，缓解痛苦。于是笔者开始多次于我国著名西医院进修，学习西医心血管急救新技术，在一次次溶栓、介入、急救中，挽救了众多生命，也在不断地进步中，从一名青年医师成长为中年骨干。

十余年过去，却发现虽然抢救了那么多患者，挽救了那么多生命，为什么他们依然有那么多痛苦，而我们似乎没有能力解决，部分患者依然需要一年多次住院。心血管患者竟然越治越多，后备军竟然源源不断地出现。

笔者开始不断反思，我们的医疗行为有问题吗？

1. 针对心血管病变的诊疗方案，除了中医、西药、手术，还有没有别的方法

七十多岁的张爷爷，因不稳定型心绞痛行冠脉支架植入术，术后规范服药，但心绞痛还是时有发作，反复就诊于多家医院，做了多次造影，究其原因是另一支血管局限狭窄65%，来到了我院就诊，并给予中西医结合治疗，但没有完全缓解他的症状，一直希望寻找更有效的办法来缓解他的痛苦。

临床中有很多类似的患者，针对这类不需要或不能支架置入但又有症状的患者，医护人员该如何应用更好的治疗方案？

2.针对心血管患者，急重症期救治之后，医护人员如何在稳定期、慢病期帮助他们做好管理

四十多岁的李大哥，因先天性心脏病、室间隔缺损、艾森曼格综合征被他院评估只有两年的生存时间，抱着一线希望求治于我院，近些年成了我们科室的“常客”。我们在西药的基础上加上了中药，通过中西医结合的治疗使他渡过了近十个年头。但近一年内他因心力衰竭加重住院近六次，十分痛苦。看着李大哥发绀的面容和浮肿的肢体，笔者常常想，如何帮助他做好平时的居家管理，如何能够做到让他不暴饮暴食，如何让不太配合治疗的他按时吃药，如何让他能够安全地活动。

面对临床中那么多的心力衰竭患者，医护人员该如何长期管理？仅仅做好急、重期的救治，似乎帮助不了他们！

3.针对心血管疾病，是仅仅针对病变，还是要针对患者这个整体

六十岁的杨阿姨，因室性心动过速发作反复晕厥，成了120的熟人和各大医院CCU的常客。她也曾反复就诊于国家级医学中心，但手术未能成功，西药效果也不理想，出于对中医药的信任，来到我院就诊，在我们给予中药、针灸等中医疗法治疗后症状明显好转。回忆起她刚来时惊恐的眼神，愁容满布的脸庞，笔者总是想，杨阿姨的病不仅仅是那一个室速的病灶，她整个人都需要我们的安慰和帮助……

临床中像杨阿姨一样的患者还有很多很多，笔者认为单纯的生物医疗模式应该改变，我们应该用中医的整体观念来给予患者心理治疗。

4.临床诊疗工作还存在哪些缺陷

三十多岁的小沙弟弟，因咳嗽到处看病不得其因，到我院诊治时发现是由于心力衰竭所致，再查病因却是近十年的高血压未治疗所致。

临床中发现心血管疾病患者越治越多，且越来越年轻化，我们天天忙于治疗，是不是还应该做好预防的教育，做好帮助他们恢复正常生活的医疗改进？我们是不是应该遵循“上工治未病”的原则，充分发挥中医药在预防保健中的主导作用？

5.医院、科室、临床医师该如何改变

我们学技术、做手术、开药物，虽治疗了病变，但是否治愈了患者？我们一次一次抢救了他们的生命，是否安慰了他们的心灵，是否帮助他们回归了正常的生活？医院是坐等患者患病，还是应该积极地去预防，去宣教？科室是应该一直单纯地重治疗，还是应该管理好我们的患者？我们中医院的心血管病科是追随西医院擅长的病变处理技术，还是传承好中医，中西医充分结合，让我们的患者更快更好地回归生活和工作？

在漫长的中青年医师生涯里，笔者忙碌地工作，奔波于家与医院之间，在不断积累临床经验的同时，笔者也在不停地思考着。茫茫的黑夜里，那么多的困惑，好像找寻不到光的方向。在一次学术会议中，听到了体外反搏这一技术，了解到冠心病除了手术、药物治疗，还有这个治疗的方法，似乎感觉到了一束曙光照耀到我们身旁！

二、学习康复，洛阳市中医院心脏康复生根发芽

2010年，洛阳市中医院北院区新建病房楼开始启用，笔者有幸承担起心内一病区带头人的责任，思考转为行动，开始改变，下半年在学术会议上了解到体外反搏设备，适合基层动脉粥样硬化性心血管疾病的治疗，立即申请体外反搏设备部署。

2011年始，部署三台增强型体外反搏设备，培训科室所有医护人员操作技术，开展体外反搏在心内科的应用。体外反搏这一适宜技术，缓解了像张爷爷一样经常犯心绞痛患者的症状，也帮助了很多高血压、糖尿病的患者，让我们又增加了治疗心血管疾病的有力武器，当笔者信心满满，大力开展这项工作时，却发现体外反搏的开展极其困难，因为患者不易接受（听到响声心理恐惧）、医护动力不足（增加了日常工作量），科室效益未增（投入大于产出）。

反思其原因，发现是因为我们没有构建体外反搏临床路径，没有部署专职操作人员，没有建立相关医护人员主观能动性的机制。意识到长期的诊疗服务不能靠一时的新鲜感。

反思之后，立即整改，开始行动！

建立体外反搏诊疗操作规范，并结合临床不同病种逐渐完善。部署专职体外反搏操作人员，临床护士转型为技术护士。同时针对动脉粥样硬化性心血管疾病的临床路径重构，增加体外反搏适宜技术治疗方案。经过两三年的逐渐探索，体外反搏顺利开展，并且不断完善体外反搏的质控和疗效评价，拓宽适应证。

中医药加上体外反搏治疗，与单纯体外反搏相比，使得很多心血管病患者取得了更好的治疗效果，体外反搏步入良性循环。

2012年，在一次体外反搏学术会议上初识心脏康复，如茫茫的黑夜中，见到了曙光，感觉到它能够解决笔者多年思考不得其解的困惑。

随后参加心脏病会议时，总是特别关注有关心脏康复相关的环节，并且专门参加心脏康复会议，犹记得在湘雅康复会议上购买光盘、书籍、弹力带等小设备，带领科室人员开始学习心脏康复。

从此之后，开始逐年参加国内的心脏康复会议，学习心脏康复的理念，逐渐了解心脏康复的五大处方。同时学习了解心脏康复的设备选型、人员部署，着手开始申请开展心脏康复的准备工作，寻找开展心脏康复中心所需评估场地、运动场地，物色合适的医护人员转型心脏康复所需的康复医师、运动治疗师和技师。

一年又一年，不厌其烦地向院领导申请开展心脏康复，一次次面向全院中层干部演讲、面向全院领导演讲、面向全科室人员演讲。

2014年，精诚所至、金石为开，经医院领导同意立项，我们开始选派医护人员进修学习心脏康复，开始改造心脏康复中心所需场地，遴选首批心脏康复设备。

当时受“运动康复是心脏康复的核心”所影响，我们首先购置了心肺运动试验、6分钟步行试验评估设备和运动设备以及移动运动监护设备，在心脏康复落地环节却发现运动处方很难推广与执行，患者很乐意接受我们中医的传统导引运动疗法八段锦、五禽戏、太极拳等，但不太接受器械的运动疗法，医院大多同事不接受，科室同行内心深处也不接受，投入不少，获益很少。

笔者陷入了无限的焦虑之中，心脏康复开始的路如此艰难，笔者意识到，虽然少数医护人员的观念转变了，但整体技术没转变，患者也没转变，同行更没转变，医保根本没变，整个医疗模式与以前一样没有任何改变。

五大处方如何落地，运动处方已经碰了壁，心脏康复如何在基层落地生根发芽，当时的笔者承受很大压力，并在此期间突然患上了哮喘，至今未愈。

如何破局，我们团队在苦苦探索。有一次参加全国基层心脏康复大会，笔者看到介入医学专家刘慧院长开展“双心康复”取得了耀眼的成绩，很受启发。随后我们求教于刘慧院长，参加了上海毛家亮老师的双心学习班，发现心理处方正是心脏康复落地的先锋。虽然我们在工作中已经采用中医药疗法治疗情志心理问题，但没有给予正名，也并不知道这是心理处方的概念。

我们学习后回到临床，全面开展心理量表评估，识别双心患者，依据分级给予恰当的中西医结合心理治疗，大多数患者获益并接受，觉得终于找到可以治疗他们的“病”的医师，一时间，美名传播，使我们信心大增!

心理处方打开了我们心脏康复中心通向临床的路，并开始思考尝试如何系统规范地开始心脏康复的工作，五大处方如何齐头并进落地临床。经过不断探索，我们发现，单纯运动处方无法安全落地，运动处方离不开药物处方这个基石。

药物处方依托于不同疾病，心脏康复必须回归疾病，回归患者。不同疾病，不同分期，药物处方不同。不同疾病，不同分期，康复策略不同。急症期以干预为主，重症期以监护为主，慢病期以管理为主，需要连续评估，阶段评定，精准干预，安全运动。以疾病为前提，回归药物处方，然后运动处方、营养处方、管理处方则迎刃而解。

三、分病康复，开启探索精准康复之路

2017年始，我们逐渐完善心脏康复二期设备，依据不同疾病开始选型二期心脏康复设备，依据我院的患源结构，开始转向高血压、心力衰竭、冠心病等病种的康复管理。

二期部署了动静态心排量监测系统、中心动脉压、呼吸睡眠初筛、呼吸睡眠监测设备、四肢血压。依据不同病种开展了心肺运动试验联合动态心排量评估、6分钟步行试验联合运动心排量评估、心排量监测与质控体外反搏治疗、高血压血流动力学分型、心力衰竭血流动力学分型与容量评估。

2018年，心脏康复进入了单病种时代，我们制定了不同病种冠心病、心力衰竭、高血压、心房纤颤的临床路径。不同病种，心脏康复策略不同。“因病”侧重靶器官保护，预防并发症出现，“果病”侧重诱发因素及加重因素的管理。不同病种，五大处方权重不

同。心律失常，心理处方优先；高血压，运动处方必须重视；先心病，必须重视营养处方；心力衰竭，药物处方必须与时俱进；生活方式，管理处方决定再住院率。

同时我们制定了不同疾病的患者自我管理表，不同病种，病情管理表不同，教会患者及家属自我监测与管理，连续评估康复效果，阶段评定病情程度，回归正常生活。

然而，一花独放不是春，如何才能让心脏康复理念在豫西地区生根、发芽？在国家分级诊疗政策的大背景下，我们又开始了探索心脏康复医联体建设的漫漫之路。以不同病种心脏康复为基础，建设区域医联体，上联省与北上广，下联县、镇、乡，左联医院不同科室，右联医院不同医技；以不同病种系列学术沙龙为手段，推动区域共同进步与发展。我们举办了豫西高血压系列沙龙、豫西心力衰竭系列沙龙、豫西先心病系列沙龙、豫西双心系列沙龙、豫西中医传承系列沙龙，走进县域基层、乡镇社区，通过一场场学术沙龙，让基层医师逐渐接触并接受了心脏康复理念，开始学习心脏康复技术，建立起一个个心脏康复单元，并在临床中推广、实践。

幸运的是，在医联体建设的攻坚阶段，我们得到了中国中医药研究促进会中西医结合心血管病预防与康复专业委员会李瑞杰主委的信任，成立了豫西地区专家委员会，为豫西地区心脏康复医联体建设提供了坚实的支撑，以国家级学术组织的平台扩大了我们医联体的视野和公信力，通过每年数十场的学术沙龙和心脏康复年会，在全国知名心脏康复专家教授帮扶下，豫西地区心脏康复小荷始露尖尖角。

只要努力，就会得到认可。在豫西地区心脏康复医联体建设步入正轨阶段时，又得到了河南省中医药管理局的大力支持，洛阳市中医院心内科带领五家县域中医院被认证为河南省区域中医心病专科诊疗中心建设单位，成为河南省第一批唯一一家心血管疾病中医心病诊疗中心，带领五家协作医院共同努力，五年内建成区域内一流的诊疗中心。

2019 年，以心脏康复为依托，中西医结合康复为特色，成功申报单病种中心，以心脏康复的理念，管理不同病种患者，获得“中国心力衰竭中心”“高血压达标中心”“心脏康复中心”的认证，协同区域内协作单位共同做好心血管疾病慢病长程康复管理，在各中心的慢病管理中，不断规范完善心脏康复的临床路径。

通过建立心脏康复中心、心力衰竭中心、高血压中心等专病中心，应用心脏康复理念，探索心血管疾病康复落地模式，不同心血管疾病相关的路径、指南和共识在豫西地区已经生根发芽开花——在各个主题的学术活动和病例比赛中，大家不仅欣喜地看到年轻一代医师的成长，心脏康复理念的落地临床，也看到交叉学科的信任与支持。

2020 年，我们在不断完善心脏康复中心建设。我们继续围绕着高血压、心力衰竭、先心病、心律失常、肿瘤性心脏病等常见慢病，以五大处方为中心，做好人员部署 + 设备选型 + 路径重构的规划。脚踏实地地针对每一位患者做好病因排查 + 病情评估 + 病果预防，凭借连续评估和阶段评定，做好患者的精准干预并指导患者做好安全运动。

四、完善康复，中西医结合心脏康复之花开放

在刚开始的心脏康复实践阶段，我们几乎照搬了在外学习的经验和方法，虽然五大处

方已经落地临床，但是并没有取得特别好的效果，我们一直在思考如何做中国本土的心脏康复。

众所周知，我们国家的心脏康复理念由国外引进而来，好像是舶来品，大多数心脏康复中心采用的都是国外的模式，或者是挂一漏万，只采用了其中一种，或重视运动处方，或重视心理处方，或单纯的营养处方，很少有完善完整的心脏康复模式，很少有中医药参与，因此我们认识到中医药不能缺席我们的心脏康复。

因为中医药是中华民族优秀文化之瑰宝，中医康复历史源远流长，既有完整的理论体系，亦有完善的康复方法。在我们中医院必须发挥中医药在心脏康复中的核心价值，于是我们把中医药康复完全融入五大处方中，完善中西医结合的心脏康复临床模式。

在心脏康复临床路径中，我们把中医药处方融合到五大处方之中，每一个患者的药物处方里一定有精确辨证的中药处方或中成药处方；中医导引术与个体化运动处方完美结合情志疗法、五音疗法、针灸疗法等心理治疗方法以丰富心理处方，中药调补法补充了营养处方的不足，中医养生、预防、保健理念为管理处方引领方向。在近十年的心脏康复实践中，我们发现，中西医结合的心脏康复模式更易落地临床，加速患者康复的步伐。

五、小结

心脏康复十年心路历程，痛并快乐着。经过心脏康复十年探索，取得了一点心得：心脏康复的核心关键在于结合本区域本单位的实际情况，做好设备选型、人员部署与路径重构。我们也发现了自身的不足，中医的实践不足，没有充分发挥中医药的最大效果。

在下一个十年开启之际，豫西心脏康复建设将开启新的篇章，开启探索内循环（院内MDT）与外循环（区域内医院间）相结合的中西医结合心血管慢病长程管理模式，充分践行《“健康中国 2030”规划纲要》中对中医药的指示：中医药在养生保健治未病中发挥主导作用，在重大疾病治疗中发挥协同作用，在疾病康复中发挥核心作用。

（孙艳玲）

PART TWO

临床篇

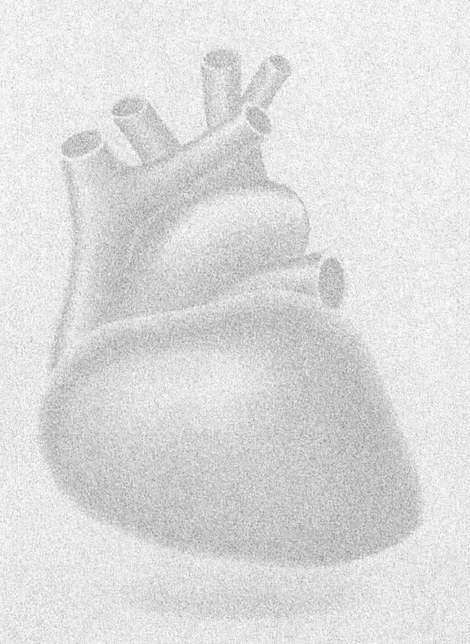

第四章 高血压病

第一节　相同的血压，不同的风险

一、高血压是全球公共卫生挑战

每年全球有 940 万人死于高血压相关疾病，高血压居全球死因之首，是全世界范围内的公共卫生挑战，高血压的高发病率、低知晓率、控制率、达标率是全世界范围内心血管科医师一直以来要面对的管理问题。

二、血压是连续升高、不断变化的

在管理血压之前，必须对血压有一个正确的认识，人的一生中血压是逐渐上升的，只是不同的阶段上升的幅度不同，在婴儿向成人发育的过程中，血压迅速上升。在成人期，血压上升的趋势减慢，但以后随着年龄的增加又逐渐升高。有资料表明，40 岁以上人群的高血压发病率是 15 ~ 39 岁人群的 3.4 倍。收缩压从 35 岁起开始上升，每 5 岁增高 4 mmHg；舒张压从 30 岁起开始升高，每 5 岁增加 1.5 mmHg。60 岁以上的人群血压增高以收缩压为主，舒张压为逐渐降低的趋势。由上可见，在人生长河中，原发性高血压进展相对缓慢，因此针对血压的持续监测至关重要。

三、血压持续监测的重要性

原发性高血压进程缓慢，是一个连续的、线形增高过程，血压升高的 15 ~ 20 年高血压多无症状，即使出现心血管损害也大多无临床表现，因此一旦发现高血压就应该保持高血压全生命周期持续的监测，建立高血压管理档案。

血压监测是心血管健康的基础工程，做好血压监测工作可为搞好高血压防治工作乃至心血管疾病的防治工作创造最重要的基础条件。血压反映了心血管健康状况，通过血压这扇窗，可发现心血管问题，从而进行有效的治疗。

血压监测不仅需要静态血压监测、动态血压监测，还需要远程监测和长程监测，可避免仅凭诊室血压误诊一批高血压而过度治疗，同时也避免遗漏了隐性高血压带来的危害。

1. 连续评估方能避免高血压并发症

作为长期工作在临床心血管科的医师，我们长期接触到大量的高血压患者，但多以高血压并发症出现在我们面前，如高血压危象、冠心病急性心肌梗死、心力衰竭、心房纤颤、肾功能不全等，此时无论多么努力，我们做的工作大多是亡羊补牢阶段。

目前大家对于中青年高血压重视程度不足，我们身边很多中青年朋友已经发现高血压，但自己没有不适感觉，就不接受治疗。但对于中青年患者，高血压具有非常大的潜在危害，是导致心脑血管疾病的重要危险因素，最终可引发冠心病、房颤、心力衰竭、脑出血、脑梗死等并发症，所以应在对中青年人群加强血压监测的同时，进行连续生命周期的评估。

在明确高血压期，为了避免高血压出现靶器官损害，需要连续评估，针对靶器官疾病（左心室肥厚、血管功能和结构、蛋白尿、肾动脉硬化、脑动脉硬化、视网膜病变等）做好危险评估，尤其应该启动心肺运动试验评估、无创动态心排评估、血管内皮功能评估、动脉硬化评估、超声心动、头颅核磁等评估，以启动个体化药物处方和运动康复处方。

2. 阶段性评定是启动高血压全面管理方案的基础

通过持续评估获得的综合信息，结合性别、年龄、危险因素、靶器官损害程度及合并其他不同的疾病等多种因素，我们在高血压前期对危险因素的控制进行阶段性评定，在高血压期对靶器官有无损伤进行阶段性评定，在并发症期对生活质量、预后进行阶段性评定。通过阶段性评定我们对高血压进行分级和分期管理。

在高血压前期，以预防为主，注重生活方式纠正，启动营养、运动处方。在高血压期，经过生活方式干预，必须启动药物处方，因此，高血压的管理，药物处方是基础。药物处方依从性是高血压管理过程中非常重要的问题。我国人群降压药物依从性水平较差，50% 的患者在一年内停用降压药物。我国高血压发病以轻中度高血压为主，140/90 ~ 159/99 mmHg 血压者占整体人群的 20.1%，且这类高血压以中青年人群为主，这类高血压人群工作繁忙、生活工作压力较大、健康意识淡薄、依从性偏差。因此，提高中青年患者的依从性，是我们工作的重点。

原发性高血压的发病是遗传、生物学以及社会心理等因素综合作用的结果，其中社会心理因素引起的情绪障碍对血压影响较大。因此说高血压是一个典型的心身疾病，研究发现，高血压患者中同时合并抑郁焦虑的比例高达 11.6% ~ 38.5%。持久而严重的抑郁、焦虑导致高血压死亡危险升高 4 倍。并且焦虑症与夜间和清晨高血压有关，在所谓的难治性高血压及“白大衣高血压”患者中，有 50% ~ 80% 存在焦虑抑郁持续状态。因此，高血压管理，必须重视心理康复，利用临床心理评估量表 PHQ-9、GAD-7 和 SSS，早期识别高血压患者中的心理问题，给予及时的心理疏导和药物治疗。

3. 相同的血压，管理方案不同，会出现不同的风险

在高血压前期，以生活方式干预为主导。在明确高血压期，积极开始运动康复。心血管合并症期，强化药物干预，尤其重视药物治疗依从性。整个高血压生命周期必须重视心理康复和营养处方。

通过连续监测、持续评估、阶段评定，我们一起做好分级、分期管理，一起探索高血压防控管理方案。这需要全社会力量的参与，分级诊疗政策的支持，更需要大家一起努力！

参考文献：

[1] World Health Organization. GLOBAL STATUS REPORT on noncommunicable diseases 2014[EB/OL]. http://apps.who.int/iris/bitstream/10665/148114/1/9789241564854-eng.pdf.

[2] GU D F，WILDMAN R P，WU X Q，et al. Incidence and predictors of hypertension over 8 years among Chinese men and women[J]. J Hypertens，2007，25（3）：517-523.

[3] 韦铁民，曾春来，陈礼平，等 . 高血压合并焦虑抑郁 [J]. 高血压杂志，2003，11（6）：567-569.

[4] MENG L，CHEN D M，YANG Y，et al. Depression increases the risk of hypertension incidence：a meta-analysis of prospective cohort studies[J]. J Hypertens，2012，30（5）：842-851.

[5] 杨菊贤，陈玉龙，毛家亮，等 . 内科医生眼中的心理障碍 [M]. 上海：上海科学技术出版社，2007：141-142.

（孙艳玲）

第二节　高血压管理，从中青年开始

一、以未雨绸缪的视角探索高血压管理之路

随着年龄和体重的增加，高血压发病率持续上升，在所有发达国家和发展中国家都一样，因此高血压是世界范围内重要的公共卫生挑战，是最常见的慢性非传染性疾病，更是心血管最主要的危险因素。虽然高血压机制的研究，如交感、肾素－血管紧张素－醛固酮系统等神经内分泌机制与钠盐摄入增高等容量机制取得初步突破性进展，虽然高血压的定义无论在教科书里，还是在不同国家的高血压指南中，一直都是以高血压的界值来定义，但高血压的本质是具有“心血管综合征”的临床疾病。

作为一种临床疾病，关于高血压治疗的文章可谓是不计其数，百花齐放。尤其是在各国指南不断更新时总是有大量的讨论和专家解读，近一段时间来掀起轩然大波的是北美部分国家的临床指南将高血压诊断界值由原来的≥ 140/90 mmHg 调整到≥ 130/80 mmHg。其

实无论反响多么巨大，实质只是高血压管理中预防阵线的前移。

《中国防治慢性病中长期规划（2017—2025年）》里特别提到：全面实施35岁以上人群首诊测血压。因此高血压的管理应该从中青年抓起。

二、高血压是中青年人群的“沉默杀手”

目前人们对于中青年高血压重视程度不足，很多中青年朋友已经发现高血压，但自己没有不适感觉，就不接受治疗。但是，他们不知道无论是否有症状，只要血压增高就有危害，就需要及时治疗。中青年高血压具有非常大的潜在危害，是导致心脑血管疾病的重要危险因素，可引发冠心病、房颤、心力衰竭、脑出血、脑梗死等并发症。

中国居民2015年营养与健康状况调查数据显示，中青年高血压的控制情况总体差于老年高血压。老年患者（年龄60岁以上）中，高血压的“三率”（知晓率、治疗率、控制率）分别为53.7%，48.8%和16.1%；中年患者（45 ~ 60岁）中“三率”下降，分别为44.2%、38%和13.1%；青年患者（18 ~ 44岁）中，“三率”进一步下降，分别为22.0%、16.9%和6.4%。由此可见，在中青年人群中，绝大多数高血压没有得到有效控制。

三、中青年高血压的特点

1. 中青年高血压以舒张压升高为主

由于中青年人群动脉弹性尚好，可缓解动脉壁压力，故收缩压升高往往不明显；但外周阻力未减轻，使舒张压升高明显，常表现为单纯舒张期高血压或混合性高血压。

2. 单纯舒张期高血压增加心血管事件风险

舒张压升高增加心血管事件和死亡风险。早期的临床研究曾将舒张压作为入选患者与观察疗效的主要参数，代表性的研究包括退伍军人协作研究与著名的高血压最佳治疗（hypertencion optimal treatment，HOT）研究。HOT研究发现，当经过降压治疗，舒张压从起始的平均105 mmHg下降20 ~ 25 mmHg时，心血管事件风险随之降低；舒张压降至平均82.6 mmHg，可以使心血管事件风险降低30%。

3. 中青年高血压靶器官损害亟待重视

无论单纯舒张期高血压还是混合性高血压，均会导致靶器官损害，最常见的靶器官损害包含左室肥厚、微量白蛋白尿、eGFR降低、颈动脉内中膜增厚、颈动脉斑块、视网膜病变等。中国医学科学院阜外医院入选了2002—2008年16 ~ 30岁的309例高血压患者，回顾性分析这些患者的病因学特点以及靶器官损伤。结果显示，原发性高血压患者冠心病、卒中、主动脉夹层、心力衰竭及肾功能不全的发生率分别为9.7%、1.6%、8.1%、10.3%与5.4%。临床上超过30%的高血压患者可能发生左心室肥厚，且发生率与高血压严重程度呈正相关。有学者观察了高血压靶器官损害的器官数目与心血管事件以及死亡风险的关系。结果显示出现 1 个靶器官损害的患者的不良心血管事件风险增加 50%，死亡风险增加 40%；而出现 3 个靶器官损害的患者的不良心血管事件风险增加 280%，死亡风险增加 220%。

所以，对中青年人群加强血压检测，及早发现高血压并进行早期、持续、正规治疗，有助于最大限度地降低高血压的危害。

四、中青年高血压的管理

1. 持续监测

高血压进展缓慢，是一个连续的、线形增高过程，血压升高的 15 ~ 20 年高血压多无症状，即使出现心血管损害也大多无临床表现，因此中青年高血压应该持续的监测。

2. 连续评估

为了避免中青年人靶器官损害，需要连续评估，针对靶器官疾病（左心室肥厚、血管功能和结构、蛋白尿、肾动脉硬化、视网膜病变等）做好危险评估，尤其应该启动心肺运动试验评估、无创动态心排评估、血管内皮功能评估、动脉硬化评估，以启动个体化药物处方和运动康复处方。

3. 合理干预

根据不同危险因素、不同合并症、不同体质采取综合干预。

健康的生活方式干预：控制体重、低盐低脂饮食、戒烟、限酒、规律进行体力活动，选择富含水果、蔬菜的饮食以及低脂乳制品。

高血压合并出现冠心病心绞痛、心脏收缩功能舒张功能不全、心律失常、肾功能不全、短暂性脑缺血发作，依据不同合并症选择不同的降压药物组合，并给予综合药物干预，以延缓疾病进展。

中青年人高血压患者大多合并心理问题，早期利用临床心理评估，早期识别高血压患者中的心理问题，给予及时的心理疏导和药物治疗。

4. 康复理念

中青年人群工作繁忙、生活工作压力较大、健康意识淡薄、依从性偏差，因此，提高中青年患者的依从性，树立康复理念，是我们康复工作的重点。

（1）开展长程血压监测、加强对高血压患者的管理。

（2）开展网络管理系统、加强与高血压患者的沟通。

（3）成立管理小组（医师、家人、朋友、电子设备提醒）。

（4）简化治疗方案（单片复方制剂）是联合治疗的大趋势。

五、正确规范测血压是中青年高血压管理第一道防线

笔者长期工作在基层一线二十余年，经常发现各式各样的血压测量方式，如晨起醒来躺着测、剧烈活动后立即测、冬天穿着厚厚的保暖衣测、跷着二郎腿测。血压计也是各式各样，如水银、电子、腕式、臂式血压计等。测量者也不计其数，如患者自己、邻居、药店工作人员、体检中心工作人员、社区医师、护士、实习医师、主治医师等。但测的血压准确吗，真的会测量血压吗？血压计、测量方法、测量要点都符合国家标准吗？

按照《国家基层高血压防治管理指南（2017）》要求，基层医疗卫生机构（社区卫生服务中心、社区卫生服务站、乡镇卫生院、村卫生室）正确规范的血压测量程序和步骤如下。

1. 血压计的选择

选择经认证的上臂式电子血压计或符合标准的台式水银柱血压计，定期校准。

袖带的大小适合患者上臂臂围，袖带气囊至少覆盖 80% 上臂周径，常规袖带长 22 ~ 26 cm，宽 12 cm，上臂臂围大者应换用大规格袖带。

2. 测血压的方法

安静放松：去除可能有影响的因素（测量前 30 分钟内禁止吸烟、饮咖啡或茶等，排空膀胱），安静休息至少 5 分钟。测量时取坐位，双脚平放于地面，放松且身体保持不动，不说话。

位置规范：上臂袖带中心与心脏（乳头水平）处于同一水平线上（水银柱血压计也应置于心脏水平）；袖带下缘应在肘窝上 2.5 cm（约两横指），松紧合适，可插入 1 ~ 2 指为宜。台式水银柱血压计测量时，听诊器胸件置于肱动脉搏动最明显处，勿绑缚于袖带内。

读数精准：电子血压计直接读取记录所显示的收缩压（高压）和舒张压（低压）数值。水银柱血压计，放气过程中听到的第 1 音和消失音（若不消失，则取明显减弱的变调音）分别为收缩压和舒张压，眼睛平视水银柱液面，读取水银柱凸面顶端对应的偶数刻度值，即以 0、2、4、6、8 结尾，如 142/94 mmHg。避免全部粗略读为尾数 0 或 5 的血压值。

注意要点：首诊测量双上臂血压，以后通常测量读数较高的一侧。若双侧测量值差异超过 20 mmHg，应除外继发性高血压。

确诊期间的血压测量，需间隔 1 ~ 2 分钟重复测量，取两次读数的平均值记录；若收缩压或舒张压的两次读数相差 5 mmHg 以上，应测量第 3 次，取读数最接近的两次的平均值记录。

对于首次测量血压者，如果发现收缩压≥ 140 mmHg 和（或）舒张压≥ 90 mmHg，建议在 4 周内复查两次，非同日 3 次测量均达到上述诊断界值，即可确诊为高血压。

参考文献：

[1] 中华人民共和国国家卫生健康委员会 .《中国居民营养与慢性病状况报告（2015 年）》[M]. 北京：人民卫生出版社，2015.
[2] 诸骏仁 . 高血压病最佳治疗（HOT）的研究及其启示 [J]. 中华内科杂志，1999，38（5）：2.
[3] 吴艳 . 左室肥厚与脑卒中发病相关性研究及青年高血压临床研究 [D]. 中国协和医科大学，2010.
[4] 惠汝太 . 高血压早期靶器官损害的研究进展 [J]. 中国循环杂志，2015（10）：929-931.

（孙艳玲）

第三节　高血压管理，把好慢病的关卡

一、概述

1. 慢性病替代传染病成为人类死亡的主要原因

现代化带来新机遇的同时也产生了新问题，现代疾病谱已然发生变化。全球心脑血管病等慢病的高发替代了传染性疾病，如癌症、心脏病、肺病和糖尿病，带来的困扰引发越来越多的关注！

近日，世界著名医学杂志《柳叶刀》发布了“全球慢性病研究报告”，分析了全球 180 多个国家中死于四大非传染性疾病（癌症、心脏病、肺病和糖尿病）人数的情况，报告指出慢性病是大多数国家人口过早死亡的主要原因。

2. 高血压是慢病中危害人类健康的主要“杀手”

《中国心血管病报告 2018》的数据显示，心血管病死亡占城乡居民总死亡原因的首位，而高血压是心血管疾病的首位危险因素，因为中国成人高血压患病率高达 25.2%，全国高血压患者人数共 2.7 亿人，是患病率最高的慢性病。高血压是导致心肌梗死（简称心梗）、脑梗死、肾功能衰竭最重要的危险因素。据统计，全国每年有 200 万人死于与高血压有关的疾病；而且 6 成以上的冠心病患者、8 成以上脑梗死患者、9 成脑出血患者都有高血压病史。可以说，高血压是人类健康最主要的“杀手”。

3. 我国高血压防治面临严峻的挑战

近十几年来，随着人民群众生活质量的改善、生活压力的升高、运动的减少，我国高血压患病率逐年上升。虽然经过政府、医疗界、社会的共同努力，我国高血压知晓率、治疗率和控制率有所上升，但与发达国家相比，差距仍然甚大，18 岁以上人群高血压的知晓率、治疗率和控制率分别为46.5%、41.1%、13.8%，仍然处于较低水平，我国高血压的防治面临着严峻挑战。

面对我国高血压防治的严峻形势，如何更好地提高“三率”，尤其是控制率，是值得我们基层医师探讨的问题。我们原来一直停留在患者医院就诊，开具高血压治疗药物，患者带药回家家中自行服药监测，若血压波动再次医院就诊，必要时住院治疗的模式中周而复始，而这一模式中缺乏了“管理”这一重要方法。其中的原因，一方面由于大型三甲医院的患者众多，医师不得不把时间和精力用在急症和重症上；另一方面，医院在设备购买方面，也侧重于急症干预和重症监护上，而面对慢病则评估设备购买力度不足。因此，对于高血压患者的病因排查和病果危险，提供的数据支撑不足，也间接导致了患者的依从性不足、控制率一直在低位徘徊。

如何提高依从性，提高控制率？笔者认为仅仅让患者知晓他的血压值及其变化是不够的，还应该让患者知晓更多的高血压相关信息，因为对于高血压患者而言，仅仅知晓其血压值及其变化，对于其参与临床决策而言，显然是远远不够的。医务人员，尤其是承担我国高血压管理主战场的广大基层一线工作者，需要改变既往单一的只为降压达标而服降压药的管理模式，需要针对高血压的病因、病情、病程、病果进行深度分析，部署不同的查因、评估、干预、康复设备，让患者参与临床决策，提高患者的依从性，从而努力创造高血压管理的新局面。

4. 我国分级诊疗制度下以高血压为首的慢病管理

为了提高人民健康水平、保障和改善民生，党的十七大将“人人享有基本医疗卫生服务”作为新时期卫生工作改革与发展的目标，围绕“保基本、强基层、建机制”原则，着力解决人民群众“看病难、看病贵”的问题。党的十八大进一步提出合理配置医疗资源，构建分级诊疗服务体系的要求，构建多种形式的医联体成为分级诊疗落地的有效载体，并且启动多种形式的医联体建设，三级公立医院全部参与并发挥引领作用，建立促进优质医疗资源上下贯通的考核和激励机制，增强基层服务能力，方便群众就近就医。

分级诊疗制度的内涵概括起来共16个字，即基层首诊、双向转诊、急慢分治、上下联动。服务体系为：①明确各级各类医疗机构诊疗服务功能定位；②加强基层医疗卫生人才队伍建设；③大力提高基层医疗卫生服务能力；④全面提升县级公立医院综合能力；⑤整合推进区域医疗资源共享；⑥加快推进医疗卫生信息化建设。最终做到“小病不出村、大病不出县、疑难病不出市”，人人享受基本医疗服务。

在人类疾病史上，有相当长的时间认为高血压是小病，没有给予相应的重视。近些年来，虽然相关的循证依据证明高血压病是慢病，但我们应该将其视为大病范畴，并在防治上应该给予高度重视。“小病不出村、大病不出县、疑难病不出市”定位了高血压的管理应以县、市、省级医院为高血压管理中心，以互联网+为载体建立村、县、市、省、国家纵向医联体。目前我国正在积极开展高血压的防治工作，乡村医师与社区医师正在转化为家庭医师，并且我国各地高血压中心与医联体建设也在如火如荼地发展。探索各级高血压中心针对高血压病因、病情、病程、病果的管理之路，应该是提高我国高血压控制率的有效途径。

二、病因分析，早期干预

治病求本，病因分析是为了更好地治愈或管理疾病，对于经过袖带血压测量筛查出的高血压患者，经过各级医疗机构利用不同设备和手段排查病因，让患者了解其疾病发展的终末期病果后，依据患者的高血压病情和病程状态，在早期开始积极合理的干预，在平稳降压的同时，引导患者进行生活方式的改变，有助于患者恢复正常的工作和生活。

高血压由多种病因导致，继发性高血压是指由其他疾病所引起的血压升高，通过对其他疾病进行排查，这些高血压是可以治愈的；原发性高血压为“找不到明确的病因的血压升高”，多与遗传、超重、高盐饮食、动脉硬化、过量饮酒等生活方式有关。应该说，原发性高血压的定义，是相对于有明确病因的继发性高血压而言的。但是，随着临床与科研的不断深入，已经有越来越多的高血压病因被发现了，这为我们基层医师排查病因提供了更多的方向和手段，相信也必将为提升高血压控制率做出贡献。只有根据对最新的高血压进行病因分析的学术进展，增加更多的精准分析装备，才能将过去被定义为原发性高血压的患者，纳入到继发性高血压的范畴。

1. 高血压病因初筛及确诊

根据分级诊疗政策，不同层级的医学中心，应该采用不同的手段对病因进行排查与确诊。其中，承担首诊责任的一级医院，应该配备呼吸睡眠初筛、心理量表、动态血压、动脉硬化等设备以保证初筛和疑诊，二级医院应该配备呼吸睡眠监测、四肢血压、中心动脉压、血管年龄、超声、CT、核磁、生化、内分泌化验等设备帮助确诊，三级医院应该配备血管内皮检查设备、醛固酮肾素、免疫疾病筛查、基因筛查、CTA 等高端设备来确诊并干预疾病。

尽管对于不能明确病因的原发性高血压，为了能够让患者获益，不得不在没有明确病因的情况下，进行降压干预。但是，对于能够明确病因的继发性高血压，为了提升控制率和降低并发症风险，应该将病因的排查及确诊作为诊疗的重心。因此，理论上二级以上医院应该具备高血压病因的排查能力。但是为了避免因病致贫、因病返贫，从患者的就医成本和为基层医院赋能的角度，应该加强乡镇医院和社区卫生服务中心的高血压病因排查设备的配置，让临床医师的处方更加精准，同时对患者来说，依从性也会有所上升。

（1）高血压常见病因主要包括以下几类：

1）阻塞性睡眠呼吸暂停低通气综合征。

2）肾性高血压：肾实质性病变，如各类型肾炎、慢性肾盂肾炎、多囊肾、巨大肾积水、肾脏肿瘤、肾结石、肾结核等；肾血管性疾病，如大动脉炎、肾动脉纤维性结构不良、肾动脉粥样硬化、外伤导致的肾动脉血栓等。

3）内分泌疾病：肾上腺疾病（原发性醛固酮增多症、库欣综合征及嗜铬细胞瘤）、甲状腺疾病（甲状腺功能亢进症、甲状腺功能减退症、桥本甲状腺炎）、垂体瘤、肾素分泌瘤、糖尿病、痛风等。

4）心血管疾病：主动脉瓣关闭不全、主动脉缩窄等。

5）神经系统疾病：颅压增高、间脑综合征、脊髓横贯性损伤等。

6）全身性疾病：系统性红斑狼疮、硬皮病、风湿病等。

7）心理问题：焦虑、抑郁等。

8）外源激素和药物：糖皮质激素、盐皮质激素、拟交感神经药、雌激素（避孕药）、非甾体抗炎药、药物滥用（可卡因、安非他明）。

（2）高血压的高危人群：对于以下五类患者，属于继发性高血压高危人群，各级医院应该建立危急值，积极进行相关筛查，积极转诊上级医院进行相关检查，以明确诊断及早干预。

1）患者发病年龄＜30岁，但血压水平呈中、重度升高。

2）老年患者原来血压正常或者规律服用降压药物下血压控制平稳，但突然出现高血压或者原有降压药物疗效下降，表现为血压的波动性大，药物治疗反应差。

3）急进性和恶性高血压，器官损害严重。

4）特殊症状、体征：如肌无力、周期性四肢麻痹；明显怕热、多汗、消瘦、阵发性高血压伴头痛、心悸、睡眠时反复出现呼吸暂停或憋气。

5) 体检时或临床检查中发现不明原因的肾功能异常、血常规异常、电解质紊乱、双肾不等大、肾上腺偶发瘤的高血压患者。

2. 高血压血流动力学病因分型与中心动脉压测量

血压＝心输出量 × 外周阻力，高血压的实质是一种血流动力学异常的疾病，可表现为外周血管阻力增高、心率增快、血容量增加或心肌收缩力增强等，所以所有的高血压都需要进行血流动力学分型（心输出量增高型、外周阻力增高型、混合型）的查因和高血压袖带血压与中心动脉压的检查，只有这样才能达到早期精准干预的目的。目前常用的检查设备均以无创设备为主，无创动静态心输出量测定设备与脉搏波监测设备是目前临床常用的查因分型设备，二级以上医院的高血压中心均应该配备这些设备以指导高血压的精准干预。

三、病情监测，上下转诊

1. 病情监测

高血压监测首先是规范的血压测量，只有规范血压测量，实现精确诊断，才有可能及时发现隐性高血压，并避免过度诊断和过度治疗。另外，高血压诊断需要综合分析诊所血压、家庭自测血压、动态血压、中心动脉压、四肢血压、动脉硬化等多项指标，才能合理评定真实的血压数据，预测预后，指导治疗。

一级医院监测病情不应该仅仅拥有袖带血压、动态血压等设备，还要拥有四肢血压、中心动脉压等设备。作为二级医院，在高血压诊疗装备上，要在精确度和复杂度上区别一级医院的检查设备。

通过规范的血压测量，对于高血压分为一级、二级、三级高血压和高血压危象。高血压危象指的是短期内血压急剧升高，达到收缩压≥ 180 mmHg 或舒张压≥ 110 mmHg，或者收缩压＜ 180 mmHg 且舒张压＜ 110 mmHg 但已远高于患者正常血压的情况。为了指导治疗，高血压危象可以分为两种：高血压急症和高血压亚急症。

高血压急症和高血压亚急症的区别在于是否伴有靶器官损害。如果患者出现高血压危象且伴有靶器官损害，则为高血压急症：严重头颅外伤所致的血压升高；出现神经系统非定位症状，如躁动、谵妄、昏迷、惊厥，提示可能存在高血压脑病；出现神经系统定位体征，提示可能存在脑梗死或脑出血；视物模糊，可能出现Ⅲ级（火焰状出血、棉絮斑）或Ⅳ级（视盘水肿）高血压视网膜病变；喷射性呕吐，提示可能存在颅内压升高；胸痛，提示可能出现心肌梗死或主动脉夹层；剧烈的撕裂样背痛，提示可能存在主动脉夹层；呼吸困难，提示可能出现急性肺水肿；合并妊娠，可能会发展至子痫。

患者仅存在头痛、胸闷、鼻出血和烦躁不安等单纯血压升高所导致的症状时，为高血压亚急症。

出现高血压危象时应积极启动院内医联体多学科（MDT）：心内科、肾内科、神经内科、老年科、妇产科、心脏预防康复中心、影像科、超声科、检验科。

2. 上下转诊

上下转诊是医联体正常运营的基础，医联体建设的前提是定位、部署、病源的差异化，因此各级高血压中心的设备部署至关重要。不同的设备部署，针对高血压病因、病情、病程、病果不同的排查、评估、评定与干预，是高血压医联体上下转诊的基础。

各级高血压中心的部署：三级医院以“疑难评估、疑难干预”为部署原则，二级医院以“常规评估、常规干预”为部署原则，一级医院以“远程评估、健康管理”为部署原则。针对高血压危象、难治性高血压、继发性高血压、哺乳期高血压、妊娠期高血压、达标高血压进行上下转诊。

三级医院针对继发性高血压、难治性高血压、高血压危象进行查因、急救、会诊、指导，二级医院针对高血压危象进行急救，妊娠高血压、哺乳期高血压和高血压期进行评估、评定、制定治疗方案，一级医院对高血压前期筛查、高血压期监测、管理处方实施、监督。因此，县级医院应该加强高血压的重症诊疗能力，即把高血压重症当作县级医院心脏重症的重点病种，在医联体的建设中担起承上启下的重任。

一级医院设备部署：袖带血压、呼吸睡眠初筛、动态血压、中心动脉压、动脉硬化、四肢血压等筛查和疑诊设备。

二级医院设备部署：在一级医院基础上必须具备更精准的四肢血压、动脉硬化、呼吸睡眠监测、中心动脉压、血管年龄、无创动静态心输出量等精确诊断设备。

三级医院设备部署：在二级医院的基础上部署心肺运动试验、血管内皮监测、四肢血压、动脉硬化评估、超声心动、基因筛查、免疫疾病筛查等高端确诊干预设备。

四、病程评估，阶段评定

各级高血压中心针对病程的评估与评定都应该积累不同的数据，因此均应该建立高血压管理档案，一级医院多是血压数据、高血压前期管理处方的积累，二级医院应该为靶器官损害、治疗方案数据的积累，三级医院应该是针对明确病因的、难治性高血压进行诊断、会诊、指导数据的积累，从而建立起高血压医联体的大数据，以帮助分析我国高血压知晓率、治疗率、控制率的提升方向。

1. 连续评估方能避免高血压并发症

原发性高血压进程缓慢，病程伴随一生，是一个连续的、线形增高过程，血压升高的15 ~ 20 年高血压多无症状，即使出现心血管损害也大多无临床表现，因此一旦发现高血压就应该保持高血压全生命周期持续的病程评估，建立高血压管理档案。

明确高血压病情后，为了避免因高血压而出现的靶器官损害，需要连续评估针对靶器官的疾病（左心室肥厚、血管功能和结构、蛋白尿、肾动脉硬化、脑动脉硬化、视网膜病变等）做好危险评估，尤其应该启动心肺运动试验评估、无创动态心排评估、中心动脉压评估、血管年龄评估、四肢血压、血管内皮功能评估、动脉硬化评估、眼底动脉评估、超声心动、头颅核磁等评估，以启动个体化药物处方和运动康复处方。

2. 阶段性评定是启动高血压全面管理方案的基础

通过持续评估获得的综合信息，结合性别、年龄、危险因素、靶器官损害程度及合并其他不同疾病等多种因素，临床医师应在高血压前期对危险因素的控制进行阶段性评定，在高血压期对靶器官有无损伤进行阶段性评定，在并发症期对生活质量、预后进行阶段性评定。通过阶段性评定我们对高血压进行分级和分期管理。

在高血压前期，以预防为主，采取生活方式纠正为主，启动营养、运动处方。

在高血压期，经过生活方式干预，必须启动药物处方，因此，高血压的管理，药物处方是基础。药物处方依从性是高血压管理过程中非常重要的问题。我国高血压人群降压药物依从性水平较差，50% 的患者一年内停用降压药物。我国高血压发病以轻中度高血压为主，140/90 ~ 159/99 mmHg 血压者占整体人群的 20.1%，且这类高血压以中青年人群为主，这类高血压人群工作繁忙、生活工作压力较大、健康意识淡薄、依从性偏差。因此，提高中青年患者的依从性，是我们工作的重点。

高血压是一个典型的心身疾病，研究发现，高血压患者中同时合并抑郁焦虑的比例高达 25% ~ 54%。持久而严重的抑郁、焦虑导致高血压死亡危险升高 4 倍。此外，焦虑症与夜间和清晨高血压有关，在所谓的难治性高血压及“白大衣高血压”患者中，有

50% ~ 80% 存在焦虑抑郁持续状态。因此，高血压管理，必须重视心理康复，利用临床心理评估量表 PHQ-9、GAD-7 和 SSS，早期识别高血压患者中的心理问题，给予及时的心理疏导和药物治疗。

五、病果宣教，早期预防

各级高血压中心均应针对高血压的病果进行积极宣教，把未病先防、既病防变、病后防复当作工作的重心，一级医院应以未病防变、健康宣教为主提高知晓率，二级医院应以既病防变、病果的评定为主提高治疗率，三级医院应以病后防复、病果的干预为主提高控制率。

我国高血压相关的死亡率和伤残率居全球首位，高血压是一个心血管综合征，常合并血管、心肾与靶器官损害，高血压—左室肥厚—心肌纤维化—心房颤动、心功能不全，高血压—动脉粥样硬化—冠心病、脑卒中，高血压—蛋白尿、GFR 下降—肾功能不全。目前中外指南进入强化降压管理时代，如强化降压，优化药物选择，能否进一步逆转靶器官损害，并最终降低心血管疾病的发生风险，对此仍缺乏证据，还需要时间的考验。心力衰竭和肾功能不全将成为高血压防控的主战场。

因此针对高血压导致的严峻恶果，我们必须将高血压防治的阵线前移，做好未病先防的工作，如何预防高血压的发生、发展及恶化，是我们现在必须思考并解决的问题，依托互联网 + 建立健康管理中心或许能给高血压的预防带来新的生机。

六、小结

乘国家分级诊疗政策的东风，依托互联网 + 建立各级高血压防治中心，针对高血压病因，不同中心采用不同的排查手段；针对高血压病情，不同中心启动不同的评估手段；针对高血压病程，不同中心分级积累不同的数据；针对高血压病果，不同中心有不同的评定侧重，从而建立基层首诊、急慢分诊、双向转诊、上下联动的高血压医联体，围绕着高血压的预防、急救、治疗、康复做好高血压的管理，努力把好慢病的关卡，这不是我们的梦想，而是我们的小目标，需要大家一起努力实现！

参考文献：

[1] 胡盛寿，高润霖，刘力生，等.《中国心血管病报告 2018》概要 [J]. 中国循环杂志，2019，34（3）：209-220.

[2]《临床医学研究与实践》编辑部 . 中国高血压防治指南（2018 年修订版）[J]. 临床医学研究与实践，2019，4（5）：201.

[3] 韦铁民，曾春来，陈礼平，等 . 高血压合并焦虑抑郁 [J]. 高血压杂志，2003，11（6）：567-569.

[4] MENG L，CHEN D M，YANG Y，et al. Depression increases the risk of hypertension incidence：a meta-analysis of prospective cohort studies[J]. J Hypertens，2012，30（5）：842-851.

[5] 杨菊贤，陈玉龙，毛家亮，等.内科医生眼中的心理障碍[M].上海：上海科学技术出版社，2007：141-142.

（孙艳玲）

第四节　知晓您的血压——自我管理

一、高血压是我国公共卫生面临的首要挑战

众所周知，心脑血管疾病是我国人民健康的首位“杀手”，而高血压病是心脑血管疾病的首要危险因素，因此高血压病是我国公共卫生面临的首要挑战。

《“健康中国 2030”规划纲要》与“健康中国行动”都重点针对高血压病制定了严格的防控管理目标，尤其是高血压的知晓率与管理率。

另外，近几年世界高血压日与全国高血压日的宣传主题一直是“知晓您的血压”。国家卫生健康委会将 2019 年高血压日制定的宣传主题更具体至“十八岁以上知晓血压”，以促进群众自发关注个人血压，控制高血压病危险因素，与医师联合做好高血压管理，切实提高知晓率、治疗率、控制率。

二、健康中国行动要求个人成为健康的首要责任人

国家卫生健康委员会推进“健康中国行动”政策指出：实施健康中国行动，与以往不同的是，不仅仅要开展健康的宣传倡导，还要聚焦当前人民群众面临的主要健康问题和影响因素，在行动上努力从宣传倡导向全民参与、个人行动转变，也就是个人成为自己健康的首要责任人。要求个人要正确认识健康，要理解生命的自然规律和医疗的局限性，尊重医学和医务人员，共同应对健康问题。

对于高血压这个当前影响人民健康的主要疾病，需要每个高血压患者成为自己高血压管理的首要责任人，不仅要知晓自己的血压数值，还需要知晓高血压的帮凶：抽烟、喝酒、肥胖、高盐饮食、运动缺乏、心理因素、睡眠呼吸暂停低通气综合征等诸多原发危险因素和继发疾病。

三、错误宣教信息可能给患者带来新的认知误区

随着目前新媒体的快速发展，各种各样的健康宣教信息充斥在大家的视野里，良莠不齐，让普通群众难以分辨真假，很多患者在各种各样的患教资料中，得到了很多支离破碎的信息，以致出现各种错误的认知误区，造成危及生命的后果。

与之类同的是，大家对于体重也存在认知误区：①体重是判断肥胖的唯一标准，忽视了体脂和体型；②减肥就是减体重而忽视了减腰围的重要性；③认为肥胖对健康不利而对

于偏瘦却熟视无睹。

所以，针对“知晓您的血压”的宣教，我们需要共同努力，引导高血压患者形成正确的认知。

四、对血压的常见认知误区

血压，作为独立的生命体征指标，其背后蕴含着大量信息，人们对于知晓血压的认识，存在以下常见的误区。

1. 上肢袖带血压数值是诊断高血压的唯一标准

血压的检测是诊断高血压病的基本手段，应用不同的检测手段正确诊断血压，对于防治高血压病、判断预后、估计靶器官的损伤具有重要的临床指导意义。

关于目前高血压的诊断标准，大家一般知晓的是上肢袖带血压数值。这个指标虽然是公认的，但它并不完整。对于血压数值，我们应该知晓的不仅仅有诊室血压、家庭自测血压，还必须知晓动态血压、四肢血压、中心动脉压等。

（1）诊室血压：是由医务人员使用血压计获得，测量次数偏少及测量环境的欠佳，导致诊室血压提供的信息量有限，而且有明显的白大衣效应，诊室血压测量可误诊20% ~ 30% 的患者，所以一次诊室血压并不能用来确诊高血压。

（2）家庭自测血压：由患者自己在家利用电子血压计测量所得的血压数值。

家庭自测血压有很多优点：家庭血压监测不仅可测量长期血压变异，也可避免白大衣效应，是诊室血压和 24 小时动态血压监测的重要补充，已经成为高血压治疗过程中重要的血压信息来源之一。

家庭血压测量，有利于了解常态下的血压水平，有利于改善高血压患者治疗的依从性及达标率。但并不能代替诊室血压和 24 小时动态血压监测。例如，对于那些房颤的患者，因为脉搏绝对不齐，即使使用水银血压计，每次测量的波动都会很大，那么使用电子血压计进行家庭自测血压，波动就会更大，脉搏波动也更大，准确性也受到影响。另外，家庭自测血压不能测量夜间血压，不能了解血压的昼夜波动规律。也会导致精神焦虑的患者常常反复测量血压，越测越高，形成恶性循环，导致过度用药，过度就医，增加风险。

（3）动态血压：动态血压是使用动态血压记录仪，连续测定患者昼夜 24 小时内每间隔一定时间内的血压值，可定量揭示血压总体高度、波形状况和昼夜节律，在观察误差及白大衣效应等方面，优于偶测血压，并有良好的短期重复性，具有较高的临床价值。因此，许多国家的指南提倡将动态血压监测（ABPM）作为高血压诊断和治疗的使用数据。

动态血压监测可诊断白大衣性高血压，发现隐蔽性高血压，初筛顽固难治性高血压的原因，评估血压升高程度、清晨血压、短时变异和昼夜节律等。

目前越来越多的证据表明，动态血压监测在高血压的识别和诊断、评估心脑血管风险和评估降压治疗的效果等方面的优势，是诊室血压和家庭自测血压难以比拟的。

（4）中心动脉压：指主动脉根部血管所承受的侧压力。这种压力以血液充盈压为基础，由心室收缩射血和血管阻力共同形成，可进一步分为收缩压（CSBP）、舒张压（CDBP）及脉压（CPP）。

中心动脉压的测量方法分为有创、无创两种方法。有创性导管测压法测量直接、准确。由于其是有创性检查，并发症多、费用昂贵，临床应用存在局限。无创性测压法主要通过外周动脉压力数值和波形经函数公式转化测出。该方法已被证实准确、可靠。

CBP 的压力波形由心室收缩产生的前向波与反射波叠加形成。心脏射血后，血管腔内压力以压力波方式沿着动脉壁从心脏向外周传递，在外周动脉的各个部位产生反射。这种反射波迅速逆向传递，并与前向波在收缩晚期或舒张早期重叠融合成实际的压力波。左室收缩产生的压力波随着动脉树前传，在外周动脉阻力血管的作用下被折返。因此，动脉树任何位置的血压都是由心室射血产生的前向波与回传的外周动脉反射波形成的组合波。大动脉顺应性好的时候，反射波与前向压力波于舒张期在主动脉根部重合，从而增大 DBP，有利于冠脉灌注。大动脉硬化时，PWV 加快，反射波与前向波于收缩期在主动脉根部重合，增大 SBP，结果使中心动脉的 SBP、PP 增大，左心室后负荷增大，心室舒张和冠脉灌注受损。因此，CBP 比外周动脉与心血管病理生理的联系更密切。中心动脉的 SBP 决定了左室收缩期的后负荷，而 DBP 则是冠状动脉灌注的决定因素。主动脉的弹性随着年龄的增长、高血压的进展逐渐降低。外周动脉却极少受此影响。整个动脉系统中 DBP 和平均压相对稳定，而 SBP 从中心到外周动脉则逐渐增大。通常，肱动脉的 SBP、PP 比中心动脉的高。因此，中心动脉压是预测心血管事件的强指标，更有助于早发现靶器官损害。

（5）四肢血压：我国高血压防治指南要求首次测血压时应当测量双上肢血压。了解双上肢血压不仅有利于高血压患者的血压控制，对于了解外周血管疾病的诊断也有着重要的价值，测量四肢血压，评价四肢血压差异能为临床诊断提供更有价值的信息。

四肢血压测量部位：上臂是上肢血压测量的常规部位，传统下肢血压测量的是腘动脉血压。但因不方便测量，近年来多测量踝部血压。

四肢血压间的正常差异：正常情况下臂间血压差异不大，基本上在 10 mmHg，大于 10 mmHg 作为臂间血压差异的诊断。踝部血压比上肢血压高，踝臂收缩压差值 ≥ 20 mmHg、舒张压 ≥ 10 mmHg 作为踝臂血压差异的诊断标准。

四肢血压差异的临床价值：四肢血压尤其是收缩压存在明显差异，是外周血管疾病诊断的主要依据。收缩压异常降低提示相应部位动脉存在动脉狭窄或闭塞。这一体征，若伴发明显胸痛，对于疑诊主动脉夹层具有重要诊断价值。对于继发性高血压主动脉缩窄的初筛诊断是最易检查的方法。值得提出注意的是，四肢血压测量在评价四肢血压差异时，不仅应注意袖带的选择，更应该同步测量四肢血压。

2. 降压治疗就是降低上肢袖带血压数值

“降压就是硬道理”，在过去的一段时间一直是大家公认的血压管理原则。大家似乎都停留在测量血压值高就诊断高血压然后给药的“粗暴降压”时代；对于高血压的管理，一直认为只是简单的血压值的随访。然而在日常生活中，有很多高血压患者虽然血压数值下降，但心、脑、肾等并发症并没有减少；或者血压数值管理得很好，然而自身的舒适感却被“头晕、胸闷、心慌、乏力、纳差”等不适感替代，服药的依从性极其低下。

高血压的实质是一种血流动力学异常的疾病，可表现为外周血管阻力增高、心率增快、血容量增加或心肌收缩力增强等。因此对于“血压的知晓”来说，我们很有必要知晓血流动力学实质。对于管理来说，应该管理好血液、血管、心率、心脏的收缩与舒张功能。因此，高血压的血流动力学监测至关重要，可以明确高血压的血流动力学分型，指导药物方案选择，质控血压治疗效果，预防靶器官损害。

中心动脉压是高血压血流动力学中的一个重要数值，对于高血压及难治性高血压监测中心动脉压具有重要意义。2013 年欧洲高血压年会公布的 ASCOT-CAFE 研究强调，中心动脉压具有重要的病理生理意义，具有独立的更强的心血管疾病及相关并发症的预测价值。其后，不断有高血压指南指出中心动脉压的重要作用。刚刚结束的 ASH2019，公布了一项研究：对于难治性高血压，测量中心动脉压比传统臂式袖带血压测量更有助于降低患心血管病风险。所以，血压的无创血流动力学监测应是我们必须知晓的，降压治疗应该改善血流动力学的平衡指标，不仅应该降低外周血压的数值，还应管理好中心动脉压这一更具风险的指标。

3. 低血压没有引起大家的重视

高血压的危害已被大多数人知晓，然而低血压似乎并没有引起大家的关注，尤其是服用降压药后导致的低血压并没有引起相关医师的重视并对患者进行安全教育。低血压会导致人体心、脑、肾等重要脏器的低灌注，导致黑蒙、晕厥、休克等症状出现，引起脏器功能的损伤，若不及时纠正会引起不可逆的后果。因此，知晓血压不仅仅知晓高血压，还要知晓低血压，更要知晓在高血压治疗后避免低血压的发生。

五、“血压”科普的正确打开方式

在知晓了血压不同的测量方式，不同血压数值的重要意义后，更应该知晓血压管理的科普认知。

1. 高血压带来的恶劣后果

高血压是一个慢慢吞噬人们健康的因病，会导致血管的损伤，造成心、脑、肾、眼睛等系列人体脏器损伤的恶劣后果。

（1）血管硬化：动脉血管是直接受到血液压力冲击的，血压增高，使动脉血管长期处于紧张状态，血管和血管壁就会增厚，时间久了就会受到损伤，造成血管内膜受损，瘢痕样增生导致血栓形成，因此高血压患者大多伴有动脉粥样硬化。

（2）心力衰竭：血压升高使心脏射血时阻力增大，心腔内的压力会升高，慢慢造成心肌细胞肥大、间质纤维化，导致心肌肥厚。心肌肥厚加上动脉粥样硬化，就会造成心肌供血不足，心脏收缩和舒张功能受损，最终发生心力衰竭。

（3）脑卒中和脑出血：高血压会导致颅内动脉硬化，加速血栓堵塞脑血管，会出现一过性头晕、记忆力下降、身体发麻等，都是轻型卒中发作时的症状，高血压是脑卒中最重要的危险因素，我国 70% 的脑卒中患者患高血压。此外，动脉硬化变脆，加上血管压力大，很容易出现血管破裂，造成脑出血。

（4）肾衰竭：长期高血压使肾小球内压力增高，造成肾小球损害和肾微小动脉病变，一般在高血压持续 10 ~ 15 年后出现肾损害、肾功能减退，部分患者可发展成肾衰竭。

（5）眼睛失明：高血压可损害眼底动脉，造成视网膜小动脉硬化、视网膜出血和渗出，导致视力下降，严重者失明。

2. 血压需要终身长程管理

血压，人的重要生命体征。一生中血压是逐渐上升的，只是不同的阶段上升的幅度不同。在婴儿向成人发育的过程中，血压迅速上升；在成人期，血压上升的趋势减慢，但以后随着年龄的增加又逐渐升高。

有资料表明，40 岁以上人群的高血压发病率是 15 ~ 39 岁的 3.4 倍。收缩压从 35 岁起开始上升，每 5 岁增高 4 mmHg；舒张压从 30 岁起开始升高，每 5 岁增加 1.5 mmHg。60 岁以上的人群血压增高以收缩压为主，舒张压为逐渐降低的趋势。

由上可见，在人生长河中，原发性高血压进展相对缓慢，是一个连续的、线形增高过程。血压升高的前 15 ~ 20 年，高血压多无症状，即使出现心血管损害也大多无临床表现。因此一旦发现高血压，就应该保持高血压全生命周期持续的监测——针对高血压病因、病情、病程、病果进行终身长程管理。

3. 血压每天的变化规律

血压在一天之内不同时间测量的血压值是不同的，不要因为血压值不同就惊慌失措或者怀疑血压计不准而频繁测量血压。一般来说，人体的血压在 24 小时呈现节律性变化：清晨醒后血压迅速升高，半夜至凌晨降至最低。白天有两个高点（上午 9 点和下午 5 点）。白天血压一直维持较高水平，夜间血压下降于凌晨 3 点至 5 点达到最低值。一般来说，血压有昼夜之间的恒定变化，大都形成“两峰一谷”的规律。也就是说，在上午 6 点至 10 点血压升到第一高峰，下午 4 点至 6 点再次逐渐升到第二高峰，不过其高度略比第一高峰低。此后血压趋于平稳，到凌晨 2 点至 3 点则渐次降至最低点，好像跌入了一个深谷。正常人血压的高峰与低谷相差可达到 10% 以上，尤其是收缩压昼夜之间可有 40 mmHg 的差别，冬季这种变化幅度可能更大。

学者们认为，这是千百年来人类日出而作、日落而息的生活规律，为心血管系统造就的适应性变化，可使人的心脏、脑和肾等器官在白天得到充分的血液供应以满足劳作活动的需要，而夜晚却得以调整和休息。可视为人体本能的劳逸结合。

如果将具有“双峰一谷”的 24 小时内的血压连成一条蜿蜒的曲线，可将其比喻为一个长柄的汤勺，其夜晚降至最低部分的曲线便是勺子。所以，正常人的血压昼夜波动相差超过 10% 而形成这种勺状曲线时，便称为勺型血压。如果血压谷峰变化小于 10%，甚至夜晚反比白天高，医学上便称为非勺型血压或反勺型血压。这些变化都应视为异常改变，需要就诊检查病因。

4. 血压在一年四季的变化规律

自然界中天人相应，随着四季阴阳之气的消长转化。正常人的血压是秋冬逐渐增高，春夏逐渐降低。冬季常是血压最高的季节，到了夏季血压会出现下降，两季血压可相差 10 ~ 20 mmHg。因此，在一年四季换季时，应该加强连续血压监测，提前调整降压药物剂量，避免出现血压过高或过低而造成靶器官损伤。当然也有因夏天气候炎热、心情烦躁、睡眠障碍导致反季节高血压的情况。所以依据中医三因（因人、因时、因地）治宜理论，高血压老年患者也可以考虑因季节变化而迁徙养老居住地。

5. 血压在吃药（换药）前后的变化

理想的降压药是依据血压每天的变化规律起效并保证 24 小时内平稳降压，但因药物半衰期的不同，不同降压药物的起效时间和维持时间是不同的。因此，大家需要知晓所吃的药物起效时间和维持时间，尤其是在更换降压药后血压的变化，以便监测血压的变化，避免因血压波动过大引起不适症状，及时调整药物服药频次与剂量的方案。

6. 情绪变化时血压的变化

人体情绪属于高级神经活动，情绪激动时，在大脑皮质的影响下，可以兴奋延髓的心加速中枢和心血管中枢，使交感神经肾上腺系统的活动明显增强。心脏收缩加快，心输出量增加，身体小血管收缩，外周阻力增大，从而导致血压明显升高，而当情绪激动后大脑皮质的神经冲动减少，交感神经肾上腺系统的活动减弱，使血压下降。

所以，当人们高兴或生气时血压会增高，甚至会导致血压剧增，并且有可能持续一段时间，这时候应该密切监测血压，以防出现不测。

7. 血压药物的作用机制和副作用

不同的降压药物作用机制不同，有通过扩张血管降低血压，有通过降低心率和心肌收缩力降低血压，有通过减少血容量降低血压，有通过抑制交感神经兴奋降压的，有通过抑制 RASS 系统激活降压的。当然不同的降压药物也有不同的副作用。有的因扩张血管而导致心慌、脸红、水肿；有的因利尿而导致小便频繁；有的因降低了心肌收缩力导致乏力、头晕等。当然，血压药物的副作用仅仅是千分之一或万分之一的发生率，我们不能因噎废食，盲目放大药物的副作用效应。例如，生活中很多中老年男性高血压患者因过度担心药物会导致性功能障碍而放弃药物治疗，其实很多的勃起功能障碍患者是男性激素水平的降低所致，而不是高血压药物的副作用。

六、小结

“知晓您的血压”，不仅仅是了解血压数值那么简单，而是对影响血压变化的病因、病情、病程、病果评估的重要管理手段之一，是贯穿高血压全生命周期长程管理模式中重要组成部分。通过对血压的自我管理，才能让每个高血压患者积极主动地参与到高血压的防治中，成为健康中国行动的个人健康首要责任人。

参考文献：

[1] 中国高血压防治指南修订委员会，高血压联盟（中国），中华医学会心血管病学分会．中国高血压防治指南（2018年修订版）[J]. 中国心血管杂志，2019，24（1）：24-56.

（孙艳玲）

第五节 知晓您的血压——价值医疗

一、知晓高血压是威胁我国人民健康的首要杀手

《中国心血管病报告2018》指出：我国心血管病现患病人数为2.9亿，死亡率居首位。其中，高血压患者数量高达2.45亿人，成人高血压患病率为27.9%，儿童高血压患病率为14.5%，18岁以上居民血压正常高值检出率为39.1%。另外，心脑血管疾病住院总费用也在快速增加，而高血压病作为心脑血管疾病的首要危险因素，其相关并发症的高发趋势，进一步推高了相关心脑血管疾病的治疗成本，成为社会和家庭的巨大负担。

二、知晓个人是健康的首要责任人

国家卫生健康委员会推进的“健康中国行动”政策指出：实施健康中国行动，与以往不同的是，不仅仅要开展健康的宣传倡导，还要聚焦当前人民群众面临的主要健康问题和影响因素，在行动上努力从宣传倡导向全民参与、个人行动转变，也就是个人成为自己健康的首要责任人。要求个人要正确认识健康，要理解生命的自然规律和医疗的局限性，尊重医学和医务人员，共同应对健康问题。

对于高血压这个当前影响人民健康的主要疾病，需要每个高血压患者成为自己高血压管理的首要责任人，不仅仅知晓自己的血压数值、危险因素、高血压帮凶，还要知晓以自己的经济能力为基础，量入为出，选择合适的高血压管理模式。

三、知晓价值医疗与高血压管理

需要指出的是，在我国近年来的市场经济发展过程中，百姓已经在消费过程中形成了

“物有所值”的价值思维惯性。同时，百姓也试图将“物有所值”的思维惯性简单平移至医疗服务中——把医疗价值化。尽管医疗价值化本身存在诸多问题，但价值医疗也是目前我国政府提倡而且积极推进的供给侧改革内容之一。中国政府2016年发布的医改联合研究报告《深化中国医药卫生体制改革：建设基于价值的优质服务提供体系》及“健康中国2030”战略提出的优质高效的卫生服务体系政策，已经明确提出了价值医疗的意义。

价值医疗即最高性价比的医疗，指如何在一定成本下获得最佳的治疗效果。价值医疗的实践需以患者的需求为中心，价值医疗的实质是以患者为中心，现阶段以患者为中心就是在有限的经济能力下使患者利益最大化，实现价值医疗的三要素就是患者需要、治疗效果、成本控制。

对于高血压的管理，高血压达标中心应该依据价值医疗的理念，以患者需求为中心，制定不同的管理模式，以实现对不同经济能力高血压人群适宜的治疗效果，同时做好成本控制。

四、知晓高血压价值医疗的不同管理模式

粗暴降压模式：对高血压病因无筛查、病情无监测、病程无评估、病果无预防，仅仅依据袖带血压测量结果诊断高血压，就给予药物干预，且干预过程无质控。从社会保障的标准上，即便是经济能力最贫困的高血压人群，也不应该采取这种模式。

粗放降压模式：对高血压病因进行全面排查，但对病情有限监测、病程有限评估、病果有限预防，虽然对于患者给予生活方式调整、药物综合干预，但干预过程很少质控。经济能力一般的高血压人群常用这种模式。

精准降压模式：不仅对高血压病因精准排查，还对病情精准监测、病程精准评估、病果精准预防，同时给予生活方式、药物、心理、营养、运动等综合干预处方，但对于干预效果缺乏精准的连续质控体系。遗憾的是，很多经济能力为中产的高血压人群，也因为疾病管理的认知不足，很少选择使用这种模式。

精细降压模式：不仅对高血压病因精细排查，也对病情细准监测、病程精细评估、病果精细预防，同时给予生活方式、药物、心理、营养、运动等综合精细干预，还对干预效果进行用（换）药过程的精细质控。但就目前而言，高血压的精细管理的很多评估项目并不在医保范围内，因此，高血压精细管理应该属于是特需医疗模式。

对于高血压这一伴随终身的慢病，我们不能因为它发病时的症状不严重，就不去考虑它带来的严重后果而不去管理，也不能因为恐惧它将来可能导致的心、脑、肾靶器官损伤等严重后果而过度焦虑。因此，建议高血压患者根据各自的经济能力，知晓自己应该采取的管理模式，积极面对高血压这一慢病。在国家医保政策、慢病管理政策的支持下，在医师的帮助下，在全社会的关爱下，努力成为管理好高血压的健康中国人！

参考文献：

[1] 胡盛寿，高润霖，刘力生，等.《中国心血管病报告 2018》概要 [J]. 中国循环杂志，2019，34（3）：209-220.

（孙艳玲）

第六节 知晓您的血压——长程管理

一、基层高血压管理堪忧

笔者作为一名市级中医院的心血管专科医师，随着高血压亚专科的建立，接诊大量的高血压患者。这些患者首次来就诊往往是因为心力衰竭、肾衰竭、脑出血、脑梗死、主动脉夹层、眼底出血等恶劣而严重的并发症，而我们能做的工作大多是亡羊补牢。

每每看到这些患者痛苦的面庞，尤其是年轻的患者，青春之花刚刚盛开，却面临凋萎，我们总是扼腕叹息，心痛不已——如果他们能够早来的话，除了可能用我们的高血压管理方案，帮助他们排查病因、评估病情、预测病果外，还可以帮助他们制定和调整血压管理方案，也可以协助他们向更上一级的医院进行转诊。

二、高血压患者的看病难现象

为了改变这个状态，笔者对这些患者进行了一个调查，发现大多数患者早已知晓自己血压增高，也家中自备血压计，并且一度服药治疗。但是时间一长，患者往往因为没有不适症状，没有人追踪管理，便松懈了仅有的药物治疗方案，更不用说生活方式的管理和每年靶器官损伤的评估。因此直至出现了并发症才来就医，但大多数均已错最佳治疗时机。

为了得到更多的信息，笔者又进一步了解了这些患者的就医规律，发现一个现象——除了一部分患者不重视高血压之外，有相当一部分患者病情被耽误的原因，表面上是因为没时间，实际上是因为就医不方便。针对这部分患者，笔者又进行了深度调查，发现这些患者并不觉得看病贵，但是觉得高血压这种长程慢病与急症和重症疾病不一样，需要有一个熟悉的医师进行阶段性咨询和调整药物。但是看到大型三甲医院的医师那么忙，不好意思就高血压这种慢病耽误时间，而社区医院好像只适合开药，跟药店的区别不大，久而久之，就感觉高血压成了大型医院、社区医院和药店“三不管”的疾病了。

从这些患者的访谈中，可以听出一种无奈，而这种无奈恰恰是医疗机构需要特别关注的。因为之前各类医疗机构多是从自己的角度考虑问题，以至于双向转诊几乎成为虚设。未来，我们必须站在患者的立场上，找出原因所在！

随着“健康中国 2030”战略的部署，我们国家在高血压这类慢病的防治上，既不缺医，亦不少药，更不缺血压监测设备，而且高血压知晓率也较以前有了明显提高，但是为什么高血压控制率、达标率一直徘徊不前呢？毋庸置疑的是，我国政府在基层公共卫生上也投入了大量的人力、物力、财力，家庭医生签约入户，但是高血压患者并没有得到真正的管理——或许是因为他们觉得可能每年知晓几次血压、达标几次血压就足矣。

2021 年 10 月 8 日是我国第 24 个“全国高血压日”，宣传的主题是“血压要知晓，降压要达标”，实现这一主题，患者不仅需要知晓一时的血压，还需要知晓一生的血压。不仅要一时的血压达标，更要一生的血压达标。患者需要长程管理好血压，方能降低高血压带来的严重后果，提高高血压控制率和达标率。

三、打破高血压管理的孤岛群

在日常生活中，高血压患者平时居家自我管理，多是采用单机版血压计进行血压自测，服用药物多是依靠自律，生活方式管理则很难执行。

社区医院对于高血压患者的管理多停留在每年对社区居民健康体检时的血压测量和简单的靶器官评估上。由于高血压监测设备过于简单，加上医务人员缺乏对高血压查因的思维，很难对继发性高血压进行筛查，大多充当了卖药的角色，导致高血压管理相对粗放。

在一些没有设置高血压中心的大型医院中，对于高血压患者的管理大多是进行靶器官损伤后的急救与治疗，无暇针对高血压患者进行病因的筛查，也无暇针对具体患者制定出个性化的、以五大处方为基础的高血压管理方案。另外，因为高血压患者不可能长期就诊于三级医院，所以根本谈不上“精准的管理”。

以上原因，导致现实生活中出现了高血压管理的三个孤岛群：患者孤岛群、社区孤岛群、三级医院孤岛群。如何才能打破这三个孤岛群，让高血压患者得到真正的闭环管理呢？

四、建立以社区医院为基础的高血压长程管理网络

ESC2019 曾公布过 HOPE-4 研究结果：通过有针对性的社区管理，在社区基层保健工作者和患者家人的参与下，对高血压患者进行管理，显著降低了心血管疾病风险。

我国近年来也发布了很多高血压社区管理成功的经验。这些研究管理时长相对较短，试想，如果我们进行针对高血压患者的长程管理，应该会取得更好的效果。

令人振奋的是，在广大医务工作者的共同努力下，高血压防治工作不仅得到了交叉学科的普遍共识，而且各级政府的扶持力度也是前所未有的，特别是以高血压为主旋律的各类医联体也如雨后春笋般涌现，都为高血压管理再上台阶奠定了基础。

作为我国医疗卫生的排头兵，虽然罕见病和少见病并不是社区医院的强项，常见病的急诊急救和治疗不是社区医院的主要业务，但是社区医院因为医务人员技术全科，时间从容，设备相对完善，是常见病检查和康复的主要阵地。因此，针对常见病中发病率最高的高血压的管理，应该以社区医院为主战场。

在之前的患者调查过程中，有一些“胆子大”的患者说，大型医院除了存在挂号难的现象外，停车难的问题也是困扰高血压患者的难题之一。其实，作为慢病患者，大家心里都知道慢病是一个缓慢发展的进程，但希望除了家庭自测血压之外，也能够就近在社区医院得到病情评估，并阶段性地请上级医院的医师据此给予血压管理方案的调整。

综合各种因素，似乎是“万事俱备，唯欠东风”——如何才能打破高血压管理的三个孤岛群，建立以社区医院为中心的高血压管理网络，把患者、社区、三级医院一起建立高血压管理中心，既实现了分级诊疗，又实现了针对患者的精准化管理，是最值得我们认真思考的问题。

五、远程血压监测网络或成为双向转诊的纽带

借鉴我国成功的心电网络建设经验，以网络版血压监测设备为基础，建立覆盖患者、基层医院、三级医院，涵盖院内、院间、院外的远程血压监测网络，以远程网络为支点，可以建立每个患者的血压数据库，利于我们对高血压患者进行长期远程监测、个体化用药、长程管理，这应该是破解我国基层高血压管理水平低下的有效杠杆。

没有全民健康，就没有全民小康，面对危害我国人民健康的第一“杀手”——高血压，建立高血压管理网络，进行高血压长程管理，时不我待！

（孙艳玲）

第七节　知晓您的血压——MDT 协同管理

一、高血压病成为社会和家庭的巨大负担

《中国心血管病报告 2018》指出：我国心血管病患病率处于持续上升态势，现患病人数约 2.9 亿，死亡率居首位。其中，高血压患者数量高达 2.45 亿人，成人高血压患病率 27.9%，中国儿童高血压患病率为 14.5%，18 岁以上居民血压正常高值检出率为 39.1%。另外，心脑血管疾病住院总费用也在快速增加，而高血压病作为心脑血管疾病的首要危险因素，其相关并发症的高发趋势，进一步推高了相关心脑血管疾病的治疗成本，成为社会和家庭的巨大负担。

二、我国近半数居民医疗保健消费不堪重负

国家统计局发布的《2021 年上半年居民收入和消费支出情况》显示：2021 年上半年，全国居民人均可支配收入 17 642 元，人均消费支出 11 471 元，人均医疗保健消费支出 1015 元，占人均消费支出的比重为 8.8%。

央行发布的《2021 年上半年金融统计数据报告》显示：截至 2021 年上半年，中国人均存款为 71 553 元。招商银行发布的年报显示：我国有 5.6 亿人在银行中没有存款；我国月收入在 1000 元左右的有 6 亿人，也就是说有 42% 的人月收入都很低。而人均医疗保健消费支出高于收入，另大多数居民不堪重负，这其中，高血压病因其严重的并发症成为主要负担。

世界卫生组织调查显示：预防上多投入 1 元，治疗就可减支 8.5 元，并节约 100 元抢救费。所以，针对高血压病，要在预防与管理上下功夫，而预防的关键就是临床医师与患者的共同重视。管理的关键是院内 MDT 团队协同，这样才能提高达标率，预防并发症。

三、提高临床医师和患者对高血压的重视度

高血压病，应该是心血管疾病中最不被重视的疾病，一直知晓率很低，数年来我国高血压日的主题都是“知晓您的血压”，足以证实不被重视的程度。大多数初发的高血压不仅患者本人不重视，家人及朋友亦不以为意，更令人担忧的是很多临床医师也不重视，即使是身患高血压病的临床医师，大多也都认为无症状就不需要查因，不需要吃药，不需要预防并发症，甚至不需要管理。个别重视的也仅仅是粗放的药物治疗，很少做到生活方式的管理、运动的调整、心理的干预以及营养的干预。

相对被重视的时间是高血压病出现了严重的心、脑、肾及眼底等并发症，出现了致残情况，影响了工作、生活和家庭时，患者重视为时已晚，家人重视已经带来了严重的经济负担，临床医师重视却也仅仅是亡羊补牢，但也应积极治疗，以防出现更严重的并发症。

未病先防，既病防变，无论是初发高血压患者还是已经出现并发症的高血压患者，作为健康的第一责任人，都应该重视自身对高血压病的管理（生活方式的改变、坚持吃药，坚持测量血压，定期医院检查心脑肾等靶器官状态）。患者家属为了家庭的幸福，也必须重视对高血压患者治疗依从性的监督和随诊的督促。提高临床医师对高血压病的重视度，不仅仅针对心内科医师群体，还必须针对广大基层医师和交叉学科医师群体，大家一起重视，才能查清病因，监测病情、管理病程、预防病果。

四、MDT 协同管理高血压提高达标率

高血压患者，首诊在高血压专科的并不多，大多数因并发症出现在交叉学科，多以中风在神经科，以肾功能不全在肾内科，以眼底出血在眼科，以主动脉夹层在血管外科，以妊娠高血压疾病在妇产科，甚至在耳鼻喉科、骨科、老年科等。

大多数医师都认为高血压治疗简单，多给予药物对症治疗，交叉学科医师也多站在自身专科的角度给予相应的高血压治疗，极少给予患者整体的管理，也极少形成 MDT 协同管理，因为大家都知道，医院内学科壁垒的存在，是大家不易迈过的鸿沟。

作为心内科医师，以心脏康复的理念管理高血压，建设高血压亚专科或高血压中心，应该努力打破学科壁垒，以互联网 + 为抓手，以高血压管理网络为基础，建立院内外

MDT 协同管理模式，提高高血压的控制率和达标率，从卫生经济学的角度，值得我们一起探索！

参考文献：

[1] 胡盛寿，高润霖，刘力生，等.《中国心血管病报告 2018》概要 [J]. 中国循环杂志，2019，34（3）：209-220.

（孙艳玲）

第八节 从高血压管理视角谈难治性高血压

一、顽固性高血压与难治性高血压难以区分

目前高血压的诊断基于高血压的数值及心血管危险因素及靶器官损伤来分级分层。其中，依据高血压病因分为原发性高血压与继发性高血压；依据高血压病情分为高血压危象和高血压慢病；以高血压的特定病因和特殊人群分为普通型高血压与特殊类型高血压。

谈起顽固性与难治性高血压这两个概念，很多临床医师常相互混淆，大多都认为是一回事，其实顽固性高血压不等于难治性高血压。

难治性高血压（resistant hypertension）的定义：指血压未控制，可能真的难以控制，但也可能在给予合适的治疗后得到有效控制。

2013 年 ESH/ESC 指南中对难治性高血压的定义是：在改善生活方式的基础上，使用了足量的利尿剂和其他两种不同类别的降压药物（但不一定包括醛固酮受体拮抗剂），仍不能使 SBP 和 DBP 分别下降到＜ 140 mmHg 和＜ 90 mmHg，称为难治性高血压。由于检测的人群和筛查的水平不同，已报道的难治性高血压患病率占整个高血压人群的 5% ~ 30% 不等，实际患病率可能小于 10%。

2017 年北美部分国家的高血压指南中，对难治性高血压指南的定义：应用三种作用机制互补的降压药（其中一种为利尿剂）治疗后血压仍不达标，或者需要≥ 4 种降压药物治疗方能使血压达标。

2018 版《中国高血压防治指南》将难治性高血压定义为：在改善生活方式基础上，应用了足够剂量且合理的 3 种降压药物（包括一种噻嗪类利尿剂）至少治疗 4 周后，诊室和诊室外（包括家庭血压或动态血压监测）血压仍在目标水平之上，或至少需要 4 种药物才能使血压达标。

《2018 AHA：难治性高血压的诊治管理科学声明》中难治性高血压的定义：在改善生活方式基础上，联合使用 3 种不同类型降压药物，通常包括 1 种长效钙离子拮抗剂（CCB）、

1 种肾素血管紧张素系统抑制剂（ACEI 或 ARB）和 1 种利尿剂，且每种药物均达到最大剂量或最大耐受量的情况下，血压仍在目标值以上或者需要≥ 4 种降压药联合使用才能使血压降至目标值。

顽固性高血压（refractory hypertension）的定义：指在使用了各种治疗方法后，血压仍不能有效控制，真的很“难治”。也就是说难治性高血压可以得到控制，而顽固性高血压部分不能得到有效控制。

2017 年北美部分国家的高血压指南重新明确了顽固性高血压定义，即经过至少 5 中不同类型的降压药，其中包括 1 种长效噻嗪类利尿剂（如氯噻酮）以及 1 种盐皮质激素受体拮抗剂（如螺内酯）充分治疗后血压仍不能得到满意控制。

中国高血压联盟常务理事兼秘书长张宇清教授指出，难治性高血压并不是一种特殊类型的高血压，定义为难治性高血压是因为应对治疗抵抗的高血压人群进行特殊管理的需要，定义难治性高血压需要基本的规范，可以统一使用“难治性高血压”，“真性难治性高血压”相当于“顽固性高血压”。

因此，两者的关系是，顽固性高血压一定很“难治”，但难治性高血压不一定很“顽固”。对于临床医师来说，难治性高血压是疾病治疗的难度指标，顽固性高血压是疾病的诊断结论；对于患者来说，难治性高血压是病情的描述，顽固性高血压是诊断的描述。或许，这也是一个典型的误诊误治现象，因为在临床工作中，被定义为难治性高血压的患者中有相当一部分是假性难治性高血压（psudo-resistant hypertension）。

二、假性难治性高血压诊断高发的误区

（1）医院误区：大多数医院对慢病管理的不重视，没有高血压管理中心，没有设备及人员部署，更没有高血压管理临床路径。

（2）临床医师误区：大多数临床医师查因思维缺失，只是单纯认可“降压就是硬道理”的理念——临床上以反复试药为主，忽视高血压病因排查。还有相当一部分临床医师，因所在医院不具备查因设备而采取“鸵鸟心态”而回避装备不足的现实，在未能排查病因的情况下，选择“粗暴降压”的临床策略，因而造成了假性难治性高血压的发生。

（3）患者误区：临床工作中有很多自暴自弃的高血压患者，其中一部分是完全拒绝服药，另一部分是按照惯性吃药，但一直都拒绝高血压病因的筛查，同时漠视高血压带来的致残致死的病果。

三、识别假性难治性高血压

假性难治性高血压一般常见以下几个类型。

（1）测量原因：医务人员和患者在测量血压时都可能出现失误，这是假性难治性高血压最常见的原因。测量方法不正确、测量工具不合格及袖带不匹配，背部没有支撑、双腿交叉、窄小袖带测量粗大上臂患者或患者体型肥胖，以及老年人测量血压的上臂动脉硬化严重等均会导致血压测量值升高。

上臂围 27 ~ 34 cm，选择 13 cm × 30 cm 的袖带；上臂围 35 ~ 44 cm，选择 16 cm × 38 cm 的袖带；上臂围 45 ~ 52 cm，选择 20 cm × 42 cm 的袖带。

诊室血压测量固然是诊断高血压的标准，但必须同时重视 24 小时动态血压（除严重失眠和长期夜班者外）及家庭自测血压（除外情绪障碍和焦虑患者）。

（2）依从性欠佳：患者的依从性差缘于相关医师对病情监测、病程管理及病果预防教育的缺乏。其中，不能坚持治疗的原因有：认为疾病好转而停药、忘记服药、不知道高血压需长期服药、害怕药物不良反应、经济原因、认为药物疗效不好、治疗方案太复杂等。

（3）白大衣高血压：患者心理问题占主要因素，解决方法是家庭血压及动态血压监测。

（4）用药方案欠合理：高血压专科医师的部署是解决之方法。

（5）生活方式相关的难治性高血压：肥胖、酗酒、嗜盐、运动缺乏是常见的原因。

（6）药物相关性难治性高血压：多种药物可以引起血压增高并可以导致治疗抵抗，常见的可以干扰血压控制的药物种类有：非麻醉镇痛药、甾体抗炎药、选择性环氧化酶抑制剂；拟交感神经制剂（减肥药、可卡因）；中枢神经兴奋剂（哌甲酯、右旋安非他命、安非他命、去氧麻黄碱、莫达非尼）；口服避孕药、环孢霉素、促红素、草药制剂（如麻黄、甘草）。

四、筛查继发性高血压

因为很多临床医师不理解难治性高血压的定义，同时缺乏相应的病因排查和病情评估装备，把很多继发性高血压误诊为难治性高血压，因此必须对难治性高血压积极筛查病因，以排除假性难治性高血压，明确继发性高血压的诊断。

常见的继发性高血压：睡眠呼吸暂停低通气综合征、肾实质性高血压、肾血管性高血压、内分泌性高血压、（原发性醛固酮增多症、库欣综合征、嗜铬细胞瘤、甲状腺功能亢进症或甲状腺功能减退症、甲状旁腺功能亢进症）主动脉缩窄、心理因素。

继发性高血压筛查的重点人群：年纪轻、血压高、低血钾、病情重、偶发瘤。发病年龄是诊断继发性高血压类型的重要临床线索，不同年龄患者的常见病因：①婴幼儿，肾实质、主动脉缩窄；②青少年，肾实质、肾血管、主动脉缩窄；③中年，内分泌、肾实质、肾血管、呼吸睡眠暂停低通气综合征、心理因素；④老年，肾血管、肾实质、甲状腺疾病、心理因素。

五、从假性难治性高血压高发的视角反观高血压管理的缺失

世界高血压联盟（WHL）于 1984 年成立于瑞士日内瓦，其宗旨是促进对人群高血压的普查、控制。该组织成立以来一直致力于高血压的防治工作，并把每年的 5 月 17 日定为“世界高血压日”，以更好地在全球唤起人们对高血压防治的重视。今年因为全球疫情的原因，世界高血压日改为每年的 10 月 17 日。

近年来，“世界高血压日”的主题一直以提高“高血压知晓率”为主，得到全球各国的积极响应。我国的医务工作者也紧随世界高血压联盟的步伐，在众多高血压前辈专家的引领下，响应并最大范围地宣传高血压知识，并取得了一定的成效，高血压的知晓率近年来逐渐提升。但遗憾的是，控制率与达标率却一直徘徊不前。究其原因，应该是高血压管理理念的普遍缺失，特别是以下几点值得我们商榷。

其一，我国医疗体系在过去的很多年里，重视急、重症学科的发展，各医疗单位重视的是手术与介入技术，对于慢病学科停留在口头上重视，以致大多数医疗单位对于慢病的诊断都不够重视，更没有重视慢病的管理。在此背景下，我国大多数市、县级基层医院的长板是在急症干预设备部署上很齐全，短板是在重症监护设备部署上相对不足，在慢病管理上体系建设和设备缺乏是各个医院的短板。因此，以高血压为代表的慢病查因、监测设备的缺板及管理理念的缺失造成了大量的假性难治性高血压诊断的高发现象，这可能就是我国甚至全球高血压达标率、控制率不高的一个重要原因。

其二，在医疗市场化的趋势下，很多公立医院也以经济效益为重。特别是在分级诊疗政策之前，允许大型三甲医院大量虹吸基层患者，而高值耗材加成的政策致使临床科室根据科室效益将患者分成三六九等，其中，慢病患者被排到了最后。另外，药品加成政策再一次引导临床科室，将非手术患者的诊疗重心放在了药物治疗，而非慢病的长程管理上。

其三，高血压病作为老年患者的基础病，并未引起非心血管科医师的普遍重视。而长期患高血压的患者虽然知晓率很高，但也未必愿意频繁前往心血管科就诊，这就造成了很大比例的高血压患者处在“失联”状态。

其四，分级诊疗政策实施之后，虽然大量慢病患者因为医保报销比例的引导，开始前往基层医院就诊。但因为基层医院缺乏基本的病因排查 + 病情评估 + 病果预测的装备，以及奖励分配制度的滞后，再加上慢病管理理念的缺失，这些高血压患者的实际管理状态依然是“失控”态势。其中，不少患者因为一直未得到合理管理，被定义为顽固性高血压。

六、难治性高血压患者更需要慢病管理

难治性高血压相比普通高血压由于血压难以控制且病因、病情、病果以及合并症复杂，会给高血压患者带来更严重的靶器官损害。如果说高血压是危害人们健康的无声的“杀手”，那难治性高血压则是无情的“杀手”，因此，难治性高血压更需要做好慢病管理。

1. 识别顽固性高血压并积极转诊至高血压中心

首先，要识别顽固性高血压特征：醛固酮、肾素水平与可控制的难治性高血压类似；与容量控制有效的难治性高血压不同，发生机制容量因素并非重点；对醛固酮拮抗剂反应差；基线血压更高；心率更快，提示交感活性增高。

其次，知晓顽固性高血压的治疗策略：识别假性难治性高血压、排除继发性高血压，确认存在治疗抵抗，纠正医师的理念及惰性，开具合理的药物处方，了解目前的器械治疗：肾动脉交感神经消融、颈动脉窦刺激器、动静脉瘘治疗；最重要的策略是积极转诊至

上级高血压中心。

2. 提高患者依从性

长期坚持难治性高血压病因筛查、病情监测、病程评估、病果宣教，重视生活方式，从而提高患者依从性。对于难治性高血压，虽然小医院不会治，大医院不愿治，但是基层医院应该树立管理的理念，才能对这些从上级医院诊断明确后转回的难治性高血压患者做好管理。

（1）建立沟通机制：告知患者应该积极筛查高血压病因、积极监测高血压病情、持续评估病程，阶段评估高血压病果。

（2）建立随访机制：监督患者坚持药物治疗，及时调整降压方案，在合理选择联合用药的前提下，选择性价比高的药物，降低患者经济负担，尽量简化治疗方案，选用长效制剂或复方制剂。

（3）建立患者档案：定期监测血压是否达标及评估靶器官情况，建立血压监测和靶器官评估档案。

（4）建立生活方式调整方案：促进患者调整生活方式，积极减重，保持正常的体重，尽量将 BMI 控制在 25 kg/m^2 以下。限制钠盐的摄入，增加高纤维和低脂饮食，适量补充富含维生素和电解质的新鲜蔬菜和水果；增加体力活动，每天进行适当的有氧运动，至少半小时。同时注意心理调节，减轻精神压力，保持心理平衡。

七、以“患者”为中心，坚持心脏康复理念，实现长程精准管理

心脏康复的目标是帮助患者回归社会、回归生活、回归工作。

对于难治性高血压患者来说，单纯的药物处方不能够保证回归正常生活与工作，必须采取心脏康复的理念，通过精准评估，制定出药物、心理、运动、营养、生活方式管理五大处方，帮助他们树立长程康复信心，同时还要未雨绸缪，通过精准评估，长期帮助他们做好靶器官并发症的风险预测，做好并发症的预防，即防患于未然。

八、基于分级诊疗政策，做好难治性高血压管理服务

我们国家是高血压大国，大部分高血压人群在基层，基层高血压管理中心建设刚刚起步。其中，北上广经济发达地区高血压学科建设较早，优势明显，顽固性高血压管理遥遥领先。如果在全国做好高血压管理，必须基于目前我国正在积极推进的分级诊疗政策，三级医院针对高血压做好疑难评估、疑难干预；二级医院做好常规评估、常规干预；一级医院做好远程评估、健康宣教。即具备高血压专科或中心的三级医院做好顽固性高血压、难治性高血压的诊断、干预与管理；二级医院做好普通高血压的诊断、干预与管理，同时识别难治性高血压积极转诊；一级医院做好所有高血压的监测与宣教。

各级医院依据医院定位不同，合理针对高血压管理中心做好设备选型、人员部署及临床路径重构，针对高血压的病因筛查（心理评估、睡眠呼吸初筛及监测、四肢血压、超声、

CT、DSA、内分泌疾病筛查、基因检测）病情监测（中心动脉压、动态血压、运动血压、四肢血压、高血压血流动力学监测）、病程评估（动脉硬化、血管内皮、眼底检查、超声心动图、心肺运动试验、6分钟步行试验）、病果预防（超声、CT、核磁）做好部署设备，培养人才（高血压病专科医师、介入医师、手术医师）、重构路径，同时建好高血压管理中心的医联体及医协体，做好难治性高血压管理的运营。

九、小结

在临床工作中，很多的顽固性高血压病例，多是被误诊、误治的假性难治性高血压。难治性高血压不仅要合理诊断，更要合理管理，特别是合并了其他慢病的患者，既要积极排查病因、持续监测病情，又要积极调整生活方式，还要积极评估靶器官病变。

在分级诊疗时代，针对顽固性高血压高发的现象，理念不足是主要原因，装备不足是次要原因，人才不足是最微不足道的原因。

为改善这一现状，从现在开始，我们应重视建设高血压管理中心，开启高血压管理医联体建设，发挥出不同医院高血压中心专家与装备的实力，做好顽固性高血压管理，控制病果，做好难治性高血压管理，从而提高血压控制率和达标率。

（孙艳玲）

第五章 心力衰竭

第一节　早期康复、延缓心力衰竭

一、心力衰竭是心血管疾病的最后战场

心力衰竭（简称心衰）是心血管疾病发展到晚期出现的一种临床综合征，已成为危害我国人群健康的重要公共卫生问题。心力衰竭的成因大多数是由于心肌受损，可以发生在心肌梗死或者其他对心脏有损伤的疾病之后，如高血压、糖尿病、冠心病、高血脂，应用心脏毒性药物等。我国现有高血压患者 2.7 亿，血脂异常患者 2.5 亿，糖尿病患者接近 1 亿，这些是心力衰竭的强大后备军，而且中国也面临严重的人口老龄化问题，所以中国可能即将成为拥有全球最大的心力衰竭患者群的国家。因此国际心脏病学界的权威 Braunwald 教授预言，心力衰竭将是未来心血管疾病的最后战场。

二、心力衰竭晚期患者生活质量低下，承受着巨大的身体、心理、经济负担

ACC/AHA 将心力衰竭分为 A、B、C、D 四个阶段。2015 年国外心力衰竭研究组织发表的共识中将晚期（D 阶段）心力衰竭定义为：尽管接受了最佳药物、手术和器械治疗，仍然出现进展和（或）持续的严重心力衰竭体征和症状。我国心力衰竭指南中将 D 阶段心力衰竭称为终末期心力衰竭或难治性心力衰竭。数据显示，晚期心力衰竭占已被诊断为心力衰竭患者的 1/4。

“呼吸困难、下肢水肿、疲乏无力、生活质量差、反复住院、生活不能自理、猝死、5 年生存率与恶性肿瘤相仿、整体预后很差。”心力衰竭正在成为阻碍我们生命的绊脚石，给社会和家庭带来沉重的经济负担。给患者带来身体、心理、经济等多重危害。

一项针对慢性心力衰竭患者进行的生活质量问卷调查显示，这些患者的生活质量总评分仅为正常人群的 1/3，部分指标甚至显著低于肾脏透析、病毒性肝炎、重度抑郁等严重慢性疾病患者。

三、中西医结合指导心力衰竭大康复理念，达到心力衰竭可防可缓可控

虽然心力衰竭是21世纪心血管疾病面临的严重挑战，但是若对心力衰竭进行全面全程的管理，心力衰竭可防、可缓、可控。

可防：对心血管病进行全面预防管理，建立四级预防体系。零级预防是指没有危险因素的人预防危险因素，如高血压、糖尿病和吸烟等，零级预防最重要，但需要人群干预和社会协作，难度也最大；一级预防是指有危险因素者，预防纠正心血管危险因素，预防患病；二级预防是指已患心血管病者，控制疾病进展；三级预防指减轻严重心血管病对功能状态和生活质量的后果。

可缓：在指南的规范化指导下在正确的时间，以正确的方式，对正确的心力衰竭患者采取最佳的治疗，可以缓解症状，显著降低心力衰竭患者的死亡风险。若防控失败，发展为急性期心力衰竭，我们依然可以给予指南推荐的利尿、扩血管、强心等急救方法以缓解症状，改善生活质量。对于难治性心力衰竭，我们可以拿起冻干重组人脑利钠肽、托伐普坦、左西孟旦、沙库巴曲缬沙坦钠、CRT、ECMO等新式武器，再结合我们国家中医药伟大宝库，整体指导、辨证论治给予补心气、温心阳、化痰湿、利水消肿、活血化瘀、益气养阴、回阳固脱等中医药治疗。

可控：心血管疾病急性期之后至心力衰竭终末期之前这一阶段，是心力衰竭亡羊补牢阶段——可控阶段。通过对原发疾病的早期康复治疗、强化心脏康复的“药物、营养、心理、运动、中医药、管理”等中西医结合的六大处方，以延缓心力衰竭的进程，提高患者的生活质量和生存率。

在连续评估监测基础上的动静结合康复运动，在辨证论治和循证基础上的中药和食疗，加上易让患者接受的中医外治疗法和情志疗法，定能探索出我国本土心力衰竭康复的可推广复制的新模式。因此，中西医结合模式是心力衰竭心脏康复新模式，是真正具有中国特色的模式，可以恰到好处地把中医的整体观、全局观与西医的微观、局部结合起来，做到中西医的优势互补。

四、心力衰竭康复的可行性分析

世界卫生组织（WHO）对心脏康复的定义：确保心脏病患者获得最佳的体力、精神、社会功能的所有方法的总和，以便患者通过自己的努力在社会上尽可能恢复正常的功能，过一种主动的生活。心脏康复内容：医学评估、运动训练、心理咨询、营养咨询、教育及危险因素控制等方面的综合医疗，其中运动训练也称为运动康复，为心脏康复的奠基石。从心脏康复内容我们可以看出以运动为核心的心脏康复其实是对心力衰竭患者的多学科合作的全面管理。

慢性心力衰竭运动康复已经得到了国际指南的有力推荐，2013版《ACCF/AHA心力衰竭管理指南》把运动康复列为慢性稳定性心力衰竭患者IA类推荐证据。《2016 ESC急慢性心力衰竭诊断与治疗指南》有关于运动康复及多学科管理的推荐：心力衰竭患者推荐

规律的有氧运动以改善症状和提高功能状态（证据级别：IA）；慢性稳定的射血分数下降的心力衰竭患者推荐规律的有氧运动，以降低住院风险（证据级别：IA）；心力衰竭患者推荐多学科的管理，以降低心力衰竭住院和死亡的风险（证据级别：IA）。国内《慢性稳定性心力衰竭运动康复中国专家共识》于2014年9月由中国康复医学会心血管病专业委员会和中国老年学学会心脑血管病专业委员会联合发布，给国内同行提供了慢性心力衰竭运动康复的参考。至于急性心力衰竭康复的安全性、有效性及可行性，国际上学者开始不同方式的探索，只是目前没有形成有力的证据，无法得到国际指南的推荐。

基于以上证据，近年来，慢性心力衰竭的治疗概念有了根本性的转变，改善临床症状的同时注重提高运动耐力和生活质量，降低病死率和病残率。心脏康复疗法作为心力衰竭治疗的一个重要组成部分，正越来越受到人们的关注。运动康复可为慢性心力衰竭患者带来诸多益处，包括提高运动耐力、提高生活质量、延长寿命、改善心理状况等。运动训练是慢性心力衰竭综合治疗方案的一部分，在常规药物治疗的基础上应用运动训练疗法，可显著提高患者的生活质量。

五、基于连续评估监测的精准心力衰竭运动康复

由于心力衰竭疾病的特殊性，心力衰竭的运动康复在我国似乎是大家不太敢触碰的雷区，所以仍然处于蹒跚阶段，心力衰竭的运动康复目前存在参与率低，缺乏质控和安全监管，缺乏连续性评估和监测。如何保证心力衰竭运动康复的安全性、相对量化的运动量和连续的评估及检测，无创血流动力学评估刚好可以解决这个问题。

无创血流动力学评估是通过实时、连续监测患者的血流动力学指标，每搏输出量（SV）、心输出量（CO）、心肌收缩力（CTI）以及前后负荷等多项血流动力学指标来评定静息及运动心功能，评估运动中每搏输出量的平台期，制定精准运动处方，指导临床Ⅰ期和Ⅱ期康复治疗。在心力衰竭康复中可以先做基础（静态）心功能评定，通过被动抬腿负荷试验了解患者的心脏储备功能，进一步应用于床旁康复治疗的心电及心排量监护等，从而为心力衰竭运动康复提供精准治疗，并保障了康复训练的安全性。

被动抬腿负荷试验是临床中常用的判定容量反应性的重要评估方式。通过将下半身大约300 mL的血液回流至右心室，在没有液体输入的情况下了解心脏在增加液体负荷后的功能状态，而且这种血流动力学状态是可以逆转的，因此避免了不必要的液体过负荷，提高了评估的安全性。同时，评估在自主呼吸、心律失常、低潮气量通气以及低肺脏顺应性的情况下仍然有效。测试结果若SV增幅超过10%，表明患者正处于Starling曲线的上升支，此时增加前负荷可以增加SV和CO，提示患者的心脏储备功能正常，可以进行床旁被动运动治疗。

在此基础上，对于可进行床边运动治疗的患者，运动的同时给予无创心功能评估，结合传统监护指标，更能提高心脏运动康复的安全性和精准性。指南提出对Ⅰ期康复床旁运动治疗时心率控制在增加20次以内。临床实践中，我们发现对于重症心力衰竭稳定后的患者，做运动康复治疗时，虽然心率会增加，但是有些心脏储备功能不足的人，每搏输出

量可能还不能随轻度的运动而增加，甚至运动量大时会引起心功能失代偿。因此建议对于心力衰竭患者，可在心排血量的监护下观察每搏输出量的变化趋势并同步观察心率，以更好地指导康复治疗。

心力衰竭患者病情稳定后，评估患者病情后可行 6 分钟步行试验或 6 分钟步行试验同步运动无创血流动力学试验测试，或者行心肺运动试验或心肺运动试验联合运动无创血流动力学测试以评估患者的心肺功能，制定精准的运动处方。

六、早期心力衰竭康复理念的推广

心力衰竭患病率高，病死率高、再住院率高，导致生活质量差，社会负担重，需要长期管理，连续监测，精准评估。因此心力衰竭心脏康复关口必须前移，从心力衰竭的 A 期开始康复，实现心力衰竭 A — B — C — D 四期全程康复管理干预，实现“未病先防，既病防变，病后防复”，达到“防—治—康”一体化，认识到心力衰竭干预的本质就是康复这一根本理念，提高家庭、患者、医务工作者对心脏康复的知晓率、治疗率和达标率，以降低心力衰竭的发病率、病死率，提高心力衰竭患者的生活质量。

心力衰竭的康复之路刚刚开始，应积极推广早期心力衰竭康复理念，以发挥延缓心力衰竭进程的积极作用。

参考文献：

[1] 胡盛寿，高润霖，刘力生，等.《中国心血管病报告 2018》概要 [J]. 中国循环杂志，2019，34（3）：209-220.

[2] 陈炎，陈亚蓓，陶荣芳.2013 ACCF/AHA 心力衰竭管理指南解读 [J]. 中国实用内科杂志，2013，33（S2）：51-53.

[3] 田朝伟，陈晓辉.急性心力衰竭的诊治进展：2016 ESC 急慢性心力衰竭诊断和治疗指南 [J]. 中华急诊医学杂志，2016，25（7）：854-857.

[4] 中国康复医学会心血管病专业委员会，中国老年学学会心脑血管病专业委员会.慢性稳定性心力衰竭运动康复中国专家共识 [J]. 中华心血管病杂志，2014，42（9）：714-720.

[5] 周冰洁，利建，李玉梅，等.运动康复训练在射血分数保留心力衰竭患者中的应用效果 [J]. 中国当代医药，2018（34）60-63.

（孙艳玲）

第二节 分级诊疗政策下的心力衰竭管理策略初探

一、我国心力衰竭的现状

心力衰竭被称为“21世纪心血管病的最后战场”，是各种心脏疾病的严重表现或晚期阶段。其发病率不断增加，死亡率居高不下。

随着高血压、冠心病、结构性心脏病、心律失常等心血管疾病的增加，以及人口老龄化的加快，心力衰竭已成为我国心血管疾病面临的主要问题。据估目前我国心力衰竭患者至少890万。

虽然近年来我国心力衰竭在流行病学研究、基础研究、规范化治疗、医联体建立等方面均取得了长足的进步，但是我国心力衰竭的诊疗现状仍不容乐观。

二、我国心力衰竭管理的差异

目前我国国家级、省级医院心力衰竭的诊疗与管理走在了世界的前沿，然而基层心力衰竭的防治与管理仍然处在荒芜状态，而心力衰竭的主战场在市、县基层，所以基层心力衰竭的防治与管理需要我们倍加重视。

笔者作为一名长期工作在基层的心血管慢病管理临床医师，从社会学的角度看到心血管慢病中，心力衰竭与高血压的管理思路有很大的不同，不仅仅从患者重视度、临床医师认知度、社会及家庭危害度上有着天壤之别，而且在疾病性质上也完全不同。心力衰竭与高血压是因病与果病的不同，高血压管理的重点是靶器官的损害，是预防并发症，提高控制律、达标率；心力衰竭的管理重点是减少反复发作及加重，是关注诱发因素，包括高血压、冠心病、心律失常等病因的管理。

在基层，长期以来无论是临床医师还是患者，大多数人有着以下错误的认知：大家认为心力衰竭是不治之症，是心血管疾病中的“癌症”，五年生存率低于“癌症”，致死率是晚期癌症的2至3倍，许多三甲医院不愿意收治这些患者，即便收治，也是反复住院，到了终末期，更危重的患者只能辗转于监护室、抢救室，患者及家属经济不堪重负。二级医院对于这些患者的救治及管理能力不足，造成过早死亡率增加。一级医院对这些患者的认知及高危识别能力不足，未能早预防，早转诊，造成发病率居高不下。

目前基层心力衰竭管理常见以下情况：

（1）心力衰竭存在重诊断、治疗，无管理的现象，未能给予心力衰竭患者全程的康复与管理。

（2）对于心力衰竭治疗，医务人员习惯于凭经验进行干预，不了解心力衰竭诊疗技术日新月异的发展，未进行系统评估、查因及生活方式管理，未能给予规范的治疗方案，未能长期随访管理，更未定期评定心力衰竭状态，甚至早期心力衰竭不被重视，到了晚期就陷入困境。

（3）心力衰竭患者的心理问题无人关注，多数心力衰竭患者对于心力衰竭没有正确的认识，采取消极治疗的态度，没有人帮助他们树立战胜病魔的信心，也没有医师合理评估心力衰竭患者的心理变化，患者心理健康存在很大问题，为个人、家庭、社会均带来沉重的心理阴影。

（4）心力衰竭患者的营养状况被忽视，很多心力衰竭患者存在营养不良，未给予营养评估和营养处方，以致出现恶病质加重了心力衰竭的不良进程。部分心力衰竭患者营养过剩，加重了心脏负担。

（5）心力衰竭患者的运动无人问津，很多心力衰竭患者病情稳定后不知道如何运动，以致盲目运动后出现心力衰竭加重，部分患者不敢运动，生活质量大打折扣。

所以说长期以来基层心力衰竭的管理一直是“野蛮粗放”的状态。

三、我国心力衰竭管理的策略

为了攻克心力衰竭这个心血管疾病战场上最后的堡垒，国家、学术组织、心血管专家在政策、学科建设、技术提升方面一直在不断努力。其中国务院制定了《国务院办公厅关于推进分级诊疗制度建设的指导意见》，国家卫生健康委员会与国家中医药局制定了《心力衰竭分级诊疗技术方案》，中国心血管健康联盟在全国开展了“心力衰竭中心”建设。

其中《心力衰竭分级诊疗技术方案》指出的方法如下。

1. 建立心力衰竭患者分级诊疗健康档案

加强信息系统建设，为适合分级诊疗患者建立上下联通的电子健康档案（含心力衰竭专病信息）；以信息系统和大数据为抓手，落实心力衰竭患者管理质控指标，逐步实现对二级以上医院及基层医疗卫生机构长期持续的质控管理。

2. 明确不同级别医疗机构的功能定位

基层医疗卫生机构主要负责心力衰竭防治宣教，高危及疑似患者识别、稳定期治疗、康复和长期随访，应将疑似患者及时转诊到二级及以上医院，同时启动随访管理和双向转诊机制。二级医院主要负责病情相对稳定的心力衰竭患者的诊疗服务，与三级医院、基层医疗卫生机构共同管理慢性心力衰竭患者；三级医院主要提供新发心力衰竭、急性心力衰竭、疑难危重心力衰竭的诊疗服务，收治下级医疗机构转诊患者，开展心力衰竭诊治的质控管理。

3. 利用医联体创新服务模式

以患者需求为导向，探索三级医院心血管专科医师与护士、二级医院心血管专科医师和护士、基层医疗机构全科医师和社区护士协同服务模式。专科与全科、健康管理与疾病诊疗服务紧密结合，发挥中医药在慢病预防、诊疗、健康管理等方面的作用，临床营养师、康复治疗师、临床药师、心理咨询师等人员参与服务，以患者为中心，提供综合、连续、动态的心力衰竭管理。

4. 明确心力衰竭分级诊疗服务流程

对于基层、二级、三级医疗机构的诊疗及转诊流程做了简洁易落地的执行路线图。

明确提出：鼓励有条件的二级以上医院开展心力衰竭中心建设，形成心力衰竭疾病诊治网络体系，为心力衰竭患者提供诊断、治疗、康复、护理等连续性诊疗服务。

四、我国心力衰竭管理的机遇

2019 年 7 月，我国党中央、国务院为实现健康中国的目标，发布了《健康中国行动（2019 — 2030 年）》这一具有创新性的公共政策系统工程，发布了十五项专项行动，实现了四个转变，定位上：以治病为中心向以健康为中心转变；策略上：从注重“治已病”向注重“治未病”转变；主体上：从依靠卫生健康系统向社会整体联动转变；行动上：从宣传倡导向全民参与、个人行动转变。

《健康中国行动（2019 — 2030 年）》的总体目标是“到 2022 年，健康促进政策体系基本建立，全民健康素养水平稳步提高，健康生活方式加快推广，重大慢性病发病率上升趋势得到遏制，重点传染病、严重精神障碍、地方病、职业病得到有效防控，致残和死亡风险逐步降低，重点人群健康状况显著改善。到 2030 年，全民健康素养水平大幅提升，健康生活方式基本普及，居民主要健康影响因素得到有效控制，因重大慢性病导致的过早死亡率明显降低，人均健康预期寿命得到较大提高，居民主要健康指标水平进入高收入国家行列，健康公平基本实现。”

《健康中国行动（2019 — 2030 年）》涉及慢病防治的专项行动有十条之多，为心力衰竭等慢病的管理带来了前所未有的机遇，同时指明了心力衰竭的管理目标：不是治愈心力衰竭而是遏制心力衰竭发病率，降低心力衰竭过早死亡率，提升心力衰竭的生存期和生活品质，提供系统连续的预防、治疗、康复、健康促进一体化服务。明确了心力衰竭管理的责任人：首先是患者，其次是社区医师，第三是县级医疗机构，为每个心力衰竭患者建立健康管理档案。指明了心力衰竭的管理方向：加强评估、精准管理。

五、抓住机遇，为基层医疗机构赋能，践行心力衰竭分级诊疗方案

目前对于心力衰竭的管理，国家已经建立了金字塔式的患者服务策略与政策系统工程，管理的塔尖在市级三级医院，管理的塔腰在县级二级医院，管理的塔基在乡镇基层医院。作为市级三级医院，应该积极践行《心力衰竭分级诊疗技术方案》，担当为政府分忧的责任、为患者负责的态度，在心力衰竭的管理中为基层医疗机构赋能。

1. 赋能设备部署

为了实现一级医疗机构在心力衰竭管理中的定位，必须具备常规的生化检查设备、血浆利钠肽设备、胸部 X 线摄影设备、心电图、动态心电图、动态血压、呼吸睡眠初筛、中心动脉压、6 分钟步行试验、心理量表评估、康复运动设备、中医非药物疗法及体质辨识

设备。

二级医疗机构在心力衰竭的管理中是承上启下的作用，在一级医疗机构设备部署的基础上，必须部署无创血流动力学评估设备、超声心动图设备、呼吸机辅助设备（无创及有创）、冠脉 CT 冠脉造影设备、多导呼吸睡眠监测设备、超滤治疗设备。

三级医疗机构肩负着疑难病不出市的重担，因此在设备部署上应该在二级医院的基础上，部署有创血流动力学监测设备、营养代谢评估设备、心脏核磁、食道超声心电图、核素心肌灌注及显像设备、心肺运动试验、心肌活检、右心导管检查、主动脉球囊反搏设备、肾脏替代治疗设备、心室辅助装置、体外膜肺氧合装置（ECMO）。

2. 赋能诊疗技术

对于诊疗技术的赋能，应以心力衰竭专科医师及心力衰竭专科护士、心力衰竭管理团队的培养为主。赋能诊疗技术的有效途径如下：

（1）三级医院进修、学习。

（2）医联体内专家走进县级、社区技术帮扶。

（3）市级三级医院为心力衰竭中心医联体提供培训、会诊、转诊及质控。

（4）心力衰竭诊疗方案培训班、诊疗指南解读等学术会议走进二级、一级医院。

诊疗技术的赋能需要的是情怀与担当，需要政府、学会、专家的共同支持方能实现。

3. 赋能临床路径

临床路径的赋能是一个系统工程，需要各级政府、医保、医院、医务人员共同努力，以促进各级医院心力衰竭诊疗的“同质化”发展和医疗服务连续性的有效建立。

六、小结

在心力衰竭的分级诊疗管理中能否让基层心力衰竭患者和社区医师获益，是分级诊疗政策成败与否的关键，因此县级基层医师是心力衰竭分级诊疗管理的中坚力量和主力军，我们必须给予赋设备、技术、临床路径之能，方能做到对心力衰竭的针对性评估，实现对心力衰竭的精准管理，最终做好心力衰竭防控战线的前移和规范诊治与管理，迎来心力衰竭死亡率及再住院率的下降，造福于患者和万千家庭，为社会带来更多美好希望！

（孙艳玲）

第三节　从 1 例心力衰竭病例看心力衰竭的管理

一、拿什么拯救年轻的心

作为一名工作了二十多年的心血管病临床医师，笔者大多的时间就是与心血管患者发生各种各样的交际和故事，悲伤的、扼腕叹息的、深恶痛绝的、惊喜的、互助的、感恩的，千千万万个故事在我的脑海里，时时触碰我的心弦。最让人难以忘怀的是那些年轻的心血管病患者，往往因为年轻可以耐受诸多不适症状，而且症状多不典型，仅表现为咳嗽、纳差、头晕等而不被重视，未能及时就诊，以致病情严重影响了健康和正常的生活。

这里讲述一个笔者与一名年轻的心力衰竭患者之间的故事给大家。故事发生在 2018 年 4 月 20 日上午，在忙碌的办公室里，一位责任心极强的青年医师拿来一份问题心电图给笔者看，看到"心肌病"的诊断，遂急忙找到此图的主人，这是一个身高 1 米 8、身材略胖的 32 岁小伙子，精神萎靡，面容英俊却萎黄浮肿，呼吸喘促，口唇发绀。仔细问诊，得知他是我们当地一科研部门的研究人员，近一个月来吃不下饭、睡不好觉，自己以为是消化不良，吃了不少消食药未见任何好转，近一周来头晕、乏力、动则喘，不能平卧，遂来医院看看是不是颈椎病，结果骨科医师接诊后号脉时感觉异常，于是让他先来心内科做个心电图。

通过查体，笔者发现这名患者"颈静脉怒张，双肺可闻及湿性啰音，心率快而心音低，心界两侧扩大，双下肢水肿"典型的心力衰竭的体征，于是告诉他目前的症状是"急性心力衰竭"的表现，应该立即住院救治，他瞪着眼睛一万个不相信，他父母也坚决否认，说从没有过这种病的家族史。在笔者的耐心讲解下，这个年轻人去做了心脏超声，显示"左室 71 mm，左房 55 mm，右室 26 mm，射血分数 29%"一颗体积扩大且功能衰竭的心脏，支撑着这个年轻的生命，岌岌可危。此刻，笔者与这名患者之间的故事也拉开了序幕……

1. 急性期充分评估，取得了急性心力衰竭战斗的胜利

入院后给予心功能衰竭标志物、无创心排、胸部 CT、腹部超声、生化等充分的评估检查，应用呋塞米、硝酸甘油等武器，我们很快打赢了急性心力衰竭的战斗，一天后青年说他这一个月来终于睡了一个好觉，三天后青年面露笑容说已经好了，闹着要回去上班。此时我们复查心功能衰竭标志物 NT-proBNP 由三天前的 8415.29 pg/mL 降至 1091.46 pg/mL。6 分钟步行试验可走 435 米，已经评定为中度的心功能级别。

2. 稳定期抽丝剥茧的评估，明确特发性扩张型心肌病的诊断

我们一直在寻找导致他的心脏扩大的原因。是苦苦追问出的高血压病史 14 年吗？患

者虽因为无症状一直未治疗，但超声不符合高血压心脏病的表现。是家族遗传吗？他的父母、祖父母均体健。此外，患者肝肾影像及功能无异常，甲状腺功能无异常，血、尿常规无异常，且高血压表现不符合继发性高血压病诊断标准，冠脉造影检查排除了缺血性心肌病，仅仅是轻度的瘤样扩张。患者本人无烟酒不良嗜好，排除了家族性、获得性、继发性心肌病的原因。我们心力衰竭治疗单元给出了“①扩张型心肌病（特发性）、急性心力衰竭、心功能Ⅳ级；②高血压 3 级极高危层（原发性）；③冠状动脉瘤样扩张（Ⅰ型）；④高尿酸血症”诊断。

3. 医者父母心，该如何挽救这个年轻的生命

对于心力衰竭，目前因有各式新式“武器”（如沙库巴曲缬沙坦钠、冻干重组人脑利钠肽、左西孟旦、超滤、IABP、ECMO）使我们医务人员变得相对从容，患者的病情很容易得到迅速缓解，但是，面对心力衰竭漫长的维持期，面对年轻的生命、扩大的心脏、低下的心功能，我们的工作不仅是评估指标的下降、症状的好转，最重要的是患者的感受、生活质量、工作、家庭、未来。如何制定下一步的治疗方案至关重要，这关乎患者生命的长短和质量。

作为一个心内科医师，面对那颗缺乏动力的心脏、一条年轻的生命以及患者父母焦灼的面容、期盼的眼神，笔者决心和患者一起战斗，搬走影响他生命健康的“绊脚石”。药物是笔者最常用的武器，有一般武器和超级武器之分，患者的病情、病变及个人状态是药物选择的依据，合适的时机和患者是药物使用的契机。

万众期待，曙光初现——PARADIGM-HF 试验取得成果。在历经十年的试验中，沙库巴曲缬沙坦钠以其无可取代的作用提前走向患者。沙库巴曲缬沙坦钠获得推荐是基于 PARADIGM 研究证据，与依那普利相比显著降低心血管死亡或心力衰竭住院复合终点事件风险 20%；显著降低心血管死亡风险 20%；显著降低心力衰竭住院风险 21%；显著降低全因死亡风险 16%；显著改善心力衰竭 KCCQ 评分；具有良好的安全性。获得了 2014 年加拿大心力衰竭指南、2016 年 ESC 指南、2017 年 ACC/AHA/HFSA 心力衰竭管理指南的一致推荐，且证据级别越来越高。沙库巴曲缬沙坦钠因其良好的效果于 2017 年 7 月快速进入中国，12 月进入洛阳我院，在许多心力衰竭患者身上验证了优秀的效果，与其本人及家属充分沟通后我们决定沙库巴曲缬沙坦钠这个超级武器。

二、五大处方康复年轻的心

心力衰竭，虽然是心血管领域尚未被征服的挑战，是我们心血管病临床医师的最后战场，但行医者一直未停下对心力衰竭治疗探索的脚步，从药物的不断研发至临床应用，到让心脏休息的器械治疗不断更新，还有心脏移植技术的不断进步，我们看到了一缕缕曙光出现。最重要的是心血管疾病管理模式的不断变化，近百年来心脏康复理念的推广，使我们对心血管疾病维持期的管理有了综合的模式：持续系统地评估病情、定期正确评定诊疗、各种处方的持续质控。

依据患者的病情，结合患者的年龄及家人的殷切期望，我们心力衰竭治疗单元与患者和家属从“疾病的风险、治疗的困难、可能的预后、经济的负担、长期的配合”等几方面做了耐心的沟通。基于指南，我们制订了维持期的治疗方案，药物处方给予阿司匹林肠溶片、瑞舒伐他汀钙片、酒石酸美托洛尔片、呋塞米片、螺内酯片、沙库巴曲缬沙坦钠。同时我们经过心肺运动试验、动态心排测定评估后制定运动处方，经过心理量表评估后给予心理处方，同时给予制定心力衰竭营养处方和生活方式管理处方，严格要求他的家人监督他做好饮水的限制、体重的保持、药物的按时服用、情绪及运动的监督、定期的复查等，心力衰竭中心通过微信、电话、心力衰竭社群管理之家与他建立了紧密的管理模式，开始了全面的心脏康复之路。

出院 1 ~ 3 个月，很多心力衰竭患者因为症状的好转，往往放纵了自己，大量进食、大量饮水、超负荷运动、停药导致再次急性心力衰竭发作，再入院率及致死率极高，达 20% 左右，被称为心力衰竭易损期。

因为我们每月要求这名青年患者定期复查一次，平时微信建立管理联系，出院 1 个月后再次来院评估，心脏超声检查结果由出院时的“LV69 mm，LA47 mm，RV21 mm，IVS11 mm，IVPW10 mm，EF40%，FS20%”变为“LV57 mm，LA37 mm，RV20 mm，IVS10 mm，IVPW10 mm，EF58%，FS31%”，射血分数完全恢复正常，心脏缩小了 10 mm；出院 3 个月后评估心脏超声，检查结果显示：“LV55 mm，LA38 mm，RV21 mm，IVS12 mm，IVPW11 mm，EF55%，FS29%”，左心室与入院相比缩小了 16 mm，心脏大小几乎恢复至正常。半年后复查评估，心脏超声显示心脏大小与功能已经完全恢复正常。

心理量表评估及心排量监测评估完全正常水平。3 个月后 6 分钟步行距离再次评估为 521 米，该患者已正常工作、生活，可以骑行自行车 5000 米上班、游泳 1000 米。

四年来，我们心力衰竭中心通过这名患者持续评估，给予了心脏功能正常的评定，患者恢复到了正常的生活。看着他阳光灿烂的笑容，我们感觉到了他如获重生的心情，一切好像超出了预期，但又在情理之中。原来每次见到笔者都要流泪的患者父母，也展开了一直愁苦的脸庞，放下了一颗悬着的心，抱着我流下了感激的泪水。

这名青年患者每次复诊离开时，总是边喊着“阿姨再见”边深深地行鞠躬礼，深深地触动了笔者内心的柔软，促使笔者在心脏康复的路上更加努力，因为此刻，我们的故事才刚刚开始，一起牵手，护卫众多患者走向健康之路。

三、心脏康复战略管理心力衰竭，打赢与心力衰竭的战争

医务人员与患者的交际与故事多是并肩作战，共同打赢与疾病的战斗，但是在心力衰竭的战场上，因为持续病程是漫长的一生，所以需要我们全程的干预和全面的管理。通过连续评估的结果、阶段性对患者整体的评定，从心脏康复的角度，通过药物、心理、运动、营养、预防及生活方式、长期随访等多方面、多学科做好分级分期管理。

心力衰竭的治疗策略与管理应该规范化与个体化相结合。不同年龄策略不同：中、青年患者探查病因，逆转病变，减缓进程。老年患者缓解症状，减轻痛苦，提升生活

品质。

在心血管疾病最后的战场上，我们不仅要打赢心力衰竭急性期的战斗，面对漫长的维持期各种各样随时而来的挑战，还需要应用心脏康复的全面战略打赢一场场的战役，最终赢得胜利！

心脏康复——心力衰竭管理的全面战略是我们制胜的法宝！心力衰竭中心是心力衰竭患者的管理之家。

（孙艳玲）

第六章 冠心病

第一节　冠心病急性心肌梗死中西医康复流程

急性心肌梗死（acute myocardial infarction，AMI）是冠状动脉急性、持续性缺血缺氧所引起的心肌坏死，已经成为危害人类生命健康的重要疾病。在北美部分国家，每年约有 150 万人发生心肌梗死；而中国，每年新发病例至少 50 万人，并且还有明显的上升趋势。急性心肌梗死的再灌注治疗，包括经皮冠状动脉介入治疗（percutaneous coronary intervention，PCI）和溶栓治疗，目前在治疗急性心梗方面在我国占据主导地位，但是住院死亡率并未随现代诊疗技术的发展而改善；反观北美部分国家，20 世纪 60 年代开始实施心脏康复计划，冠状动脉粥样硬化性心脏病（冠心病）的发病率下降 50%，原因在于开展对于心血管疾病的一级预防和二级预防，降低心血管病发病率、降低已患病患者血管再狭窄、再梗死亡率。因此，在我国对急性心肌梗死患者开展系统的、科学的、有效的心脏康复治疗势在必行。

中医中药文化是我们取之不尽的宝库，充分发挥中医康复的优势和特色，将整体、优化的中西医结合心脏康复流程应用于急性心肌梗死早期，有助于疗效的提高，开展符合中国国情的中西医结合心脏康复治疗具有积极的现实意义。

心脏康复是一门融合生物医学、运动医学、营养医学、心身医学和行为医学的专业防治体系，是指以医学整体评估为基础，将心血管病预防管理措施系统化、结构化、数字化和个体化，通过五大核心处方 [药物处方、运动处方、营养处方、心理处方（含睡眠管理）和管理（戒烟）处方] 的综合模型干预危险因素，为心血管疾病患者在急性期、恢复期、维持期以及整个生命减轻心脏病的生理和心理影响，减少梗死和猝死的危险，控制心脏症状，稳定或逆转动脉硬化过程和改善患者的心理和职业状态。本文结合 2013 年《冠心病心脏康复 / 二级预防中国专家共识》《中国心血管疾病康复 / 二级预防指南（2015 版）》《中国心脏康复与二级预防指南 2018 精要》及《经皮冠状动脉介入治疗术后运动康复专家共识》《急性心肌梗死早期中西医结合心脏康复流程》对心肌梗死患者的心脏康复做出简明综述。

一、AMI 的中医认识和研究进展

中医药作为中华民族智慧的重要组成部分，在防治 AMI 及并发症方面发挥着重要的作用。中医的脉络理论认为“痛则不通”，患者的胸痛症状是由于心脉不通导致。

AMI 属于中医“真心痛”范畴。因为 AMI 的临床表现主要是持久的胸骨后剧烈疼痛等症状，胸痛是本病的明显特征之一，所以古人形象地称之为“真心痛”，并可将 AMI 大致分为寒凝、气滞血瘀、痰浊及本虚等多种证型，针对不同证型创立了温通心阳、行气开郁、活血化瘀等疗法。

新中国成立以来，中西医结合在诊治 AMI 及相关的基础研究方面做了大量工作。1980 年陈可冀院士及国内众多专家召开的全国冠心病辨证施治研究座谈会上，制定了冠心病辨证分型的试行标准，为今后的临床研究奠定了基础。

近年来，随着大量多中心、大样本、随机对照试验不断涌现，为中西医结合治疗 AMI 积累了丰富的循证依据。与此同时，2011 年广东省中医院胸痛中心牵头制定了 AMI 中西医结合临床路径，并开展了疗效评价研究。

结果证明，中西医结合临床路径能规范中医诊疗行为，缩短住院时间，降低住院费用和主要心血管事件发生率，一定程度上体现了规范的中医药治疗，有利于改善 AMI 患者的预后。

二、AMI 的临床分型

2012 年公布的《第三次心肌梗死全球统一定义》将 AMI 分为 5 型：1 型为自发性心肌梗死，指由冠脉斑块破裂、裂隙或夹层引起冠脉内血栓形成的缺血性心肌梗死；2 型为继发性心肌梗死，指继发于心肌氧供需失衡导致的心肌梗死；3 型指疑似为心肌缺血导致的心源性猝死，或怀疑为新发生的心电图缺血变化或新发完全性左束支阻滞致心源性死亡；4 型为 PCI 相关心肌梗死；5 型为冠脉搭桥术相关心肌梗死。

根据心电图是否有 ST 段抬高将 AMI 分为 ST 段抬高的心肌梗死（ST segment elevation myocardial infarction，STEMI）和非 ST 段抬高的心肌梗死（non-ST segment elevation myocardial infarction，NSTEMI）两种。该指南主要阐述的是 1 型心肌梗死的诊断和治疗。

三、西医诊断标准

当临床存在心肌损伤生物标志物（首选 cTn Ⅰ）升高，至少有 1 次数值超过参考值上限的 99 百分位值，并有以下至少 1 项心肌缺血的证据，可诊断为 AMI：

（1）心肌缺血症状。

（2）心电图新出现的 ST-T 改变或新出现的完全性左束支阻滞。

（3）心电图出现病理性 Q 波。

（4）影像学显示有新的存活心肌丧失或新的区域性室壁运动异常。

（5）冠脉造影或尸检证实冠脉内有血栓。

四、中医诊断标准

为规范临床工作及科研,《急性心肌梗死早期中西医结合心脏康复流程(2020)》指南制定工作组将 AMI 分为 6 种证型:气虚血瘀证、痰瘀互结证、气滞血瘀证、寒凝心脉证、气阴两虚证及正虚阳脱证。临床工作中可四诊合参,参考上述证型标准进行辨证。

五、心脏康复

心脏康复是 AMI 治疗的重要组成部分。除中药汤剂及中成药外,还可通过八段锦、太极拳、针刺等方式缓解 AMI 患者的临床症状,改善心脏功能,提高生活质量,以及降低再入院率。

六、全方位中西医结合心脏康复管理流程

1. 药物处方

(1)西医治疗

根据不同分类,AMI 的治疗原则有所不同。STEMI 主要是由于急性完全闭塞性血栓形成,导致闭塞冠状动脉供血区域心肌持续性缺血,尽快开通闭塞血管使缺血心肌得到再灌注是治疗 STEMI 的主要手段,再灌注治疗越早越快,患者获益越大。

NSTEMI 的治疗原则是抗栓不溶栓,早期主要是在应用基础药物治疗的同时进行危险分层,根据危险分层的结果决定是否早期实施再灌注治疗。再灌注治疗包括药物溶栓、PCI 及 CABG 三种方式。基础药物治疗主要包括扩冠、抗凝、稳定斑块、改善左室重构及对症等处理。

(2)中医治疗

循证医学证据表明,中医药对于 AMI 胸痛症状的缓解具有良好效果,对无法使用吗啡镇痛或使用吗啡后镇痛效果仍不理想患者,可加用中药治疗。常用中成药包括速效救心丸、复方丹参滴丸、麝香保心丸及宽胸气雾剂等。辨证治疗是中医的优势和特色治疗方法,也是医师临床经验与患者个体化治疗方案结合的最佳体现。

冠心病患者合并的抑郁和(或)焦虑,多属于中医“郁证”范畴,理气开郁、调畅气机、怡情易性是治疗郁证的基本原则。对于心血管疾病合并心理问题,当以辨证施治,对于实证者应理气开郁,虚证者则或养心安神,或补益心脾,或滋养肝肾;虚实夹杂者则视虚实的偏重而虚实兼顾。针对气郁、痰郁、血郁、火郁、湿郁可分别选用柴胡舒肝散(《医学统旨》)、半夏厚朴汤(《金匮要略》)、血府逐瘀汤(《医林改错》)、丹栀逍遥散(《内科摘要》)、平胃散(《简要济众方》)加减治疗。对于心气虚、脾气虚、心血虚、心阴虚、肝血虚、肾阳虚等虚证者可分别使用甘麦大枣汤(《金匮要略》)、补中益气汤(《脾胃论》)、归脾汤(《正体类要》)、天王补心丹(《校注妇人良方》)、四物汤(《仙授理伤续断秘方》)、肾气丸(《金匮要略》)加减治疗。

目前一些临床研究证明，部分中成药对抑郁或焦虑有较好的治疗效果，如乌灵胶囊、舒肝胶囊、舒肝解郁胶囊、舒肝颗粒、心可舒片等，但由于大部分中成药临床研究缺乏终点指标，远期疗效和安全性尚有待进一步评价。常用药物如下：①舒肝颗粒，对轻、中度焦虑患者有一定的治疗作用；②疏肝解郁胶囊，适用于轻、中度单相抑郁症属肝郁脾虚证者，临床以情绪低落、兴趣下降、反应迟滞为主要表现；③舒肝胶囊，滋阴养血，舒肝解郁，主治肝气郁结型郁证，主要表现为失眠多梦、急躁易怒者；④乌灵胶囊，除湿镇惊，利小便，补心肾。用于治疗失眠、心悸等，可改善记忆障碍，具有益智健脑功效；⑤精乌胶囊，补肝肾，益精血，壮筋骨。用于肝肾亏虚、精血不足引起的以失眠多梦、耳鸣健忘、须发早白为特点的郁证。

2. 运动处方

急性心肌梗死的康复理念已从以往的卧床休息转变为积极的运动疗法，主张“早活动、早下床、早出院”。

运动调形是中医康复的重要组成。形壮则气足神旺。多项研究表明运动疗法在心脏康复中占有很重要的地位。活动百节以调形，传统医学推行许多有效的运动康复疗法，包括导引、按跷、散步、太极拳、气功等，这些方法都是中医康复当中的重要组成部分，对于AMI后患者康复有着良好的效果。

为保证运动过程安全，降低运动相关的不良事件风险，运动程序一般包括以下3个步骤：①准备活动，即热身运动，目的是减少运动损伤风险，方法是自上而下活动全身主要关节和针对性低水平有氧运动，时间为5 ~ 10分钟；②训练阶段，包含有氧运动、抗阻运动、柔韧性运动和平衡运动训练。其中有氧运动是核心，抗阻运动和柔韧性运动是重要补充；③放松运动，目的是消除疲劳、促使体力恢复，使高血流动力学状态趋于缓和。根据风险高低，其持续时间为5 ~ 10分钟，风险越高持续时间越长。

（1）有氧运动

有氧运动可通过改善血管内皮功能、促进抗炎、延缓动脉硬化、减少心肌重构、降低血栓栓塞风险、改善心肌缺血、降低猝死风险使冠心病患者获益。有氧运动为低至中等强度、大肌群、动力群、动力性、周期性的运动，常用运动方式有行走、慢跑、踏车、游泳、爬楼梯、太极拳等。运动频率建议3 ~ 5次／周，每次运动时间建议30 ~ 60分钟。建议初始从10分钟开始，循序渐进，逐步增加有氧运动时间。运动强度因人而异，其确定方法包括心率储备法、无氧阈法、峰值摄氧量法、目标心率法、峰值心率法和自我感知劳累程度分级法。其中，无氧阈水平相当于最大摄氧量的60%左右，此水平的运动是冠心病患者的最佳运动强度。前3种方法的相关参数可经过运动负荷试验得到，无氧阈法和峰值摄氧量法可参考心肺运动试验得到的数据。如无心肺运动试验或心电图负荷试验条件，可采用目标心率法、峰值心率法确定目标心率。目标心率法是在静息心率的基础上增加20 ~ 30次／分，此法欠精确。峰值心率法中，目标心率＝年龄推测的最大心率 × 运动强度，强度范围为50% ~ 85%。体能差或危险程度高者可设定运动强度50%为目标心率，并逐步增加；体能好或危险程度低者可达到 85% 最大心率。自我感知劳累程度分级法多采用 Borg 评分表，通常建议患者的运动强度在 11 ~ 16 分范围内运动。对于有劳力诱发的心肌缺血患者，运动靶心率应为心肌缺血诱发心率值减去 10 次 / 分。对于心脏康复评估高危及中危的患者建议使用精确的评估方法制定运动康复方案，以保证运动的安全。心率、代谢当量以及自我感知劳累程度分级是常用且可靠的评估运动强度的变量，推荐在运动中联合应用。

（2）抗阻运动

抗阻运动可以增加心内膜下血流灌注，增强骨骼肌力量，提高运动耐力。抗阻训练在运动康复中是有氧运动重要的补充形式。训练以多肌群、多关节训练为主。推荐抗阻运动方案的制定：①常用方法为俯卧撑、哑铃、弹力带等。躯体上部和下部肌群可交替训练，每周 2 ~ 3 次或隔天 1 次。初始推荐强度为：上肢为 1 RM 的 30% ~ 40%，下肢为 1 RM 的 50% ~ 60%，或 Borg 评分 11 ~ 13 分。循序渐进。②训练前，必须有 5 ~ 10 分钟的有氧运动和拉伸运动作为热身；最大运动强度不超过 1 RM 的 50% ~ 80%；切记运动过程中用力时呼气，放松时吸气，不要憋气，避免 Valsalva 动作。③时期选择，冠状动脉介入治疗术后至少 3 周，且应在连续 2 周有医学监护的有氧训练之后进行；心肌梗死或冠状动脉旁路移植术后至少 5 周，且应在连续 4 周有医学监护的有氧训练之后进行；冠状动脉旁路移植术后 3 个月内不应进行中到高强度上肢力量训练，以免影响胸骨的稳定性和胸骨伤口的愈合。抗阻训练是有氧训练的有力补充，但不能代替有氧训练。

（3）柔韧性运动

为保证运动安全、减少运动损伤，柔韧性训练必不可少。以缓慢、安全、可控的方式进行，逐渐加大动作幅度。训练方法：每一部位拉伸时间 6 ~ 15 秒，逐渐增加到 30 秒，如可耐受可增加到 90 秒，其间正常呼吸，避免屏气动作，强度为有牵拉感觉但不感觉疼痛，每个动作重复 3 ~ 5 次，每次训练 8 ~ 10 个主要肌群，总时间在 10 分钟左右，每周重复 3 ~ 5 次。

（4）平衡适能与协调性运动

冠心病患者多为老年人，为保证运动安全和减少运动跌倒风险，需进行平衡适能与协调性训练。训练原则：双足至单足、睁眼至闭眼、静态至动态，强度由易至难，运动频率为 5 ~ 10 分钟 / 次、3 ~ 5 组 / 天、2 ~ 3 天 / 周。

（5）中医传统运动

中医健身气功是将人体的形体活动、呼吸吐纳、心理调节相结合的传统运动方法。太极拳、八段锦、五禽戏等中医健身锻炼方法结合了传统导引、吐纳的方法，注重练身、练气、练意三者之间的紧密协调，动作平稳缓和，对提高心脏病患者的活动耐量，改善生活质量有着积极的作用。

太极拳：属于小到中等强度的有氧运动，并且能提高机体平衡、柔韧功能，在一些国家，太极拳被列为改善平衡功能的运动项目之一。太极拳可增加老年人身体的伸展性和柔韧性，可缩短改变或调整姿势所需要的时间，加强身体重心的控制与动态平衡能力，从而有效防止跌倒。研究显示，太极拳可通过提高下肢肌力来提高平衡及运动能力。在心肺功能方面，太极拳可改善心脏的泵血功能、降低心肌耗氧量、改善心肺功能。另外，由于太极拳具有舒缓和心神合一的运动特点，在情绪调整方面也有较好作用。荟萃分析表明，太极拳是一种安全的防治冠心病的运动形式。因此，可以把太极拳作为集有氧、平衡、柔韧多项功能于一体的综合性运动项目。

操练太极拳过程中应做到：①心静体松，即练习太极拳时，思想上排除杂念，让全身关节、肌肉以及内脏等达到最大限度的放松状态；②圆活连贯，指肢体的连贯以及动作之间的衔接，是对柔韧性及协调性的训练；③呼吸自然，指呼吸自然、匀细，徐徐吞吐，与动作自然配合。在心脏康复中，太极拳适用于有一定学习能力且无明显膝关节疾病的患者。推荐太极拳运动每日 1 次，可于有氧运动之后进行，强度以自我感知劳累程度分级 11 ～ 13 分为宜。

八段锦：是一套独立而完整的健身功法，可以起到调理脏腑和经络气血的作用。八段锦功法分为八段，每段一个动作，练习无须器械，无须场地，简单易学。研究显示，练习八段锦可增强老年人的心脏射血功能，提高心排血量和每搏输出量，并减低静息状态下的心肌耗氧量，改善血管弹性，对血压、血糖、血脂亦可产生积极的影响；另外，八段锦又兼具调神、调心的特点，在一定程度上可改善睡眠、缓解不良情绪。通过练习八段锦可以使身体出现轻松舒适、呼吸柔和、意守绵绵的状态，因此，国内部分心脏康复中心将八段锦用于冠心病运动康复方案的整理恢复部分，使患者调整呼吸、放松肌肉、舒缓情绪。八段锦有坐式八段锦和站式八段锦，体质严重衰弱和不便站立行走者可练习坐式八段锦。推荐时间为 10 ～ 15 分钟，强度以自我感觉用力分级 8 ～ 10 分为宜。

（6）其他中医外治方法在运动康复中的应用

①推拿疗法：具有扩张血管、增强血液循环的作用。膝关节是人体最大的承重关节，国内部分心脏康复中心采用擦、揉、点、按等手法，在运动康复后进行推拿按摩，以达到保护膝关节的目的。推荐穴位：膝阳关、血海、曲泉、内外膝眼、足三里、阳陵泉、阴陵泉、委中、梁丘；每天 2 次，每次 10 分钟。②熏洗及中药热罨包疗法：借助热力与药力，使局部的毛细血管扩张，血液循环加速，起到疏通腠理、散风除湿、透达筋骨、活血理气的作用。可用于运动相关系统疾病（如关节、肌肉）的辅助治疗。

（7）运动中的注意事项

①若患者出现身体不适应应及时给予评估和治疗。②严格控制运动强度：运动强度不超过目标心率及设定的自感用力程度目标。③热身运动和整理运动极其重要，与运动安全性有关。④运动前要评估患者身体健康状况、体重、血压、服药情况等。根据运动前状态决定是否调整运动方案的强度和持续时间。⑤根据危险分层决定运动中的心电和血压等医学监护强度。⑥高危患者宜选择较为缓和的运动方式，运动强度宜小，进度相对宜缓慢。

3. 心理处方

中医病因学说指出情志异常可致气血逆乱，导致疾病发生，藏象理论认为心为“君主之官”，其“主血脉”“主藏神”与现在被广泛接受的“生物－心理－社会”医学模式相符合。据研究表明，自主神经系统调节异常导致心肌缺血缺氧是致患者猝死的独立预测因子，急性心肌梗死发病时疼痛难忍并出现紧张、焦虑、恐惧等情绪，可使交感神经系统活性增加，血液中儿茶酚胺明显升高，激发心肌异位兴奋灶，增加心肌负荷，增高心肌梗死并发症的发生率。因此有必要进行心理康复以缓解患者的不良情绪，这样有助于改善患者预后，也有利于开展后续康复治疗。

中医学认为，精神调养能治病也可防病，所以在心血管疾病的康复中，心理精神调养就有其重要意义。艾则孜等认为对于急性心血管病恢复期的患者，心理治疗可以消除患者的焦虑烦闷、情绪波动、强迫、恐惧、抑郁以及对各种应激事件的困扰。精神调养可以帮助患者消除紧张、忧虑的情绪，调养气机，调和气血，疏通心脉，从而帮助急性心肌梗死患者进行有效的康复治疗。

心理康复治疗目前主要是由接受过专业培训的专科护士完成，针对患者心理特征，开展心理护理。首先是针对不同患者采取差异化、个性化服务；然后是创造安静、整洁、健康的环境，有学者由“天人合一”思想提出环境康复的理念，究其原本还是通过环境改变患者心理以改善预后；第三，通过讲解，让患者充分认识、了解急性心肌梗死，保持良好的情绪，树立起战胜疾病的信心，使患者主动积极地配合治疗，逐步恢复到病前的正常生活轨道。中医康复学推崇形式多样的养生方法，养神即排除杂念与精神刺激，使心神宁静，情绪乐观，养形以养胃气为根本来达到“形神兼养”的境界。

4. 营养处方

药食调治是中医康复的重要手段，AMI 后患者康复过程中，必须注意调理自己的饮食方式和饮食习惯。大规模的人群调查表明，心脏病的发生与营养不平衡有关，因此过食肥甘厚腻、辛酸苦辣等都不利于 AMI 的康复。根据辨证施治的原则，进行治疗。AMI 患者恢复期在康复过程中大多表现为本虚标实的身体状况，其中以气阳虚，兼有痰阻、瘀滞为多见，因此在运用中药调理心脏病患者的过程中，临床医师应该注意以补气化痰祛瘀、固护脾胃、调理心肾为法，并且兼顾患者目前的身体状况，进行方药的加减搭配，从而更好地提高心脏病患者的生活质量，改善和保护其心血管系统的功能。

5. 长程管理

康复过程中，随着患者一般情况和心肺功能的变化，为了使心脏康复方案保持持续的合理性和有效性，需定期对患者进行综合评估。初次复评一般在标准运动康复 12 次后，再次评估在完成运动康复 25 ～ 36 次后。

心脏康复过程中，对患者进行科学评估，指导患者建立良好的生活方式，为患者制定合理的中西医结合药物、运动、心理、营养干预方案，同时进行血压、血脂、血糖、烟草等危险因素管理，才能获得满意的康复治疗效果。

七、小结

在新的时代，心脏康复医学逐渐得到重视，虽然它的理论与实践处于起步阶段，但是对于其基础理论与临床的研究早已全面开花，非选择性、随机化和有对照的研究工作也开展得如火如荼。心脏康复评定不同于一般心脏病诊断方法，需要建立一个公认的标准化的评价指标。心脏康复医学必须在现代心血管临床医学、运动生理学和康复医学的基础上，才能丰富和发展自身的学科。为适应心血管医学发展，应加强基础理论与临床的研究，但要在我国深入开展心脏康复医疗还存在诸多的困难：首先是开展心脏康复必须多方人员和部门的合作，需要物理理疗师提供运动指导、营养师提供饮食指导、临床医师提供医疗安全保障、护士提供精心的护理等。其次医务人员和患者对心脏康复的认知、了解也阻碍了其发展；另外患者医疗费用的难以保证也大大降低患者康复的依从性和持久性。

中医康复理念思想具有悠久的历史和底蕴，也有丰富多彩的康复方法和行之有效的实践经验。在康复医学系统的基础上，形成有鲜明特色的中西医结合心脏康复体系具有重要的意义。针对我国心脏康复医疗这块刚刚开垦的处女地，我们必须给予充分的认识和足够的重视，使其能真正为 AMI 的预后做出切实的贡献。

中西医结合心脏康复符合中国国情的心脏康复模式，中西医结合心脏康复理论与实践探索不是中医疗法和西医疗法的简单整合，而是理论上的有机结合、技术上的优化组合，组建具有中医特色的中西医结合心脏康复系统，且具有良好的临床疗效，丰富了心脏康复的内涵。

参考文献：

[1] 甄严杰，王燕，刘素云．急性心肌梗死早期心脏康复新进展[J]. 河北医科大学学报，2011，32（10）：1230-1232.

[2] 郭力恒，张敏州，周袁申．邓铁涛养生方法对心肌梗塞康复期患者生命质量影响的观察[J]. 时珍国医国药，2012，23（6）：1476-1477.

[3] 朱初麟，杜廷海，牛琳琳．急性心肌梗死早期中西医结合系统化康复探讨[J]. 中国卫生标准管理，2015（28）：169-170.

[4] 白英．急性心肌梗死的心理康复治疗[J]. 中国医药指南，2014，12（23）：204-205.

[5] 梁武健，方显明．心脏疾病中医康复探讨[J]. 辽宁中医药大学学报，2014，（16）12：163-165.

[6] 马云飞，王洪娟，王俊峰，等．急性心肌梗死患者 PCI 术后的心脏康复现状及进展[J]. 中国老年学杂志，2017，37（7）：1778-1779.

[7] 刘静，王蓓，梁春，等．太极运动方案对急性心肌梗死介入治疗病人心脏康复效果的影响[J]. 护理研究，2017，31（9）：1043-1048.

[8] 聂道芳，蒋戈利，刘文红，等．试述中医心脏康复的内涵及优势[J]. 解放军医药杂志，2017，29（2）：36-39.

[9] 陈可冀，张敏州，霍勇．急性心肌梗死中西医结合诊疗专家共识[J]. 中国中西医结合杂志，2014，34

（4）：389-395.
[10] 高积慧，江建锋 . 关于构建中医心脏康复单元的思考 [J]. 新中医 2016，48（2）：3-5.

（王二放　孙艳玲　潘峻峰）

第二节　冠心病康复新视点——冠脉微血管疾病康复初始

一、冠心病诊疗新焦点——冠脉微血管疾病

临床中，大部分医师对于冠心病研究的焦点和临床治疗的重点大多集中在心外膜冠脉大血管病变上，但是大血管仅占冠脉总循环面积的 5% 左右，后续更多依靠的是深入到心肌内的微循环系统。在临床工作中约有 51% 的男性冠心病患者及 54% 的女性冠心病患者合并冠脉微循环障碍，且此因素与主要不良心血管事件相关，由于微血管病变无法被心脏造影直接发现，是一种不可见的危险因素，在我国只有 6.3% 的冠脉微血管病变获得及时、正确的治疗。

近年来，随着循证医学和介入性心脏病学的迅速发展，冠状动脉微血管疾病（coronary microvascular disease，CMVD）的临床意义日益受到人们的高度重视，但迄今为止，国际上专门针对冠脉微血管疾病的指南或共识并不多，我国临床医师对于此病的病因、发病机制、临床分型、诊断、治疗和预后等诸多方面仍有很多误区。鉴于此，中华医学会心血管病学分会组织基础研究学组、介入心脏病学组、女性心脏健康学组及动脉粥样硬化和冠心病学组的专家编写了国际首部《冠状动脉微血管疾病诊断和治疗的中国专家共识》，于 2017 年发布。

我们国家冠心病的预防与康复目前也多是针对冠脉大血管病变，如我们国家近年来发布的《冠心病康复与二级预防中国专家共识》与《中西医结合 I 期心脏康复专家共识》，对于冠脉微血管疾病的提及不多。

我们已经发现，存在冠脉微血管阻塞的患者和心肌灌注良好的患者相比，有较高的死亡、心力衰竭和严重心律失常比例。目前我们只知道该病危险性高且尚无良好的治疗方法，原因是冠脉微血管阻塞的机制有很多。冠脉微血管阻塞的原因可能是 PCI 时血栓远端有栓塞形成、缺血损伤、再灌注损伤，某些基础疾病也容易导致冠脉微血管阻塞的发生，像糖尿病和高脂血症患者发生冠脉微血管阻塞的概率较高。这 4 种可导致冠脉微血管阻塞的机制可互相作用。所以，我们应该积极关注冠脉微血管疾病的预防与康复，这是冠心病康复的新视点。

二、冠脉微血管疾病的病理生理、分型、预防

1. 病理生理

（1）冠状动脉微血管的结构和功能

冠状动脉包括三个节段：①心外膜下冠状动脉：血管内径 0.5 mm ～ 5 mm，主要功能是担负血流传导。②前小动脉：血管内径为 0.1 mm ～ 0.5 mm，主要功能是当心外膜冠状动脉灌注压或血流量发生改变时，通过血管舒缩稳定冠状小动脉的压力，其中近端前小动脉对于压力的变化敏感而远端前小动脉对于流量的变化敏感。③小动脉：血管内径＜0.1 mm，主要功能是根据心肌代谢的需求调节血管张力和血流量。前小动脉和小动脉构成了冠状动脉微血管。

（2）CFR

1974 年 Gould KL 首次提出 CFR 的概念，CFR 是指冠状动脉接近最大程度扩张时，冠状动脉血流量（coronary blood flow，CBF）或心肌血流量（myocardial blood flow，MBF）与静息状态下相应指标的比值，是测量整个冠状动脉系统储备功能的整体指标。CFR 的大小受到 4 个因素的影响：静息状态的冠状动脉血流量（静息状态血流量增大可使 CFR 降低）、单位体积心肌内阻力血管的横截面积（管壁增厚可使 CFR 降低）、冠状动脉血管外的压力（室壁张力增加可使 CFR 降低）和冠状动脉灌注压（血压下降可使 CFR 降低）。

（3）冠状动脉微血管的结构异常

冠状动脉微血管结构异常常见于肥厚型心肌病和高血压病，表现为室壁间小动脉由于平滑肌细胞肥厚和胶原沉积导致的中膜肥厚，常伴有内膜增厚，从而导致小动脉管腔面积的轻度缩小。

（4）冠状动脉微血管的功能异常

①内皮细胞依赖性血管舒张异常：常见于糖尿病、肥胖、吸烟以及其他心血管疾病危险因素携带者，主要机制是一氧化氮（NO）的产生和释放异常。②内皮细胞非依赖性血管舒张异常：主要机制是血管活性物质通过刺激血管平滑肌细胞膜受体和细胞内信号通路而产生的血管舒张异常。③微血管缩窄：某些血管活性物质可导致微血管弥漫性缩窄和心肌缺血而对心外膜冠状动脉无影响。④微血管栓塞：冠状动脉微循环的血管内栓塞可由斑块碎片、微栓子或嗜中性粒细胞——血小板聚集物所产生。⑤血管外机制：可见于左心室舒张压明显升高的疾病如左心室肥厚、左心室纤维化等，以及可直接降低冠状动脉舒张压的疾病如主动脉瓣狭窄、冠状动脉重度狭窄、前小动脉缩窄、低血压等。

2. 分型

按照 CMVD 的不同病因，分为以下 3 种类型：不合并阻塞性冠状动脉疾病的 CMVD、合并阻塞性冠状动脉疾病的 CMVD 以及其他类型的 CMVD。

不合并阻塞性冠状动脉疾病的 CMVD 危险因素：此类 CMVD 又称为原发性微血管心

绞痛，常伴有动脉粥样硬化的多种危险因素如糖尿病、高血压、高脂血症、肥胖、吸烟、精神应激、慢性炎症等，这些危险因素可通过内皮细胞依赖性和非依赖性机制导致微血管功能异常，表现为冠状动脉 CFR 降低和微血管收缩。女性围绝经期雌激素缺乏是女性微血管病变的主要发病机制之一。

合并阻塞性冠状动脉疾病的 CMVD 是由于斑块破裂后激活血小板，导致微栓塞。或接受 PCI 治疗的患者中，受压斑块的粥样物质流向远端可引起微栓塞、痉挛和小范围心肌坏死。

其他类型的 CMVD 近年研究表明，在应激性心肌病（Takotsubo 心肌病）、肥厚型心肌病、扩张型心肌病、心肌炎、主动脉瓣狭窄、Anderson–Fabry 病、心肌淀粉样变性的患者中，存在着 CMVD 的临床表现和实验室证据，提示 CMVD 参与了这些疾病的发病机制，但 CMVD 与这些心肌和瓣膜疾病的预后关系尚不明了，目前亦缺乏针对这些 CMVD 的特异性的治疗方法。

3. 预防

依据冠脉微血管疾病的分型及其危险因素，对于 CMVD 的预防我们应该关注于各项危险因素的管控，增加运动，积极改变生活方式，控制血糖、血压、血脂，倡导戒烟、减肥，避免精神应激，积极治疗各种原发病（心肌病）、补充雌性激素（女性微血管疾病），以及介入术中用一些机械方法（远端闭塞球囊、远端滤网以及血栓抽吸），用于预防 PCI 后的远端栓塞。

三、冠脉微循环疾病的中医诊疗

中医对冠脉微循环疾病病因病机的认识如下。

根据冠脉微血管的结构特征、分布规律和生理功能，人体微动脉、微静脉和毛细血管类似中医之“脉络”，又称为“血络”。《素问》云：“经络流行不止，环周不休”，提示心络是心脏气血不断循行的地方。中医无“冠脉微循环障碍”之名，根据患者胸闷、胸痛、憋气等临床表现，可将其归为中医“胸痹”“络病”的范畴。

中医“不通则痛”和“不荣则痛”理论提示本病的病因病机有虚、实之分。疾病之初各种致病因素耗气伤阴，久致气血亏损，气虚导致生血乏源，血液化生不足致脉中空虚，心络失养而“不荣则痛”；气虚亦可导致气滞，推动乏力，脉络血流缓滞，久而成瘀，痹阻心络而“不通则痛”，终致机体气机紊乱，气血关系失调从而出现“胸闷”“胸痛”“憋气”等临床症状。

1.“不荣则痛”致冠脉微循环障碍

中医理论讲，气可生血、气可行血。人体心脏血液的产生依赖心气的气化作用，所谓“气盛则血充，气虚则血竭”；血液在心络中循行依靠心气的推动作用，所谓“气行则血行，气有一息之不运，血有一息之不行”。“邪之所凑，其气必虚”，外邪侵袭、后天劳损、年老体弱使气分受病，导致人体正气亏虚，心气亏虚可导致冠脉微循环障碍。首先，气虚则津血生化乏源，心气不足则化生血液能力低下，血液亏虚致脉中空虚，脉络失血液濡养，心脏血液灌注不足，心肌细胞无法获取充足的养分而出现胸闷、胸痛等症状。其次，气虚则推动无力，心气不足则运血乏力，脉中血流速度减慢，心脏血液运行受阻，血行不畅使心络失养而发为疼痛。临床常见胸闷气短、疲乏无力、少气懒言、动则汗出、时作时止等特点。总之，心气亏虚、因虚致瘀是导致 CMVD 的主要原因，这与现代医学认为血管内皮功能异常、炎症反应、心肌血液灌注减少是 CMVD 基本病因病机相一致。胸中心气不足，心血无以化生，营气不周，脉络空虚，心络失养则猝然挛急作痛，从而出现 CMVD 之“不荣则痛”的证候。

2.“不通则痛”致冠脉微循环障碍

“邪之伤人，始伤气，继伤血”，外界各种致病因素，如久食肥甘厚味，长期情绪波动、过劳、外伤等导致人体气机阻滞，气滞血行不畅，久则血伤入络，使心络气血运行受阻，并形成瘀血、痰浊等病理产物，痹阻心络则不通而痛。此外，外感寒邪亦可导致心络失养而发为痹痛。一方面，寒邪侵袭人体可直接导致机体络脉收引挛缩，气血运行卒然不通，使心络绌急挛缩而痛。如《素问·举痛论篇》曰：“寒气客于脉外则脉寒，脉寒则缩踡，缩踡则脉绌急，绌急则外引小络，故卒然而痛。”另一方面，寒邪进入机体与气血凝结，积聚络脉，闭阻脏腑经络，进一步加重络脉瘀阻，气血不能正常循行致心脏失去濡养而发为疼痛，如《临证指南医案》言：“邪与气血两凝，结聚络脉”，二者常相互影响，互为因果。此外，气血亏虚亦可导致血瘀。心气不足致脉中血行缓滞，导致津液、血液输布异常，津液凝聚为痰，血液凝聚为瘀，日久渐发为血瘀、痰凝，两者交阻于脉道，瘀阻心络而发为疼痛，如《医林改错》云：“元气既虚，必不能达于血管，血管无气，必停留而瘀”。痰瘀反过来又可进一步阻滞经气的运行，加重脉络瘀阻，脏腑功能失调，加重微循环障碍。此外，血失气之固摄作用致血行脉外而成离经之血，并瘀阻于经脉、脏腑等，出现虚实夹杂的状态，如《难经本义》云：“气中有血，血中有气，气与血不可须臾相离”。气滞、血瘀、痰浊等病理产物既是 CMVD 的病理基础，也是病情继发他病的关键因素。临床常见胸部闷痛，痛有定处，遇寒加重，脉搏涩滞等特点。因此，脉络瘀阻、心络绌急致“不通而痛”亦是导致 CMVD 的关键因素，这与现代医学认为微血栓形成、冠脉血流受阻是 CMVD 基本病因病机相一致。外邪侵袭、外伤或自身劳损等产生各种病理产物，瘀阻心络则猝然作痛，从而出现 CMVD 之“不通则痛”的证候。

四、康复

CMVD 患者的康复分为：①一期康复（院内康复）为住院 CMVD 患者提供康复和预防服务，缩短住院时间，促进日常生活能力及运动能力的恢复，增加患者自信心，减少心理痛苦，减少再住院。②二期康复（院外早期康复或门诊康复）为核心阶段，是一期康复的延续，也是三期康复的开始。针对出院患者以在社区医院康复为主。③三期康复（院外长期康复或社区康复）针对慢性CMVD患者，维持有效的药物处方和已形成的健康生活方式及运动习惯，继续危险因素的纠正和心理社会的支持。

1. 药物处方是心脏康复的基石

（1）西医对冠脉微循环疾病的治疗

目前，文献中尚无以CMVD为研究对象并以心血管事件为观察终点的大样本随机临床试验，因此何种治疗能够降低CMVD的心血管事件率尚不明了。目前初步推荐可能获益的治疗方法是依据小样本的替代终点研究。

不合并阻塞性冠状动脉疾病的CMVD治疗：①首先应控制动脉粥样硬化的危险因素，然后可选用β-受体阻滞剂、钙离子拮抗剂、尼可地尔、伊伐布雷定、雷诺嗪和ACEI控制心绞痛症状。②对于原发性不稳定型微血管心绞痛的治疗，可选用米贝拉地尔和法舒地尔治疗。

合并阻塞性冠状动脉疾病的CMVD的治疗：①在接受直接PCI治疗的ST段抬高型急性心肌梗死患者，如冠状动脉血栓负荷较重可使用血栓抽吸术；在大隐静脉桥血管介入术中可使用远端和近端保护装置，以减少无复流的发生。②在接受直接PCI治疗的ST段抬高型急性心肌梗死患者，术前或术中应用血小板糖蛋白Ⅱb/Ⅲa受体拮抗剂、腺苷、尼可地尔、维拉帕米、地尔硫䓬、硝普钠、山莨菪碱、前列地尔、曲美他嗪、通心络等药物可降低CMVO的发生率。③在接受直接PCI治疗的ST段抬高型急性心肌梗死患者，可采用缺血预适应、后适应或远隔预适应改善心肌灌注。

其他类型的CMVD的治疗：治疗原发疾病为主，目前亦缺乏针对这些CMVD的特异性的治疗方法。

（2）中医对冠脉微循环疾病的治疗

补气生血以充其源：对于本病“气虚、血虚”等本虚之证，根据中医“虚则补之”“脉以荣为通”的治疗原则，临证常用补气生血之大法，兼养阴、温阳等使气血畅达。中医理论认为，肾为先天之本，脾胃为后天之本，二者共为气血生化之源。由脾胃摄入的水谷精微在心之阳气的温煦作用下变赤化而为血。而肾阳为一身阳气之本，补血者常佐温补肾阳之药以上助心火、中暖脾阳。中焦气盛，化生有源，则血自生，心气充沛则血液化生源源不绝。最终达到气旺血行，血行则脉盛，脉络充盈使心络得以濡养而疼痛自止。故临证常采用健脾益气、补心阳、温肾阳的方法以补气生血，用药多配伍人参、黄芪、白术、茯苓等以健脾益气；桂枝、肉桂、细辛等以温补心阳；附子、鹿角胶、菟丝子等以温补肾阳，共奏补气生血之功。中成药参附注射液、麝香保心丸等也属补气温阳生血之治则。

理气活血以通其道：对于本病“气滞、血瘀、痰浊”等标实之证，根据中医“实则泻之”“络以通为用”的治疗原则，临证常用宽胸理气、活血化瘀、化痰通络等方法以化其痰、逐其瘀、通其闭，使血液运行恢复通畅。中医理论认为，心主身之血脉，而肝藏血，主疏泄，肝气畅达则全身气血运行通畅，故治疗应理气与活血并重，祛瘀新生，血行通畅，心脏得血液之灌注和濡养，脉通则痛自止。临证多配伍当归、丹参、红花等以活血祛瘀；柴胡、枳壳、香附、降香等以行气理气；瓜蒌、胆南星、半夏、石菖蒲等以涤痰通络；佐以黄芪、党参、黄精以益气通脉。通心络胶囊、宽胸气雾剂、丹红注射液等很多药物属于此类治则，也做了很多针对微循环的研究。

西药对于 CMVD 没有特殊的治疗靶点，因此没有特别有效的药物处方，基于中医药对于治疗冠脉微循环障碍病因病机认识的深入、整体观念与辨证论治下的方证结合，中医药对 CMVD 的治疗是标本兼治，疗效显著，因此中医药应用有广阔的前景。

2. 运动处方是心脏康复的核心

近日一项欧洲研究显示，平日里经常运动，在心梗发作后会有“救命”效应。结果显示，平时保持高水平运动的人，心梗后死亡和心梗后 28 天内死亡风险均较低，而且运动水平和风险的降低程度似乎呈现剂量反应方式。

与平日久坐不动的人相比，经常保持中等水平及高水平运动的患者，心梗后死亡的风险分别降低了 33% 和 45%；心梗后 28 天内死亡的风险分别降低了 36% 和 28%。这项研究中，低水平运动与心梗后死亡的风险未达到统计学意义。

冠脉微血管疾病患者进行运动康复可以改善微血管功能障碍。运动处方的制定需要在心肺运动试验或 6 分钟步行试验评估和体能评估后，并且应依据 CMVD 的不同分型和分期制定不同的运动处方（运动时间、运动强度、运动形式）。

运动时间：每周运动 5 天，每次最少 30 分钟。无氧运动每周 3 ～ 5 次。

运动强度：针对心肺运动功能正常或轻度低下的 CMVD 患者，建议进行中高等强度的有氧运动（最高耗氧量的 60% ～ 80%，或最大心率的 70% ～ 85%）。而对于心肺运动功能中重度低下的 CMVD 患者，建议进行中等强度的有氧运动（最高耗氧量的 40% ～ 60%，或最大心率的 55% ～ 70%）。抗阻运动的强度建议 40% ～ 60%1 RM，Borg 评分以 11 ～ 15 分为度。运动强度可从每天 10 分钟开始，逐渐增加至每天最少 30 分钟。

运动形式：①热身运动，柔软体操、走步。②有氧运动，包括快走、骑自行车、爬楼梯、椭圆机、功率车、跑步机、四肢联动等有氧运动，中医导引术八段锦、太极拳、六字诀均是良好的有氧运动方式。③抗阻运动，每周 3 ～ 5 次，每次 6 ～ 8 组动作，每组动作重复 12 ～ 15 次。④体外反搏，近年研究表明，体外反搏之所以能够保护血管和延缓动脉粥样硬化进展，其作用靶点和机制在于血流切应力的升高所带来的血管生物学效应。

体外反搏治疗过程中导致的血流切应力增加可改善血管内皮的功能和形态，减轻机体氧化应激和炎症反应，并促进血管新生和侧枝血管形成。其具体作用和机制主要体现在：①体外反搏治疗过程中，其动脉血流切应力可达到 30 ～ 60 dyne/cm^2，从而起到了“按摩”血管内皮细胞，改善内皮功能，有效促进内皮细胞结构和功能修复的作用；②体外反搏治疗产生的双脉动血流机制，以增加舒张期增压波的方式提高心脏灌注，并且通过加速动脉系统血流速度，改善器官组织的缺血、缺氧状态。

依据体外反搏治疗原理机制和冠脉微血管疾病的发病机制，体外反搏是冠脉微血管疾病治疗康复的有力武器，对于不合并阻塞性冠状动脉疾病的 CMVD、合并阻塞性冠状动脉疾病的 CMVD 比较适合，值得在临床上大力推广应用。体外反搏治疗时间：每次 1 小时，每周 5 天，7 周，共 35 次。体外反搏压力给予 0.025 ~ 0.045 MPa。

体外反搏禁忌证：①中至重度的主动脉瓣关闭不全；②各种出血性疾病或出血倾向，或用抗凝剂，INR > 2.0；③瓣膜病、先天性心脏病、心肌病；④未控制的过高血压（> 170/110 mmHg）；⑤活动性静脉炎、静脉血栓形成；⑥妊娠。

3. 心理处方是心脏康复的灵魂

心理量表评估指导 CMVD 患者心理康复，CMVD 患者大多存在心理问题，尤其是微血管疾病女性患者、各型心肌病患者、PCI 术后患者，普遍存在焦虑或抑郁问题，临床上我们应给予心理量表评估，中国康复学会心血管病专业委员会、中国老年学学会心脑血管病专业委员会《在心血管科就诊患者的心理处方中国专家共识》推荐了 SSS、（PHQ-9）、（GAD-7），三个量表相结合，一般 5 分钟内患者即可完成评定，方便、快捷，不仅能帮助识别存在心理问题的患者，同时也有利于让患者接受抗焦虑、抗抑郁药物治疗，可以加强患者的自我管理能力。心理量表是识别心理障碍的“化验单”、是识别心理障碍的“造影术”，目前推荐有安全性证据用于心血管病患者的抗抑郁焦虑药物有 5- 羟色胺（5-HT）再摄取抑制剂、苯二氮䓬类、氟哌噻吨美利曲辛。应根据患者心理测试量表和临床表现进行个体化治疗，轻中度心理问题患者可在心内科治疗，病情较重患者转向精神专科治疗。

相比西医大夫，中医大夫因在学习的中医理论指导中多采用整体观念，所以在诊疗过程中比较重视患者的心理情志问题，并且中医对于心理的干预方法相对丰富，中药疗法、五音疗法、针灸疗法、穴位贴敷疗法等对于心理处方的完善起着非常重要的作用，且患者接受度与依从性比单纯的西医心理处方要高，因此心理处方中医疗法非常重要。

4. 营养处方是 CMVD 康复的重要环节

对患者营养状态进行全面评估，既避免营养的过剩，也及时纠正营养的不足，给予冠心病患者合理的健康教育、个体化的膳食方案。药食同源，中医药膳和调补方法补充了西医营养处方仅以膳食结构调整的单一方法，针对不同患者情况给予辨证施膳，助力冠心病康复。

5. 管理处方对于 CMVD 的管理至关重要

生活方式的规律、不良生活习惯的纠正（戒烟、戒酒、减重、作息规律等），把中医养生、保健、预防理念贯彻管理处方中，同时严格执行管理处方，可以避免冠心病的反复加重。

五、小结

如《冠状动脉微血管疾病诊断和治疗的中国专家共识》专家组所说，CMVD 是一个较新的研究领域，相关临床证据明显不足，因此对于冠脉微血管疾病的康复，我们刚刚开始，希望能够引起大家重视，以促进冠脉微循环疾病的防治康复的中西医结合探索，给予患者更好的医疗服务。

参考文献：

[1] 陈丽娜，段培蓓，张学萍.急性心肌梗死早期运动疗法研究进展[J].护理研究，2017，31（12）：1431-1433.

[2] 冷秀玉，伍贵富.体外反搏的工作原理与作用机制[J].中华老年医学杂志，2019，38（5）：476-479.

[3] 在心血管科就诊患者心理处方中国专家共识（2020版）[J].中华内科杂志，2020，59（10）：764-771.

[4] 中华医学会心血管病学分会基础研究学组，中华医学会心血管病学分会介入心脏及病学组，中华医学会心血管病学分会女性心脏健康学组.冠状动脉微血管疾病诊断和治疗的中国专家共识[J].中国循环杂志，2017，32（5）：421-430.

（孙艳玲）

第三节　冠心病加速康复

心脏康复理念近年来在我国得到了快速传播，随着各级心脏康复中心的成功认证，我国心脏康复逐渐落地于临床。在临床实践中我们发现心脏康复必须隶属于心脏中心或心血管专科，不能与心脏干预割裂，才能形成心血管疾病防、治、康、养的闭环。

心血管疾病不同病种康复临床路径的建立，是目前我们心脏康复中心亟待解决的问题，因此各病种康复是我们目前积极探索的方向。

冠心病是目前心血管疾病谱仅次于高血压的高发疾病，因此冠心病康复一直是目前心脏康复领域的热门话题。冠心病康复无论在国外还是国内，在心脏康复中最先启程，是循证医学证据最多的病种，也是疗效最明显的病种。特别是在全国各地如雨后春笋般涌现的“支架人生俱乐部”，为冠心病术后康复营造了浓烈的氛围。

在我国冠心病康复的学科建设中，来自安阳地区医院的刘慧副院长通过双心医学在冠心病康复，特别是在冠心病介入术后的康复临床实践过程中，增加了广大心脏介入医师对心脏康复的了解，也促进了心脏康复理念在基层医疗中心的落地。

一、冠心病康复

针对冠心病的诊疗，有几个问题是我们应该正视的，也就是我们的干预是针对病变，还是患者。如果我们针对的是患者，我们干预后的患者，是让他自然康复还是加速康复。如果我们选择加速康复，康复的策略是挂一漏万，还是百密一疏。

冠心病康复分为重症期、手术期与慢病期三期。冠心病重症期康复的实质是心肺综合康复，目的是为了让患者尽快下床活动，这个时期患者心脏康复的依从性最好，目前我们国家以心脏外科实力强大的几家医院开展的较好，如中国医学科学院阜外医院、北京安贞医院、武汉亚洲心脏病医院等。

冠心病慢病期康复，实质是慢病期持续康复，也就是冠心病终身的长程管理，目的是让患者回归正常工作与生活。目前国内以胡大一教授牵头做的“支架人生俱乐部”为代表的众多心脏康复中心均做得风生水起，落地临床，的确让很多患者获益。

冠心病手术期康复，实质是围术期加速康复，目的是让患者快速康复，目前我们国家做得好的中心凤毛麟角，亟待我们探寻原因并探索路径。

冠心病手术期康复，分为外科搭桥手术和介入手术。外科搭桥手术康复多因病情重而归到重症期康复。随着各级胸痛中心的快速建设和落地，介入手术已经普遍落地县级医院，但冠心病介入手术期康复却面临很大困境，因为在大多数医院，尤其是基层医院，冠心病介入停留在介入本身，仍以介入技术为中心、以病变为中心，仍然不是以患者为中心。

冠心病手术患者未能给予康复方案这一困境破解的钥匙是冠心病围术期加速康复，也就是冠心病一期康复整体解决方案。其中，外科搭桥手术相对适用于“加速康复外科”这一理念，可以充分利用术前的时间。但是，对于心内科介入手术而言，有相当一部分为急诊手术，几乎没有太多进行术前康复准备的时间，但“加速康复”这个理念依然有很大的借鉴意义，只不过可能需要调整医院的病床周转考核指标——尽可能利用患者住院的时间进行康复项目的服务和康复习惯的养成。

二、冠心病加速康复

加速康复外科（enhanced recovery After surgery，ERAS）指为使患者快速康复，在围手术期采用一系列经循证医学证据证实有效的优化处理措施，以减轻患者心理和生理的创伤应激反应，从而减少并发症，缩短住院时间，降低再入院风险及死亡风险，同时降低医疗费用。

近年来，加速康复外科理念在全球的应用已逐步拓展至骨科、心胸外科、妇产科、泌尿外科、普通外科等领域，均取得了良好效果。但目前 ERAS 理念在国内尚处于不断完善与发展的过程中，正在逐步形成中国特色的 ERAS 路径。

加速康复外科主要内容包括：对患者的术前教育、优化麻醉、减少应激反应、术中保温及深静脉血栓预防、有效镇静；强化术后康复治疗，包括早期下床活动及早期肠内营养，其核心是强调以服务患者为中心的诊疗理念。

目前，我国加速康复外科迎来了快速发展期，以人民健康为中心的健康中国行动背景下，2019 年 11 月份国家卫生健康委办公厅制定了《关于开展加速康复外科试点工作的通知》，快速推进加速康复外科的发展。

触类旁通，对于冠心病无论是外科手术干预还是内科介入治疗围手术期的管理目标均与加速康复外科完全吻合，所以我们应该积极响应政策，让冠心病手术患者加速康复，回归健康生活，目前冠心病外科手术期康复已经加速，所以冠心病介入手术期康复势在必行，冠心病手术患者的康复必须加速！

三、从中医视角探索冠心病加速康复

我国也有不少中心对冠心病中医康复进行了较早的研究与实践，特别值得学习的是广东省中医院的张敏州教授针对冠心病急性心肌梗死的现代介入技术与中医药相结合，坚持中西医结合的方向，发挥中医药优势，率先提出了“救心、治心、养心”三位一体的急性心肌梗死救治模式，开创了冠心病急性心肌梗死中西医结合康复的先河。河南中医药大学第一附属医院心内科的杜廷海教授，针对冠心病综合中医康复有着系统的总结和成熟的经验，引领了中医冠心病康复的发展与进步。

中医康复历史悠久，自从有了医疗活动，中医康复也就随之产生。中医康复医疗可追溯至商周时代，在阴虚甲骨文中就留有采用针灸、导引、按摩等方法进行康复活动的记录。《黄帝内经》提出了康复的治疗原则，即因时、因地、因人三因制宜，综合治疗，广泛应用了调摄情志、针刺、药物、导引、饮食、运动等养生康复方法，强调形体与精神、人与自然、人与社会的统一性。《伤寒论》专门论述大病之后的药物、食物康复法。三国时代的华佗在继承古代导引、行气、吐纳等功法的基础上，创编了医疗体操“五禽戏”，这也是中医运动疗法的鼻祖。因此，中医康复不能缺席冠心病加速康复。

冠心病在中医属“胸痹”“真心痛”范畴，胸痹的临床表现最早见于《黄帝内经》，《灵枢・五邪》篇指出：“邪在心，则病心痛”，《素问・脏气法时论》亦说：“心病者，胸中痛。胁支满，胁下痛，膺背肩胛间痛，两臂内痛。”《灵枢・厥病》把心痛严重，并迅速造成死亡者，称为“真心痛”，谓“真心痛，手足青至节，心痛甚，旦发夕死，夕发旦死”。

中医认为冠心病的病因多为寒邪内侵、饮食失调、情志失节、劳倦内伤、年迈体虚。主要病机为心脉痹阻，涉及肝、肺、脾、肾等脏。临床表现为本虚表实，虚实夹杂。本虚有气虚、气阴两虚及阳气虚，标实有血瘀、寒凝、痰浊、气滞，且可相兼为病。所以治疗原则为发作期治其标，缓解期治其本。标实当泻，针对气滞、血瘀、寒凝、痰浊而疏理气机，活血化瘀，辛温通阳，泄浊豁痰，尤重活血通脉治法；本虚宜补，权衡心脏阴阳气血之不足，有无兼见肺、肝、脾、肾等脏之亏虚，补气温阳，滋阴益肾，纠正脏腑之偏衰，尤其重视补益心气之不足。

冠心病中医证治分类为心血瘀阻证、气滞心胸证、痰浊闭阻证、寒凝心脉证、气阴两虚证、心肾阴虚证、心肾阳虚证等七类证型，给予辨证，施以理法方药。在药物治疗的同时，给予预防与调护，注意调摄精神、注意生活起居、饮食调节，劳逸结合等五大处方综合康复。

中医治疗冠心病极大丰富了冠心病加速康复的内涵，中西医结合针对冠心病病变可以兼顾冠脉大血管与微循环，针对冠心病患者的康复方案可以辨病与辨证相结合，宏观辨证与微观辨证相结合，中西药有机相结合。事半功倍，真正实现加速康复。

四、冠心病加速康复解决方案

我们都知道，心脏康复的基石是五大处方，但真实世界中，很多康复工作做了，但效果并不理想，究其原因，主要是针对性评估不足。加速康复基石依然是评估，但是应精准评估。

加速康复的核心环节是管理，针对冠心病患者介入前期的心理、生理，介入中期的病理、病变、病情，介入后期的营养、运动、生活进行评估。精准评估、阶段评定、精准干预即是加速康复管理。

对于异地手术或本地三甲医院手术后进行加速康复后的患者，转为冠心病慢病期康复，需要转诊于三级医院的康复中心、二级医院或社区医院康复单元进行长期康复管理。加速康复后的患者需要周期性定期到二级以上医院阶段评定心功能状态。

药物处方、心理处方、运动处方、营养处方、管理处方、中医处方是冠心病一期加速康复解决方案实施路径。在冠心病介入术前、术中、术后由心脏康复团队及时介入，给予心理、病理、运动、营养等全面评估，制定出个体化的五大处方，减轻患者痛苦、减少并发症发生，缩短住院时间，节省医疗费用，让无数患者获益。

药物处方：是冠心病康复的基础，尤其是介入术前抗血小板药物的负荷应用及术后的双抗时程，以及他汀类药物的规范应用，ACEI 及 β 受体阻滞剂的适时应用。但仅有西药处方针对冠心病的治疗是有欠缺的，比如会出现患者的冠脉微循环问题，患者术后的心悸、气促等虚弱问题，患者术后的食欲差、夜眠差等全身不适诸多症状，我们应该结合患者的整体情况及症状给予中医辨证论治，开具中药处方，标本兼治，冠脉大血管与微循环同时治疗，病变与患者整体治疗。中西医结合药物处方对于冠心病介入期康复起到基石的作用。

心理处方：是冠心病康复的灵魂，因为很多冠心病介入术后患者因没有早期心理预警，体内植入支架后，往往担心支架移位、断裂等而产生诸多心理问题，因此，冠心病介入前期给予心理访谈及评估，可以提前预警介入引起的心理应激，积极给予心理干预。

急性冠脉综合征来不及介入术前心理评估，术后应尽可能第一时间心理评估，及早关注心理问题，帮助患者尽早康复。心理处方的制定以评估为前提，目前常用的心理量表为 SSS、PHQ-9、GAD-7 等，亦有心理评估自评软件，方便患者操作，因面对电脑操作，患者接受度也高。

相比西医大夫，中医大夫因在学习的中医理论指导中多采用整体观念，所以在冠心病诊疗过程中比较重视患者的心理情志问题，并且中医对于心理的干预方法相对丰富，中药疗法、五音疗法、针灸疗法、穴位贴敷疗法等对于心理处方的完善起着非常重要的作用，且患者接受度与依从性比单纯的西医心理处方要高，因此心理处方中医疗法非常重要。

营养处方：是冠心病康复的重要环节，对冠心病患者的营养状态进行全面评估，既避免营养的过剩也及时纠正营养的不足，给予冠心病患者合理的健康教育、个体化的膳食方案。药食同源，中医药膳和调补方法补充了西医营养处方仅以膳食结构调整的单一方法，针对不同患者情况给予辨证施膳，助力冠心病康复。

管理处方：对于冠心病的管理至关重要，生活方式的规律、不良生活习惯的纠正（戒烟、戒酒、减重、作息规律等），把中医养生、保健、预防理念贯彻管理处方中，同时严格执行管理处方，可以避免冠心病的反复加重。

运动处方：是冠心病康复的核心，手术期患者对于运动大多有恐惧之心，部分患者下床活动尚且胆战心惊，因此冠心病介入术前运动理念的早期介入，介入术后充分评估，给予制定个体化运动处方，可以促进患者尽早活动、运动。

急性冠脉综合征是心肺运动试验的禁忌证，因此冠心病介入手术期运动处方制定多以6分钟步行试验、动静态心输出量监测评估为主。

运动处方的执行分主动运动及被动运动，主动运动对于冠心病手术期执行力相对困难，但中医导引术如八段锦是患者主动运动方式之一。被动运动是手术期的主要运动处方，被动运动的主要适宜技术——体外反搏，是执行冠心病手术期运动处方常用方法。

西医的运动处方分类过细，如有氧、阻抗、平衡、柔韧等，受环境、场地、经济等条件限制，患者接受度及依从性相对较差，而中医运动处方，导引术如八段锦、五禽戏、六字诀、太极拳等以整体观念为基础，一种疗法包涵了多种运动形式，行气活血，强心健体，形神兼备，中西医运动处方相结合，促进了冠心病患者的康复。

五、小结

冠心病加速康复是时代赋予的重任，分级诊疗政策下，我国胸痛中心的建设几乎已经普及到每一个县级医院，冠心病介入技术的普及改善了冠心病患者的预后，为了加速冠心病康复，每一个胸痛中心都应该与心脏康复中心相伴建设。

冠心病加速康复是心脏康复中心的使命，心脏康复中心应该与心内科胸痛中心、心力衰竭中心、房颤中心等亚专科中心建设紧密结合，采用中西医结合的方法，加速心血管疾病患者的康复！

（孙艳玲）

第七章
肺动脉高压

加强高危人群管理，前移肺动脉高压防治关口

一、肺动脉高压是常见临床综合征

肺动脉高压因为知晓率低、漏诊误诊率高、很多肺动脉高压患者进展为心功能Ⅲ / Ⅳ级时才被确诊，死亡率高、发病原因复杂、治疗困难，被称为“心血管疾病中的癌症”，多年来，尤其是在广大基层医院，肺动脉高压常以罕见病的定位出现在大众视野。但笔者在基层医院从事心血管病防治二十余年，发现临床中很多心血管疾病合并肺动脉高压，并非是罕见病。

人体的循环系统由体循环和肺循环构成，人们平常所熟知的高血压，就是体循环的压力高出正常范围，而肺动脉高压则是肺循环出现了压力增高的病理状态。肺动脉比主动脉的血压低很多，一般平均压小于 20 mmHg，肺循环处于低压低阻状态，右心室肌肉薄，收缩力相对较弱。肺血管一旦发生病变，造成肺动脉的压力阻力突然增高，血液无法正常循环，会造成右心室扩大、肥厚、右心力衰竭，患者会出现颈静脉怒张、腹腔积液、心包积液、下肢水肿等症状。罹患肺动脉高压的患者由于缺氧，导致指甲、脸颊、嘴唇呈现不同程度的蓝紫色。

肺动脉高压是一种以肺动脉压力阻力增高为特征的临床综合征，由多种复杂因素引发，是心血管常见疾病。先天性心脏病、左心力衰竭、瓣膜病、血栓栓塞性疾病、呼吸系统疾病、风湿免疫系统疾病以及家族遗传等疾病都会引发肺动脉高压，只有其中的特发性肺动脉高压（发病原因不明）属于罕见病，参考国外数据，特发性肺动脉高压发病率为 2 ~ 5 例 / 百万人年。

二、肺动脉高压可防可治

首先，我们需要确定患者是哪一种肺动脉高压。在中国确诊肺动脉高压的人群中，大约 50% 是先天性心脏病相关的肺动脉高压，对于这一类患者，尽早发现和治疗先天性心

脏病，可避免疾病由动力性肺动脉高压进展为阻力性肺动脉高压。先天性心脏病合并动力性肺动脉高压经过手术治疗后肺动脉压力可以完全恢复正常。

结缔组织病相关肺动脉高压在经过积极双重达标（风湿、肺高压）治疗后，有很大比例可以得到完全缓解。

由急性血栓引起的肺动脉高压经过积极溶栓、抗凝治疗可以得到明显缓解甚至达到治愈效果，慢性血栓栓塞性肺动脉高压在规范抗凝达标基础上，亦可以通过外科手术、内科介入等治疗方法协同达到满意的治疗效果。

呼吸系统疾病相关肺动脉高压，如由睡眠呼吸暂停低通气综合征引起的肺动脉高压，经过对鼾症的积极治疗亦可以明显好转。

由左心力衰竭、瓣膜病导致的肺动脉高压，积极治疗原发病和诱发因素，肺动脉高压大多可以恢复正常。

对于阻力性肺动脉高压、特发性肺动脉高压这些由于病因不详或者病因进展无法缓解的肺动脉高压患者，同样可以通过积极的肺动脉高压靶向药物治疗来控制病情，改善症状，回归正常生活。

随着科技发展，心肺移植、肺干细胞移植等更多医学进展都将逐渐步入医学临床应用，给我们带来更多的新治疗手段。

三、肺动脉高压高危人群的早期识别

急性肺动脉高压一般为肺栓塞或呼吸窘迫综合征所致，在临床上容易识别。而对于慢性肺动脉高压的识别，因轻或中度的肺动脉高压可无明显的临床症状而长期存在，并且出现临床症状时往往缺乏特异性表现，多以劳力性呼吸困难为临床表现。以上原因导致肺动脉高压被确诊时已经到了临床终末期，治疗药物的昂贵和治疗手段的缺乏，也导致大家都认为肺动脉高压是一种恶性疾病。

其实，若能早期识别高危人群和控制危险因素，防患于未然，尽可能延缓病程的进展，肺动脉高压也是一种可防可治的心血管常见病。

发病原因复杂是造成肺动脉高压诊治困难的原因之一，所以应该普及广大基层医务人员对先天性心脏病、左心力衰竭、瓣膜病、血栓栓塞性疾病、呼吸系统疾病、风湿免疫系统疾病以及家族遗传疾病这些导致肺动脉高压疾病的高危人群的早期识别。

在临床工作中，我们识别疾病最常用的方法是病史的询问、查体和常规无创检查，在广大基层医院这些也是我们的日常工作。

既往史、个人史、家族遗传史可以为肺动脉高压分类提供线索，需要我们平时仔细问诊。肺动脉高压的体征多与肺动脉压力增高、右心室扩大和右心力衰竭有关，常见的有：紫绀；颈静脉充盈或怒张；肺动脉听诊区第二心音亢进，三尖瓣听诊区可闻及收缩期杂音，胸骨左缘出现抬举样搏动等。因此在临床中一定要注意体格检查。

心电图是我们常用的武器，当发现电轴右偏，右心室肥厚表现，Ⅰ导联出现s波，肺型P波时我们要提高对肺动脉高压的警惕。普通胸片显示主肺动脉扩张及肺门增大，可出现截断征象等，往往是肺动脉高压的表现。

心脏彩超是肺动脉高压早期诊断的首选，简单且价廉，心脏彩超可以估测肺动脉收缩压，当不存在肺动脉瓣狭窄或右室流出道梗阻时，肺动脉收缩压相当于右室收缩压。心脏彩超还可以确定右心室肥厚、扩张等，同时还可以发现先心病、有无心包积液等，评估患者的病情及预后。

肺 CT 及 CTA：可以发现肺部原发性疾病（如肺间质疾病、肺部占位性病变等）及对肺血管栓塞的诊断。

肺功能：所有肺动脉高压患者应该进行肺功能检查，以排除慢性肺疾病引起来的肺高血压。

运动试验：症状限制性运动试验的应用在肺动脉高压患者中很有帮助，可以客观评价症状的严重程度，还能预测生存率。常用的是 6 分钟步行试验和心肺运动试验。

通过以上基层临床中常规的检查，可以早期识别肺动脉高压的高危人群，若遇到疑难或需进一步确诊，需要做右心导管检查这一诊断肺动脉高压的金标准，同时做急性肺血管扩张试验以指导临床用药，这时需要我们基层医院与北上广等专业医疗中心建立专病医联体，及时转诊，明确诊断，早期治疗。

四、加强高危人群的病程管理

作为广大基层心血管病临床医师，我们无力改变肺动脉高压患者终末期的痛苦，也没有实力研发治疗肺动脉高压的新药，但我们能做到对高危人群的早期识别，对高危人群进行宣教，对病程进行管理，在病程的管理中，我们应该积极诊治肺动脉高压高危人群及肺动脉高压患者的原发病，同时关注此类患者的心理健康、营养情况、运动康复以及药物处方执行，最大限度地改善肺动脉高压患者的生活质量和长期预后。

因此，我们如果在早期做好肺动脉高压高危人群的识别和筛查，控制好高危因素人群的病程进展，管理好高危人群的疾病治疗和康复，或许可以前移肺动脉高压防治关口，提高肺动脉高压患者的生存质量和幸福指数。

（孙艳玲）

第八章
先天性心脏病

从心脏康复的视角谈先天性心脏病的长程管理

一、先天性心脏病的概念及流行病学

1. 概念

先天性心脏病（congenital heart disease，CHD）指出生时就已经存在的心脏循环结构或功能异常的心血管疾病。

2. 流行病学

世界范围内各地区 CHD 的发病率不尽相同，北美地区新生儿 CHD 患病率为 6.8‰，欧洲地区为 8.3‰，亚洲地区发病率最高为 9.3‰。各地区出生缺陷的类型大体一致，室间隔缺损（ventricular septal defect，VSD）、房间隔缺损（atrial septal defect，ASD）、动脉导管未闭（patent ductus arteriosus，PDA）为最常见的类型，分别占所有 CHD 的 34%、13% 和 10%。

CHD 诊断及治疗水平的发展，极大地改善了 CHD 患者的预后。在高收入国家，超过 85% 的 CHD 患儿可以存活至成年，成人 CHD 患者数量已超过儿童。加拿大魁北克省的统计资料显示，儿童群体中 CHD 总体患病率为 13.11‰，成人为 6.12‰，但从总体发展趋势来看，成人群体 CHD 的总体患病率较 10 年前增长 1.55 倍，而儿童患者只增长 1.19 倍。

随着 CHD 患者数量的增长，经济负担也在逐年增加。北美部分国家 2012 年 CHD 患者治疗总支出较 2002 年增长 155%，其中成人 CHD 患者支出增长 178%，而同时期医保报销费用并没有明显的提高，患者的经济负担明显增加。

我国尚缺乏成人 CHD 的流行病学资料，目前大多是对局部地区某年龄段儿童进行横断面调查而获得的患病率，且由于统计方法、调查地区及人群的不同，得到的患病率从

1.3‰到13.8‰不等，综合估测我国新生儿CHD患病率为8‰左右。

河南及豫西地区的CHD流行病学资料更加缺乏，希望未来能够联合相关机构进行普查。

洛阳地区近800万人口，按8‰发病率，6万多的CHD者并不是少数人群，并且在国家开放二胎政策形势下，高龄产妇增加，导致CHD患儿有所增加，然而各大医学中心并没有重视CHD亚专科建设。导致真实世界中太多CHD患者没有被重视，CHD患者幼儿期、青春期、婚育期、中老年期的心功能及靶器官并发症没有被评估与管理。

二、先天性心脏病的诊疗

目前我国对于CHD的治疗西医有手术治疗、介入治疗等。对于病情符合手术适应证的患者一般行手术治疗、介入治疗，不符合手术适应证的患者多针对并发症治疗。先心病西医的分类及常见合并症如下。

1. CHD的分类

单纯的CHD类型：孤立的先天性主动脉瓣疾病、孤立的先天性二尖瓣疾病、孤立性卵圆孔未闭或小的房间隔缺损、孤立的小的室间隔缺损、轻度肺动脉狭窄。

单纯的CHD类型修复后状态：动脉导管结扎或封闭后、继发孔型或静脉窦型房间隔缺损修复后无残余、室间隔缺损修复后无残余。

中等严重度的CHD类型：主动脉－左心室瘘、主动脉导管未闭（未关闭的）、肺静脉引流异常（部分或完全性）、肺动脉瓣中重度反流、房室隔缺损（部分或完全性）、肺动脉瓣中重度狭窄、主动脉缩窄、主动脉窦瘘或动脉瘤、三尖瓣下移畸形、静脉窦型房间隔缺损、显著右心室流出道漏斗部梗阻、主动脉瓣下或瓣上狭窄（除外HOCM）、原发孔型房室隔缺损、法洛四联征。

极复杂CHD类型：发绀型先天性心脏病（所有形式）、肺血管梗阻性疾病、心室双出口、大动脉错位、艾森曼格综合征、三尖瓣闭锁、二尖瓣闭锁、Fontan手术、单心室、动脉干/半干、肺动脉闭锁（所有形式）。由于儿科心脏病领域的巨大成功，CHD成年患者人数远大于儿童患者。

成年人CHD三大临床表现：①在儿童期已经进行外科修复；②已经确诊的心脏缺损，但未曾处理；③直到成年期才被确诊的缺损。

许多CHD成年患者根本无须外科治疗，在成年期最常见的类型：①较小的室间隔缺损；②房间隔继发孔型缺损；③轻中度肺动脉狭窄；④二叶主动脉瓣；⑤二尖瓣脱垂。

2. CHD的常见合并症

几乎所有的CHD成年患者均有某种程度的后遗症和并发症，发绀型CHD成年患者需要特殊的处理和考虑。

（1）肺动脉高压

CHD 成年患者经历了新生儿期、婴儿期、儿童期、成人期等几个阶段，其心脏畸形也呈现出解剖和功能的动态变迁。各种左向右分流导致肺血流量增加，肺血管处于持续的高流量、高压力状态，肺小血管内皮细胞不同程度受损，进而发生肺小动脉内膜增厚、增生和纤维化，导致肺动脉压力、阻力不断升高，出现肺动脉高压（pulmonary aterial hypertension，PAH），最终发展成为艾森曼格综合征。肺动脉高压 5% 至 10% 的 CHD 患者最终会出现 PAH，且 PAH 的风险随年龄的增加而升高。在我国，CHD 相关 PAH 是最常见的 PAH 类型，占所有 PAH 类型的 43%，最主要的原因是治疗时间过晚。

近年来由于 PAH 靶向药物的发展和广泛应用，CHD 相关 PAH 及 ES 患者的预后得到很大改善，许多之前认为已无法手术的 CHD 患者重新获得手术机会，但是目前仍缺乏成人 CHD 患者术后远期随访的资料。

（2）妊娠期心脏并发症

随着 CHD 诊治水平的提高，越来越多的女性患者存活至生育期。妊娠及分娩期间血流动力学、激素水平、凝血状态等均发生巨大变化，导致妊娠合并 CHD，尤其是合并 PAH 者心脏并发症及死亡的风险明显升高。心脏并发症与死亡的风险和患者的心功能状态、CHD 的复杂及复合程度有关，紫绀型 CHD 孕妇出现心脏并发症的风险较高，同时新生儿的风险也较高。

目前指南建议 PAH 患者应避免妊娠，对于存在严重肺血管疾病及 ES 的育龄女性，应采用有效手段避孕或早期终止妊娠。选择继续妊娠的患者应予以疾病针对性治疗，并在妇产科、麻醉科、ICU、肺动脉高压团队等多学科密切合作下计划择期分娩，同时严格随访，病情变化及时处置。

（3）心功能不全

CHD 患者的心功能需要长程连续评估，某些 CHD 患者心功能常常进行性恶化（单心室畸形），需要我们特别关注容量负荷的变化。

（4）心律失常

心律失常是最常见的并发症，是已经修复和病情稳定的 CHD 紧急治疗的原因，此类患者必须查找潜在的血流动力学异常。房性心律失常相对耐受性好，室速可继发于心肌纤维化、心室扩张或手术瘢痕。传导系统疾病也可行起搏治疗。

（5）心内膜炎

行或未行手术治疗的 CHD 患者均有并发心内膜炎的风险。需要细致的牙科、皮肤和指甲护理，预防性使用抗生素也非常重要。

（6）红细胞增多症

这是发绀型 CHD 常见并发症，是机体对慢性缺氧产生的生理反应，红细胞达到一定程度（血红蛋白大于 200 g/L）可出现血黏度过高的症状，如头晕、头痛、疲劳、耳鸣。

（7）脑栓塞、高血压、糖尿病、冠心病

CHD 常会发生脑栓塞，除心脏基础疾病相关合并症外，CHD 成年患者还常存在房颤、高血压、糖尿病、慢性肾病、脑血管疾病等成人常见合并症。

三、先天性心脏病的中医诊疗

先天性心脏病虽然是现代医学名词，但在祖国医学著作中也有相似的记载，根据先天性心脏病的咳嗽、气急鼻煽、痰涎上壅甚至涕泪闭塞、张口抬肩等主要表现，相当于祖国医学中的“喘证”。

我国已故国医大师邓铁涛教授在指导心脏术后患者的治疗时指出：心脏手术为开胸创伤，体外循环则将心脏停搏，心胸阳气必有外泄。心为阳，加之手术耗伤失血，更易出现心气不足，心阳亏虚，甚至心力衰竭厥脱。心肺同为上焦之官，共处胸中，气血相通。心气虚损易致肺气不足，心火耗伤而致脾土受损，肺脾同为津液水液运化之脏，两脏亏虚，易致水饮内停，上储于肺而为痰证。先心病患者均存在先天不足，后天失养，因此临床上先天性心脏病患者常表现为以虚证为主，久病见瘀血痰浊。

中医辨证施治：先天性心脏病分为心肺气虚证、气阴两虚证、心脉瘀阻证及痰湿内阻证。①心肺气虚证。主症：心悸、胸闷、气短及舌苔薄白、脉细或沉细无力。②气阴两虚证。主症：心悸气短，动则加剧，部分患者可伴有头晕、眼花，乏力口渴，舌淡或稍红，脉沉细弱。③心脉瘀阻证。主症：心悸、胸闷、阵发胸痛，且痛有定处，唇颊发紫舌暗且有瘀点，苔少。④痰湿内阻证。主症：头痛且愈发加重、眩晕、胸闷，部分患者可伴有恶心、少食，多寐。

四、先天性心脏病的诊疗现状及现存问题

1. CHD 诊疗现状

在过去的数十年间，由于诊断技术及内、外科治疗水平的提高，越来越多的先天性心脏病（CHD）患者得以存活至成年，甚至老年期成人 CHD 患者与儿童 CHD 患者在病理改变、临床表现、诊断治疗、合并症等方面有很大不同，由于经济条件或基础医疗水平的差异，我国有大量的 CHD 患者没有得到及时的诊断和治疗。据估测目前我国未经治疗的 CHD 患者超过 400 万，其中超过 50% 为成人，同时每年新增成人 CHD 患者 15 万 ~ 20 万。

在治疗方面，包括成人及儿童患者在内，我国每年 CHD 介入手术数量在 2.5 万例左右，外科手术数量在 8 万例左右，远远无法满足患者的诊疗需求。因此对我国当前的 CHD 诊疗体系提出了挑战，我们应该探索 CHD 的长程管理体系建设，应该关注 CHD 患者发育期、青春期、婚育期、中老年期的心功能评估、并发症预防、心理变化、营养情况、运动能力等，应该让他们回归工作、生活，这实际上就是应用心脏康复的策略管理先心病的一生。

2. CHD 诊疗现存问题

CHD 目前存在的问题，手术及介入治疗是长板，诊断是短板，管理是缺板。存活下

来的 CHD 患者（干预或未干预），大多都会经历发育期、孕育期、中老年期，需要关注的是他们在各个年龄段或出现不同疾病的情况下，会出现在不同的临床科室。

在我们的日常诊疗工作中，发现很多术后的先心病患者没有得到管理，不需要手术的患者不知道哪里可以管理！

为了能够让先心病患者相对健康地度过一生，既需要相关交叉科室同道像 4×100 米接力比赛一样，做好协同合作，更需要从确诊时就开始评估和记录每个先天性心脏病患者的生命体征数据，而其中最关键的是心肺功能数据。所以，持续的心肺功能评估数据是先心病患者长程管理的基本支撑！

近年来，我国国民健康保护体系全面形成："健康中国战略"为顶层设计，2016 年 10 月，中共中央、国务院印发了《"健康中国 2030"规划纲要》为行动纲领，2019 年 7 月，国务院正式公布了《关于实施健康中国行动的意见》，并印发了《健康中国行动（2019－2030 年）》，为推进抓手。响应及践行健康中国行动的十五项专项行动，是摆在我们面前的重要使命。

在心脑血管疾病专项行动的推动下，我国卫生行政部门和心脑血管专家为守护国人全生命周期的心脑血管健康，不断探索"建设学科中心（卒中中心、胸痛中心、心力衰竭中心、高血压中心等为抓手）、落实分级诊疗、开展适宜技术，提供一体化医疗服务"等行动策略，倡导以预防为主，呼吁全民参与，建设心血管防、治、救、康体系，不断推进心血管健康进程。但是，CHD 这一类心血管疾病人群，尤其不应该被遗忘，尤其应该得到全生命周期的守护，尤其需要重视与关爱，因为他们从生命孕育时就比普通人艰难且磨难重重！另外，CHD 也是家庭因病致贫、因病返贫的一个定时炸弹，可能在不同岁数因不同诱因而爆炸。

因此，我们需要学习并开展先心病的管理，同时需要上联国家政策、省级医疗中心的医师来帮扶我们，下联我们乡镇社区中心医师、县域医师一起共同分级管理！

CHD 的长程管理需要多学科交叉联合共管，不仅单纯围绕着"病变"，更需要围绕"患者"，应该以"患者"为中心，从他们的幼儿期开始陪伴他们成长，有儿科、妇产科、心脏科、神经内科、老年科等组成多学科 MDT 团队，对他们进行这样的呵护：①联合宣教；②联合评估；③联合管理；④联合干预。

长期以来，CHD 的预防和康复普遍未得到重视，导致 CHD 预防与康复的瓶颈在于知晓度低，因此也就无从谈起控制率和达标率，对于确诊 CHD 的患者，在暂时没有手术指征的情况下，医师、患者及其家属很容易忽视其靶器官并发症的发展和进程。因此，在确诊 CHD 之后，应该优于手术方案的顺序，优先制定预防与康复的方案。对于 CHD 的筛查、预防、治疗、康复更应该多学科联动，共同努力！

五、先天性心脏病康复五大处方

1. 药物处方是心脏康复的基石

西药对于 CHD 主要针对并发症肺动脉高压、心力衰竭、心律失常、脑栓塞的规范治疗，按照指南与诊疗规范用药。

基于中医药对于治疗先心病认识的深入、整体观念与辨证论治下的方证结合，中医药对 CHD 的治疗是标本兼治，疗效显著，因此中医药在先心病药物处方中有着至关重要的作用。

根据中医辨证施治，先天性心脏病分为：①心肺气虚证，治以补益心肺，方用保元汤加减。②气阴两虚证，治以益气养阴，方用生脉散加减。③心脉瘀阻证，治以活血化瘀，方用血府逐瘀汤加减。④痰湿内阻证，治以通阳泄浊，豁痰开结，方用瓜蒌薤白半夏汤加减。针对不同兼证，给予辨证调方。在 CHD 不同时期，根据证型变化，调整药物处方。

2. 运动处方是 CHD 康复的核心

CHD 患者大多数不敢运动，甚至不敢活动，因此生活质量相对低下，对于先心病患者我们应充分评估，给予安全的运动处方，可以点亮他们的生活。

运动处方的制定需要在心肺运动试验或 6 分钟步行试验联合无创血流动力学评估和体能评估后制定，同时依据 CHD 的不同分型和疾病分期制定不同的运动处方（运动时间、运动强度、运动形式）。并且加以定期评估，不断调整，CHD 患者不宜从事大运动量的抗阻运动，但中医导引术中的六字诀、八段锦、五禽戏等是尤其适合先心病患者的运动形式。

3. 心理处方是 CHD 康复的灵魂

CHD 患者常常出现心理问题，常因运动能力受限、手术瘢痕、来自父母的过度关爱而复杂化，出现恐慌、孤独、自卑等心理状况，持续的心理评估与支持和关爱对此类患者明显有益。临床上应给予心理量表评估，SSS、PHQ-9、GAD-7 三个量表相结合，一般 5 分钟内患者即可完成评定，方便、快捷，不仅能帮助识别存在心理问题的患者，同时也有利于让患者接受抗焦虑抗抑郁药物治疗，可以加强患者的自我管理能力。

相比西医临床医师，中医临床医师因在学习的中医理论指导中多采用整体观念，所以在诊疗过程中比较重视患者的心理情志问题，并且中医对于心理的干预方法相对丰富，中药疗法、五音疗法、针灸疗法、穴位贴敷疗法等对于心理处方的完善起着非常重要的作用，且患者接受度与依从性比单纯的西医心理处方要高，因此心理处方中医疗法非常重要。

4. 营养处方是 CHD 康复的重要环节

CHD 患者由于先天不足，后天因并发症问题导致营养摄入不足，整体身体素质较差，因此应格外重视营养处方，先天不足，后天补充。对患者营养状态需要进行全面评估，重点关注，及时纠正营养的不足，给予 CHD 患者合理的健康教育、个体化的膳食方案。药食同源，中医药膳和调补方法补充了西医营养处方仅以膳食结构调整的单一方法，针对不同患者情况给予辨证施膳，助力先心病康复。

5. 管理处方对于 CHD 的管理至关重要

CHD 患者因为大家的过度呵护而没有形成良好的生活习惯，因此，要对生活方式不良生活习惯的纠正（戒烟、戒酒、作息规律、饮食适量、预防感冒等）。中医对于 CHD 的管理理念在于“未病先防，既病防变”，对于 CHD 的管理目的应尽量延缓 CHD 并发症出现，若存在并发症，应该防止并发症加重。

六、先天性心脏病的长程管理

1.CHD 患者必须面对的问题

（1）避孕

避孕是青春期 CHD 患者必须面对的问题，雌激素类制剂可增加血栓风险，血栓栓塞危险性较高的患者宜采用黄体酮避孕，若患者孕育意志较强，可在多学科综合评估后尽可能帮助患者安全孕育和生产。

（2）运动

先心病患者运动能力较差，因此需要对 CHD 患者的运动能力进行评估，制定合适的运动处方，运动试验是 CHD 运动能力评估的有效手段，测定运动负荷下的血流动力学反应，排除运动诱发的心律失常和心力衰竭，开具运动处方的评估手段，可以依据病情采用心肺运动试验、6 分钟步行试验。CHD 患者不宜进行大运动量的抗阻运动。

（3）心理

对于先心病患者的心理问题需要多学科共同关注，心脏康复中心长期评估，因为 CHD 患者常常出现心理问题，常因运动能力受限、手术瘢痕、来自父母的过度关爱而复杂化，出现恐慌、孤独、自卑等心理状况，心理评估与支持与关爱对此类患者明显有益。

（4）就业

大多数 CHD 患者可以正常工作，但因为误判健康状况，担心劳动能力和更多的病休，往往受到歧视。所以对此类患者的心功能评估及猝死风险评估尤其重要。

2.CHD 的连续评估

CHD 患者从婴幼儿、儿童、青年、中老年均需连续评估心功能，具体检查如下。①体格检查。②血流动力学评估：尤其对于血流动力学异常的幼儿或儿童 CHD，无创血流动力学的连续评估非常重要。③心电图：儿童心电图、成人心电图、动态心电图。④心脏超声：婴幼儿、大龄儿童、青少年与成人心脏超声。⑤胸部 X 片。⑥ 6 分钟步行试验、心肺运动试验。

3.CHD 管理中心

目前各国专家拥有统一的共识，CHD 患者手术矫治后也并非完全治愈，术后许多问题甚至更加复杂，需要专业心内科医师的终身随访诊治，并从中获益。小儿心脏科医师熟悉心脏的形态学和生理学，但成年患者常有的产科学、电生理学、冠心病、高血压、糖尿病等合并症，明显超出了儿科学范围，心内科及一般内科医师心脏基础理论又相对薄弱，因此需要一支涵盖心内科、心外科、小儿心脏科、妇产科、麻醉科等多个科室的专业医护团队为 CHD 成年患者提供专业的长期随访和医疗服务。

自 20 世纪 90 年代，在欧美发达国家，成人 CHD 开始作为一个新的心血管亚专科，就 CHD 成年患者的医疗服务、训练、教育和科研进行系统研究。欧美发达地区、亚洲的日本、我国的台湾地区都已建立专业的成人 CHD 诊疗中心。

Mylotte 等人的研究发现，随着越来越多的 CHD 成年患者到专业成人 CHD 诊疗中心就诊，这些患者的生存率明显改善。加拿大和欧洲其他国家等心脏病学会也先后发表了成人 CHD 的诊疗指南，为临床医师在转诊、改善医疗服务、医疗人员配置、计划和培训方面提供指导。

与发达地区相比，我国成人 CHD 的诊疗还处于相对落后的地位，目前缺少专业的成人 CHD 管理中心，没有规范的成人 CHD 的诊疗指南，没有健全的亚专业培训体系，对患者的教育和就医指导也不到位。

以北京安贞医院为例，除 20% 患者分别在心内科、妇产科、小儿心脏科就诊外，将近 80% 的 CHD 成年患者就诊于心脏外科。与国外 CHD 成年患者的构成不同，我国大部分 CHD 成年患者是首次就诊的患者。但是在现实中，虽然心外科对于大多数 CHD 手术干预十分成功，却并没有时间管理这些患者！

总而言之，成人 CHD 已不再是罕见病，大多数患者需要成人 CHD 专家的长期甚至是终身的随访和治疗。我国目前在成人 CHD 的专业化诊治方面还面临许多问题，亟待建立地区与国家成人 CHD 治疗与管理体系，从医护人员的专业教育与培训到诊疗管理中心的成立与建设，从患者的教育到相关基础与临床的研究，逐步提高我国成人 CHD 诊疗水平，为我国 CHD 成年患者提供稳定的医疗环境和长期满意的医疗服务。

4.CHD 管理中心定位

国家级 CHD 管理中心侧重于疑难复杂病变的干预，区域 CHD 管理中心侧重于周边先心病患者的系统化管理，县域医共体应该建立先心病康复单元，侧重于就近提供先心病患者心肺功能的持续评估。作为省级区域中医心病专科诊疗中心，我们应该担负起筹建区域 CHD 管理中心的重任，让先心病患者心有所属。

CHD 管理中心应分期管理先心病患者，先心病管理的核心是先心病康复，先心病康复同样是在国家分级诊疗的政策和国家医保部门的支持下开展分期康复。

先心病一期康复围绕心脏外科开展；二期康复围绕心脏内科开展；三期康复需要多学科共同开展，并以县域医共体+市域医联体+省域医协体为轴向，将国家中心+区域中心+基层单元进行合纵连横。

七、小结

CHD 人群是一个特殊存在的人群，在全民健康为中心的今天，我们需要给予他们平等的医疗服务，给予更多的关爱！

对于 CHD 患者我们需要针对病因、病情、病果进行连续评估，阶段评定他们的心肺功能！从心脏康复的视角，给予 CHD 患者药物、运动、心理、营养、生活方式的长程康复管理，帮助他们回归生活！

CHD 患者的 MDT 终身管理，需要我们大家一起去努力！而心功能中心是 MDT 的纽带！区域中心是 CHD 患者的家园！中医药对于 CHD 的管理，大有可为！

（孙艳玲）

第九章

心律失常

从中医视角谈心律失常的治疗

西医治疗心律失常近年来取得了长足的发展。

虽然心律失常的发生机制包括冲动形成的异常和（或）冲动传导的异常。根据心律失常发生时心率的快慢，可分为：①快速性心律失常：期前收缩、阵发性心动过速、扑动或颤动。②缓慢性心律失常：传导阻滞、病态窦房结综合征。但是，大多数心律失常西医对病因的认识并不明确，所以治疗上也是对症治疗。药物仍然是基础和首选的治疗方法，但抗心律失常药近百年来并无新的进展，且都会不同程度地抑制心脏的自律性、传导性以及心脏的收缩功能，在治疗心律失常的同时，也有导致心律失常的不良反应。

非药物治疗主要有除颤、射频消融、人工心脏起搏器、植入型体内自动除颤器等，近年来取得了很大的进步，获得了很好的疗效。但由于费用相对昂贵，且很多患者对手术较为抗拒，依从性差，故非药物治疗并不能被多数人接受。

中医诊治心律失常历史悠久、疗效显著，针对心律失常有其独有的理论体系，针对病因病机及治疗有完整的方法。《黄帝内经》“左乳下，其动应衣……宗气泄也”“脉绝不至曰死，乍疏乍数曰死”最早记载了心悸的病因有宗气外泄、心脉不通、突受惊恐、复感外邪，以及心悸脉象的变化、严重脉律失常与疾病预后关系等。

经后世发展，在中医药诊治心律失常方面，形成了一套完善的理论体系，讲求整体观念，治病求本，三因制宜，个体化治疗。常以“心悸”“怔忡”“心中澹澹大动”“结代脉”等病证进行辨证论治，并做到了明“理”笃行，以“法”为纲、立“方”必效、用“药”精到。体现了未病先防、既病防变的理念，能有效预防心律失常的发生与复发。同时，与抗心律失常药合用，可以协同增效，减少西药治疗后所产生的副作用，降低远期致死率，提高患者的依从性。

站在患者的立场，从价值医疗的角度，我国广大心律失常患者有单纯的西医治疗需求，也有中医药治疗需求。而中西医结合应该是事半功倍，能够给患者带来更好的临床疗效。作为基层医师，我们不能代表中医或西医，但是我们可以尽我们所学，给患者带来具有中国特色的医疗服务。

中医将心律失常归为“心悸”“怔忡”范畴。下面，我将从中医的视角，谈一下心律失常的治疗。

一、中医角度认识心律失常——中医溯源

（1）中医对心悸证的记载源远流长，《黄帝内经》中最早描述了心悸的临床表现。

《素问·平人气象论》谓：“胃之大络名曰虚里，贯鬲络肺，出于左乳下，其动应衣，脉宗气也。盛喘数绝者，则病在中，结而横，有积矣，绝不至曰死，乳之下，其动应衣，宗气泄也。”

《素问·痹论》曰：“脉痹不已，复感于邪，内舍于心……痹者，脉不通，烦则心下鼓。”用明代马莳的话说：“鼓字为句，烦则心下鼓战，暴时上气而为喘。”

《素问·至真要大论》曰：“心澹澹大动，胸胁胃脘不安，面赤目黄，善隐，嗌干，甚则色炲，渴而欲饮，病本于心。”

《黄帝内经》一书，虽未确定“心悸”这一病名，但是却提到了心悸的病因及其临床表现。经文还提出治则：“为此诸病，盛则泻之，虚则补之，热则疾之，寒则留之，陷下则灸之，不盛不虚，以经取之。”至此，中医心悸证已经奠定补虚泻实的治疗原则。

（2）东汉时期医家张仲景将心悸证分为了“心动悸”“心下悸”“心中悸”。

《伤寒论》明确运用方药治疗，奠定了中药治法的基础。

《金匮要略》所言：“寸口脉动而弱，动则为惊，弱则为悸。”首次提出了的“惊悸”病名，现如今仍然使用。

（3）晋唐时期心悸病证有了进一步的发展。

《诸病源候论》以“风”兼并“惊悸”病候，将惊悸者分为“风惊候”“风惊恐候”“风惊邪候”“风惊悸候”和“虚劳惊悸候”五种。“心藏神而主血脉。虚劳损伤血脉，致令心气不足，因为邪气所乘，则使惊而悸动不定。”

《肘后备急方》提出“虚悸”，即因虚损引起惊悸，精神因素亦可导致惊悸。

《千金方》中对心悸的诊治有了进一步发展。如远志汤治中风心气不定惊悸，茯神汤治大虚惊悸，补心汤主心气不足惊悸汗出，大镇心散治心虚惊悸，小镇心散治虚悸恐畏怵惕而惊等。

（4）宋金元时期对心悸证的研究进入相对完善的时期，大部分医家仍然认为心悸与虚证有关。

《太平惠民和剂局方》延续“因虚至悸”的观点，主张补虚治悸，如定志圆、宁志膏、平补镇心丹等。

《仁斋直指方·惊悸方论》中亦是主张“血虚”的观点：“人之所主者心，心之所养者血。心血一虚，神气不守，此惊悸之所肇端也。曰惊曰悸，其可无辨乎？惊者，恐怖之谓；悸者，怔忡之谓。”

《济生方·惊悸怔忡健忘门》中提出了怔忡病名：“真心虚耗，心帝失辅，渐成怔忡，

怔忡不已，变生诸证……皆心病之贫。”由此，惊悸、怔忡病名正式确立。

（5）明清时期心悸的诊治逐步成熟。

虞抟认为怔忡惊悸“属血虚有痰”。吴昆认为惊悸怔忡，心疾也，即病位在心。程国彭《医学心悟·惊悸恐》曰：“惊者，惊骇也。悸者，心动也。恐者，畏惧也。此三者，皆发于心，而肝肾因之。方书分为三门，似可不必。”张景岳把惊悸证分为三类：脏腑精气不足，心脾气血本虚，心虚血少。清代王清任、唐容川提出血瘀致悸的观点。近代医家张锡纯参考西医学观点治疗心悸。

经过历代医家的经验总结，现将此类病证统一称为心悸。

二、中医对心律失常病因病机的分析

传统中医认为“心悸”的病因可以概括为体虚劳倦、七情所伤、感受外邪、药食不当、他病失养等。

心悸病机有虚实之分：虚为气血阴阳亏虚，心失所养；实为气滞、血瘀、痰浊、火郁、水饮等，心被邪扰。

临床上虚实常互相夹杂，虚证之中常兼痰、饮、瘀血为患，实证之中，则多有脏腑气血阴阳虚弱的表现。

（一）快速性心律失常

1. 心失所养，发为心悸

（1）阳虚作悸：阳气内微，心下空虚，内动为悸。

（2）阴虚作悸：肾阴亏损，不济心阴，阴不治阳，虚热扰心发为惊悸。

（3）气血两虚作悸：心脏气血不足，心失滋养，搏动紊乱故出现心悸。

（4）阴阳两虚作悸：气虚阴亏，心君无力推动、无血荣养则悸。

2. 心被邪扰发为心悸

（1）心阳失守、痰阻心包：心阳失守，心舍空虚，痰浊为患，客舍于心，则心失所养，惊悸怔忡。

（2）饮邪犯心：心脾阳虚，水液失于运化，聚而成饮，留于心下，心自不安，则为悸。

（3）阳气内郁：情志不畅，肝气郁滞，胸中气机不畅故心悸。

（4）少阳不利，胆火扰心：胆为心之母，少阳枢机不利，气郁化热，火热扰心，发为心悸。

（5）痰浊阻络：嗜食膏粱厚味，伤脾而痰浊内生，或心气郁结化火生痰扰乱心神不宁而致。

（6）气滞血瘀：胸中气结、血络不行则悸。

（二）缓慢性心律失常

心肾阳虚为致病之本，兼有痰浊、瘀血为标。肾主一身之元阳，肾阳亏虚则不能温煦心阳，因此，心肾阳虚为缓慢性心律失常的主要病机。心肾阳气的盛与衰，能直接影响心率快慢、脉象虚实及血脉的充盈。

病机演变为心气受损，心阳亏虚，心肾阳虚，阳损及阴致阴阳两虚，且可因虚致实或虚实夹杂，合并痰、瘀、水饮等病理产物。

三、心律失常的中医治则

1. 抓病机是治疗的关键

心悸的治疗应分虚实。虚则补之，分别予以补气、养血、温阳、滋阴；实则泻之，应祛痰、化饮、清火、行瘀、理气。

本病常以虚实错杂为多见，且虚实的主次、缓急各不相同，故治当相应兼顾。特别是久病多虚、久病多瘀，故心律失常病程久者，或反复发作者，心脏结构发生改变者，脉涩、结、代，舌暗或瘀点瘀斑者均为“瘀”的表现，所以在辨证的基础上加理气活血化瘀之品可提高疗效。

2. 安神定悸是重要治则

心律失常主要症状是心悸，“动之者，镇之以静”，因此安神定悸在治疗心律失常时亦很重要。

临床可根据病机之偏虚、偏实的不同，分别选用养心安神药，如酸枣仁、首乌藤、石菖蒲、远志；或重镇安神药，龙骨、牡蛎、珍珠母、灵磁石、紫贝齿、琥珀粉等。现代药理研究证实，此类药均具有改善自主神经功能、镇静安神、抗心律失常之作用。所以用之可明显改善心悸失眠症状。

四、辨证论治

（一）快速性心律失常的治疗

1. 心失所养，发为心悸

（1）阳虚作悸——温通心阳法

1）桂枝甘草汤：

《伤寒论》言：“发汗过多，其人叉手自冒心、心下悸，欲得按者，桂枝甘草汤主之。”

桂枝四两（去皮），甘草二两（炙）。上二味，以水三升，煮取一升，去滓，顿服。

桂枝辛温，甘草甘温，二药合用辛甘化阳，能温补心阳，养心定悸，本方是温补心阳的主方，药简而量大，清柯韵柏称本方为补心阳的“峻剂”。

如阳虚心悸又兼见烦躁不安等症，乃阳虚而心神不安的反映，治应补心敛阳，镇静神气，方可选用“桂枝甘草龙骨牡蛎汤”，桂枝甘草辛甘化阴温补心阳之虚，龙骨牡蛎潜敛神气而镇静安心。

2）桂枝甘草龙骨牡蛎汤证：

《伤寒论》中：“火逆下之，因烧针烦躁者，桂枝甘草龙骨牡蛎汤主之。”

桂枝一两（去皮），甘草二两（炙），牡蛎二两（熬），龙骨二两。上四味，以水五升，煮取二升，去滓，温服八合，日三服。

方中桂枝、甘草辛甘化阳以治本。牡蛎、龙骨镇潜安神。全方标本兼治，阳复烦止。

（2）阴虚作悸——滋阴法

1）黄连阿胶汤：

《伤寒论》谓：少阴病，得之二三日，心中烦，不得卧，黄连阿胶汤主之。

黄连四两，黄芩二两，芍药二两，鸡子黄二枚，阿胶三两。上七味，以水1升，煮取600毫升。去滓温服，昼三次，夜二次。

方中重用味苦之黄连、黄芩泻心火，使心气下交于肾，正所谓“阳有余，以苦除之”；配伍味甘之芍药、阿胶、鸡子黄滋肾阴，使肾水上济于心，正所谓“阴不足，以甘补之”。诸药合用，心肾交合，水升火降，共奏滋阴泻火、交通心肾之功，则心烦自除，夜寐自安。

因该方滋阴之力不够，故可加生地、麦冬、乌梅等，亦可加生脉散，或增液汤、酸枣仁汤。

如阴虚阳亢，症见心中大动，头目眩晕，行路不稳，耳鸣耳聋，肢颤手足麻木，心烦少寐，脉细而弦，或结代，舌红少苔，当滋阴补血，平肝熄风。方用“三甲复脉汤”，是加减复脉汤加三甲而成。

本方用大量有情之品，滋阴熄风，功大力高，其中阿胶之甘，龟甲、鳖甲、牡蛎之咸，直走肝肾，峻补其阴，配以麦冬、生地、白芍，大滋心肝之阴，枣仁安神定志，诸药配合相须相成，共奏熄风定悸之功。

2）当归六黄汤：

现代国医大师丁书文教授创新性地提出了“心动悸，脉结代，又多汗，当归六黄汤主之”的新思路。

当归、生地黄、熟地黄、黄柏、黄芩、黄连各等分，黄芪加倍。上为粗末，每服五钱，水二盏，煎至一盏，食前服，小儿减半。

当归养血增液，生地、熟地滋肾阴，三药合用，使阴血得充则水能制火，共为君药。臣以黄连清泻心火，合以黄芩、黄柏泻火以除烦，清热以坚阴。倍用黄芪为佐，一以益气实卫以固表，一以固未定之阴，且可合当归、熟地黄益气养血。诸药合用，随证加减治疗心系病证，可使心神得滋，虚火得制，血脉通畅，从而恢复阴阳平衡。

（3）气血两虚作悸——心脾同治法

小建中汤加味：

《伤寒论》所谓：“伤寒二三日，心中悸而烦者，小建中汤主之。”

《金匮要略》言："虚劳里急，悸，衄，腹中痛，梦失精，四肢酸疼，手足烦热，咽干口燥，小建中汤主之。"

柴胡半斤，黄芩三两，半夏半升（洗），生姜三两（切），人参三两，大枣十二枚（擘），甘草三两（炙）。以水一斗二升，煮取六升，去滓再煎，取三升，温服一升，日三服。

本方之柴胡为少阳专药，轻清升散，疏邪透表，为君药。黄芩寒，善清少阳相火，故为臣配合柴胡，一散一清，共解少阳之邪。半夏和胃降逆，散结消痞，为佐药，为助君臣药攻邪之用。人参、甘草为佐，生姜、大枣为使益胃气，生津液，和营卫，既扶正祛邪，又实里防邪。

该方是心脾同治，先建其中使化源充足，心有所主，心神得养而心悸自除。无饴糖可用蜂蜜替代，临床应用时可加黄芪、当归，为当芪建中汤，亦可加党参、生地等，临床也可用归脾汤治疗。

（4）阴阳两虚作悸——益气养阴复脉法

炙甘草汤：《伤寒论》中记载"伤寒，脉结代，心动悸，炙甘草汤主之。"

炙甘草四两，生姜三两，人参二两，生地黄一斤，桂枝三两，阿胶二两，麦冬半斤，麻仁半斤，大枣三十枚。上九味，以清酒七升，水八升，先煮八味，取三升，去滓内胶烊消尽，温服一升，日三服。一名复脉汤。

方中炙甘草用量大，补气生血，益心脾肺；生地黄重用，滋阴养血，充脉养心，二药合之，益气养血以复脉之本，共为君药。人参、大枣益心补肺，健脾生血；阿胶、麦冬、麻仁滋阴养血，以充血脉，养心润肺，五药共为臣药。桂枝、生姜辛甘化阳，温通血脉，又制补药腻滞之弊，为佐药。清酒辛热，温通血脉，以行药力为使药。诸药合用，共奏益气滋阴、通阳复脉之效。

2. 心被邪扰发为心悸

（1）心阳失守、痰阻心包——温阳化痰法

桂枝去芍加蜀漆牡蛎龙骨救逆汤：

《伤寒论》中记载"伤寒脉浮，医以火迫劫之，亡阳必惊狂，卧起不安者，桂枝去芍药加蜀漆牡蛎龙骨救逆汤主之。"

桂枝三两（去皮），甘草二两（炙），生姜三两（切），大枣十二枚（擘），牡蛎五两（熬），蜀漆三两（洗，去腥），龙骨四两。上七味，以水一斗二升，先煮蜀漆，减二升，内诸药，煮取三升，去滓，温服一升。

本方由桂枝汤去芍药加蜀漆、龙牡而成，蜀漆为常山幼苗，味辛苦而性寒，具有涤痰化浊之作用，临床以常山代替蜀漆。桂枝、甘草温养心阳；生姜、大枣调和营卫，补益中焦，以充化源，同时助桂枝、甘草温心阳；龙骨、牡蛎重镇安神；常山苗味辛苦而性寒，配牡蛎，涤痰化浊，安神止惊。诸药合用，共奏温复心阳、镇惊安神、化痰开窍之功。

（2）饮邪犯心——温阳化饮法

1）小半夏加茯苓汤：

《金匮要略》所谓："卒呕吐，心下痞，膈间有水，眩悸者，小半夏茯苓汤主之。"

半夏一升，生姜半斤，茯苓三两。以水七升，煮取一升五合，分温再服。

该方以茯苓祛水，宁心定悸；合小半夏汤和胃降逆，神安则悸止。

2）苓桂术甘汤：

《伤寒论》中："伤寒若吐、若下后，心下逆满，气上冲胸，起则头眩，脉沉紧，发汗则动经，身为振振摇者，茯苓桂枝白术甘草汤主之。"

"心下有痰饮，胸胁支满，目眩，苓桂术甘汤主之。"

"夫短气，有微饮，当从小便去之，苓桂术甘汤主之。"

茯苓四两，桂枝三两（去皮），白术、甘草各二两（炙）。上四味，以水六升，煮取三升，去滓，分温三服。

该方有温补心脾、化饮降逆之功，方中桂枝甘草温心阳，苓术利水消饮，茯苓配甘草则扶虚宁心，甘草配白术又有培土制水、扶正祛邪之功。

3）真武汤：

《伤寒论》中："太阳病，发汗，汗出不解，其人仍发热，心下悸，头眩，身 动，振振欲擗地者，真武汤主之。"

茯苓、芍药、生姜（切）、附子（炮，去皮，破八片）各9 g，白术6 g。以水八升，煮取三升，去滓，温服七合，日三服。现代用法：水煎服。

本方以附子为君药，本品辛甘性热，用之温肾助阳，以化气行水，兼暖脾土，以温运水湿。臣以茯苓利水渗湿，使水邪从小便去；白术健脾燥湿。佐以生姜之温散，既助附子温阳散寒，又合苓、术宣散水湿。白芍亦为佐药，能活血脉、利小便，兼制姜、附燥烈之性。

（3）阳气内郁——疏肝解郁法

1）四逆散：

《伤寒论》中："少阴病，四逆，其人或咳，或悸，四逆散主之。"

甘草（炙），枳实（破，水渍，炙开），柴胡，芍药。上四味，各十分，捣筛，白饮和服方寸匕，日三服。

柴胡解郁行气，和畅气机，透达郁阳，枳实降胃导滞，行气散结，二者一升一降，运转枢机，透达阳气；芍药和营柔肝，甘草缓急和中，二者一柔一缓，调和肝脾。四味相伍，使邪去郁开，气血调畅，清阳得伸，四逆自愈。

2）小柴胡汤：

《伤寒论》中："伤寒五六日，中风，往来寒热，胸胁苦满，嘿嘿不欲饮食，心烦喜呕，或胸中烦而不呕，或渴，或腹中痛，或胁下痞硬，或心下悸，小便不利，或不渴，身有微热，或咳者，小柴胡汤主之。"

柴胡半斤，黄芩三两，人参三两，半夏半升（洗），甘草（炙）、生姜各三两（切），大枣十二枚（擘）。上七味，以水一斗二升，煮取六升，去滓，再煎，取三升，温服一升，日三服。

方中以柴胡为君，和解退热，调气疏肝，走少阳之表，配黄芩苦寒，清泄半里之热，二药配伍，相互和谐，内外分解，共驱半表半里之邪。佐半夏者，和胃止呕除痞，生姜辛散走表达邪，伍人参、甘草、大枣者，甘温益气，扶正和中。

（4）少阳不利，胆火扰心致心胆不宁——和解泄热安神法

柴胡加龙骨牡蛎汤：

《伤寒论》中记载“伤寒八九日，下之；胸满烦惊，小便不利，谵语，一身尽重，不可转侧者，柴胡加龙骨牡蛎汤主之。”

柴胡四两，龙骨、黄芩、生姜（切）、铅丹、人参、桂枝（去皮）、茯苓各一两半，半夏二合半（洗），大黄二两，牡蛎一两半（熬），大枣六枚（擘）。上十二味，以水八升，煮取四升，内大黄，切如碁子，更煮一两沸，去滓，温服一升。

方中用小柴胡汤和解少阳，宣畅气机，扶正去邪；加桂枝使郁阳通达；加大黄泄热和胃；加龙骨、牡蛎、铅丹重镇安神；加茯苓淡渗利水，安神宁心；去甘草防其甘缓邪恋。铅丹虽能镇惊安神，但有毒宜慎用，可用生铁落或磁石等品代之。

（5）痰浊阻络——涤痰通络法

《证治汇补》曰：“痰迷于心，为心痛惊悸怔忡恍惚。”

1）瓜蒌薤白半夏汤加味：

《金匮要略》中：“胸痹不得卧，心痛彻背者，栝蒌薤白半夏汤主之。”

栝楼实一枚（捣）、薤白三两、半夏半斤、白酒一斗。上四味，同煎，取四升，温服一升，日三服。

君以薤白，滑利通阳；臣以栝楼实，润下通阴；佐以白酒熟谷之气，上行药性，助其通经活络而痹自开，而结中焦而为心痛彻背者，但当加半夏一味，和胃而通阴阳。

2）温胆汤：

《备急千金药方》：“治大病后，虚烦不得眠，此胆寒故也，宜服温胆汤方。”

半夏（汤洗七次）、竹茹、枳实（麸炒去瓤）各二两，橘皮三两（去白）甘草一两（炙），白茯苓一两半。上为锉散。每服四大钱，水一盏半，姜五片，枣一个，煎七分，去滓，食前服。

方中半夏辛温，燥湿化痰，和胃止呕，为君药。臣以竹茹，取其甘而微寒，清热化痰，除烦止呕。半夏与竹茹相伍，一温一凉，化痰和胃，止呕除烦之功备；陈皮辛苦温，理气行滞，燥湿化痰；枳实辛苦微寒，降气导滞，消痰除痞。陈皮与枳实相合，亦为一温一凉，而理气化痰之力增。佐以茯苓，健脾渗湿，以杜生痰之源；煎加生姜、大枣调和脾胃，且生姜兼制半夏毒性。以甘草为使，调和诸药。《医宗金鉴》将温胆汤证概括为“口苦呕涎烦惊悸”，故常用于心悸失眠之证。

3）黄连温胆汤：

出自清代陆廷珍的《六条因辨》，是在《三因极一病证方论》所载温胆汤的基础上，

去大枣加黄连而成。

黄连温胆汤方中黄连苦寒泻火，清心除烦、解毒燥湿，半夏燥湿化痰、消痞散结，二者相合清热化痰而为君药。以竹茹甘寒，涤痰、开郁、清热、止呃除烦而为臣，古人云，胆遂胃降，必假阳明为出路，故加枳实以泻之，并助君药以清热化痰。佐以茯苓利水渗湿，且能健脾以杜生痰之源；陈皮健脾燥湿理气化痰；生姜可温脾和胃，助君臣温散行痰。并使以甘草，来调和诸药。全方配伍严谨，用药精当，共奏清热涤痰、宁心安神之功。

（6）气滞血瘀——行气散结通络法

元代滑寿《诊家枢要》云："促为气痛，为狂闷……为瘀血发斑……又为气，为血……胸中气结，血络不行，其人则心悸胸闷，欲捶打前胸以通气血。"

旋覆花汤：《金匮要略》曾记载"肝着，其人常欲蹈其胸上，先未苦时，但欲饮热，旋覆花汤主之。"

唐容川《金匮要略浅注补正》说："盖肝主血，肝着即血黏着而不散也。"

仲景谓肝着，实则谓心中气血黏着，结聚不通。心悸，喜捶打胸前，头晕与体位无关，喜热饮，失眠，急躁，舌暗，苔薄黄，脉弦细，辨证当属气滞络阻证，治疗当以行气散结通络为法。

（二）缓慢性心律失常

1. 心肾阳虚

（1）麻黄附子细辛汤：

《伤寒论》："少阴病，始得之，反发热，脉沉者，麻黄附子细辛汤主之。"

麻黄（去节）二两，附子（炮去皮，破八片）一枚，细辛二两。上三味，以水一斗，先煮麻黄，减二升，去上沫，内诸药，煮取三升，去滓。温服一升，日三服。

方中麻黄发汗解表，附子温经助阳，以鼓邪外出，良药相合，温散寒邪而恢复阳气，共为主药；辅佐细辛外解太阳之表，内散少阴之寒，既能助麻黄发汗解表，又助附子温经散寒。三药合用，补散兼施，可使外感寒邪从表散，又可因护其阳，使里寒为之散逐，共奏助阳解表之功。

（2）四逆汤：

《伤寒论》记载："少阴病，脉沉者，急温之，宜四逆汤。"

"伤寒下之后，复发汗。昼日烦躁不得眠，夜而安静，不呕，不渴；无表证，脉沉微，身无大热者。"

甘草二两（炙），干姜一两半，附子一枚（生用，去皮，破八片）。上三味，以水三升，煮取一升二合，去滓，分温再服。强人可大附子一枚、干姜三两。

方中附子大辛大热，纯阳燥烈，力量雄宏，能上行温通心阳，下行补肾阳益命火，并能通达十二经脉，畅达阳气，祛逐寒湿，生用回阳救逆作用更强，故为君药；干姜辛热温中散寒，并助附子温心肾之阳，是为臣药，所谓"附子无干姜不热"；炙甘草甘温，补中益气，并缓干姜、附子辛烈之性，为佐为使。三药相合，共奏回阳救逆固脱之效。

五、病案

病案 1：桂枝甘草龙骨牡蛎汤证

邓某，女，48 岁，教师，1978 年 7 月初诊。前月工作繁忙，劳累过甚，致神疲汗出，肢体乏力，求医服药后汗出已止，唯终日心悸，劳动后尤剧，休息后可以缓解，眠不深，纳少，两便可。检查：面色无华，舌淡苔薄，脉虚数（98 次 / 分）无力，心电图报告为窦性心动过速。

辨证：心阳虚证。

治则：温通心阳。

方选：桂枝甘草龙骨牡蛎汤

桂枝 10 g、龙骨 30 g、牡蛎 30 g、甘草 10 g、紫石英 40 g。嘱连进 3 剂。

药后夜眠较安，心悸已少，故精神亦较前振，舌正红、苔薄白。脉较前缓（86 次 / 分），仍以前方再进 5 剂。三诊：药后症已消失，脉来和缓（80 次 / 分），遂以原方再进 5 剂收功。

病案 2：炙甘草汤证

王某，男，54 岁，干部。一年前典型心绞痛发作后，经心电图、血脂等项检查被诊断为冠心病。平素时觉心悸，近日加重，动则尤甚，伴气短，头晕，不思饮食，夜寐多梦。观其面色无华，舌淡苔少；诊其脉细弱而有歇止，每分钟歇止 7 ~ 12 次不等。心电图检查诊断为“室性期前收缩”。

辨证：思虑过度，劳伤心脾，气血双虚，心失所养。

方选：炙甘草汤加味治疗。

炙甘草、党参各 15 g，白术 10 g，桂枝、生地各 15 g，麦冬、阿胶、生姜各 10 g，大枣 10 枚。每日 1 剂，水煎，分 3 次服。

服 3 剂后心悸气短明显减轻，脉搏歇止次数减少至平均每分钟不足 1 次。再服 3 剂后脉搏歇止次数更少，气短头晕消失，寝食皆见好转，已能上班工作。又服 3 剂以巩固疗效。

病案 3：小建中汤证

施某，女，11 岁。半年前因感冒后，渐觉心悸、胸闷、气短，触脉有间歇，诊断为“病毒性心肌炎”，稍作剧烈活动即觉心悸、胸闷，期前收缩又复出现。叠经西药治疗，病情无明显改善，患儿形胖，面白少华，唇淡，舌淡红，苔薄白略腻，脉细数（每分钟 90 余次），不耐按，重按即无，时有歇止。

辨证：中气不足，营血亏损，心失所养。

治则：益气建中，养血益营之法。

方选：小建中汤加味。

桂枝 10 g，白芍 20 g，炙甘草 6 g，大枣 12 g，饴糖冲 2 匙，生姜 10 g，红参 10 g，

茯苓 10 g。日一剂，水煎服。

服上方半月，心悸，胸闷明显改善，脉无歇止现象。继服 3 个月，自觉症状消失，心电图正常，能做各项活动。继服药 3 个月以巩固，随访至今病无复发。

病案 4：真武汤证

吴某，女，52 岁。“风湿性心脏病”心力衰竭病史 6 年，心悸气短，不能平卧，形寒肢冷，纳差，脘腹痞胀，尿少，面浮肢肿，面色黧黑少华，舌暗紫，苔白腻，脉沉细结代。心电图：心房纤颤，偶发室性期前收缩。

辨证：心肾阳衰，水瘀互结。

治则：温阳，益气，活血，利水。

方选：真武汤加味。

附片 10 g（先煎），白芍 15 g 茯苓 20 g，白术 15 g，生姜 10 g，桂枝 6 g，沉香 6 g（后下），当归 12 g，白茅根 30 g，红花 12 g，丹参 20 g，红参 8 g（兑服），炙甘草 8 g，五加皮 10 g。

服药 7 剂后，症状改善。继而原方再进 10 剂，喘促心悸已不明显，能平卧。

病案 5：麻黄细辛附子汤证

李某，男，40 岁。胸闷数年，来诊前 1 个月出现头昏乏力，气短心慌，动则加剧，面白，舌淡苔白、脉沉细。心率 42 次 / 分，心电图示窦性心动过缓伴频发房性期前收缩。

辨证：心肾阳虚、寒凝气滞。

治则：温经散寒、活血通脉。

方选：麻黄细辛附子汤加味。

麻黄、川芎、甘草各 10 g，制附子 5 g，细辛 3 g，炙黄芪、当归、丹参、川芎各 15 g。

服药 5 剂症状改善，心率 55 次 / 分，续服药 1 个月，临床症状消失，随访半年未复发。

病案 6：黄连温胆汤证

赵某，女，73 岁。房颤病史多年，胸闷、心悸时有发作，伴双下肢轻度浮肿，恐惧感，时有头晕，爬 2 ~ 3 层楼可出现气喘，精神疲乏，焦虑状态，口苦，纳尚可，睡眠欠佳，二便正常，舌红苔黄腻，舌尖、边略有瘀斑，左脉弦，右脉滑。动态心电图：①持续性缓慢型心房纤颤，心率 36 ~ 87 次 / 分；②交界性逸搏心律。

辨证：痰热内扰，心神不安。

治则：清热化痰，清心除烦。

方选：黄连温胆汤。

黄连 3 g，姜半夏 6 g，干竹茹 10 g，枳实 6 g，陈皮 9 g，丹参 10 g，甘草 5 g，北柴胡 12 g，黄芩 10 g，茯神 15 g。

患者服药 3 剂后，心悸明显好转，口苦减轻，寐尚可，舌苔黄腻退七成。效不改方，守上方再服 5 剂，症状较前明显好转。

病案 7：当归六黄汤证

王某，男，55 岁。心慌、胸闷气短、乏力 2 个月余，且症状逐渐加重，患者心慌，心前区闷痛，吸气尤甚神疲乏力，头昏，舌质淡红，苔薄少，脉虚数。心率 114 次 / 分，心律不齐。心电图：窦性心律不齐、过速，ST-T 段改变。

辨证：阴血亏虚、虚火内灼。

治则：滋阴养血、复脉定悸。

方选：当归六黄汤加减。

当归 15 g，生地黄 15 g，熟地黄 15 g，黄芩 10 g，黄连 10 g，黄柏 10 g，黄芪 15 g，丹参 20 g，茯苓 30 g，蜜炙甘草 15 g，焦山楂 15 g，炒麦芽 15 g。

3 周后自觉症状明显改善。唯劳累恼怒后时有心慌、心悸、胸闷症状，嘱其注意休息，调整情绪。3 个月后症状逐渐消失，3 次心电图回报：窦性心律，正常心电图，病告痊愈。

六、小结

中医经方以独特的优势已成为心律失常治疗中不可缺少的一部分，辨证使用经方才能最大地发挥其作用。

中西医结合治疗心律失常前景广阔，两者结合，各取精华，才能更好地服务于患者。

（张晓燕　孙艳玲　李润）

第十章
药源性疾病

从心脏康复视角谈药源性疾病的预防

“是药三分毒”，药源性疾病是临床医师必须正面的问题，做好早期预防是应对的良策，从心脏康复的视角探索预防之路是有效途径。

康复医学是一门新兴的学科，是20世纪中期出现的一个新的概念。康复医学和预防医学、保健医学、临床医学并称为“四大医学”，它是一门以消除和减轻人的功能障碍，弥补和重建人的功能缺失，设法改善和提高人的各方面功能的医学学科，也就是功能障碍的预防、诊断、评估、治疗、训练和处理的医学学科。运动疗法、作业疗法等是现代康复医学的重要内容和手段。现实中，康复医学需要与预防医学紧密结合才能发挥最大的作用。

心脏康复包括预防与康复，康复目前逐渐落地，而预防相对空泛，针对药源性疾病的预防随着愈来愈多的事件，日渐被大家所重视。

一、药源性疾病的定义

药物用于预防、诊断、治疗疾病过程中因药物本身的作用，药物相互作用以及与药物的使用引起机体组织或器官发生功能性或器质性损害而出现各种临床症状，这种疾病叫作药源性疾病，是医源性疾病的主要组成部分。

二、药源性疾病的因素

诱发药源性疾病的因素中，患者相关的因素有年龄、性别、遗传、高敏性、疾病等。

药物方面因素有药物本身的作用、药物的相互作用，以及药物使用的因素。患者在接受治疗时，通常不只用一种药物，而是多种药物联合使用，这常常会产生相互作用，包括有益作用和不良相互作用。不良相互作用不仅会造成药物治疗作用减弱，导致治疗失败，也会使毒副作用增加或治疗作用过度增强而危害机体。

药源性疾病也与药物使用不当有关，药物剂量过大，用药途径错误，配伍不当，重复用药，忽视用药注意事项及禁忌证等均可诱发药物性损害。

三、药源性疾病预防的必要性

在心内科，冠心病、心力衰竭、心律失常、高血压等心脏疾病，均需终身服用药物，等到了老年阶段，由于老年生理和病理因素的影响，药物动力学和药效学特征与年轻人存在显著差别，用药过程中发生不良反应的危险性较大，因此，对心血管病患者的处方用药应进行全面调查并集中监测治疗过程的不良反应，探讨心血管病患者不良反应发生的危险因素，促进安全、有效地用药以减少药源性损害。

药物的副作用及对身体造成的损伤，是患者非常在意的事情，同时也是临床医师不愿意过多谈论的话题。

一方面是因为患者对药物及对药物研发过程的不了解，目前药物都是经过Ⅳ期临床试验才能上市，充分评估了药物的安全性、耐受性、有效性、剂量界定、适应证、毒副作用，并且毒副作用大多都在可控范围内。

另一方面，医师不愿意谈论过多，是怕引起患者服药依从性的降低，且容易引起医疗纠纷。许多患者在服药过程中，更加在意药物的不良反应及副作用，例如常听到患者说这个药物会刺激胃，或者会伤肝、伤肾，就不会继续服药。这就忽视了药物对疾病的获益，影响患者的服药依从性，合适的药物对患者来说是利大于弊，但是当应用药物产生副作用后，有些患者往往更重视副作用对身体的影响，而忽视了药物带来的获益，很容易引起医疗纠纷。

四、常见的药源性疾病

1. 肝损伤

目前已知的有几百种药物均可以引起药物性肝损伤，如镇静安眠类药物哌替啶、吗啡等，精神病类药物度洛西汀等，常见心血管疾病药物胺碘酮、地尔硫䓬、维拉帕米等。

2. 心律失常

美托洛尔和胺碘酮同时使用，在体内美托洛尔主要经 CYP2 D6 的代谢，胺碘酮是 CYP2 D6 的弱抑制剂，而且代谢物去乙胺碘酮是 CYP2 D6 强抑制剂，因此，可减慢美托洛尔的代谢，同时使用两者可导致严重的心动过缓和低血压，因此使用时应对患者进行严密监测。

临床上有很多种药物也可能导致 QT 间期延长甚至尖端扭转型室速（TdP），2016 年 Schwartz 和 Woosley 总结，排在前面的几大类分别是心血管疾病用药、精神病用药、细菌感染用药、抑郁证治疗药物、癌症用药以及多重用药。抗心律失常药物奎尼丁、胺碘酮、伊布利特等药物在抗心律失常的同时也有致心律失常的作用，另外很多抗精神病药物、抗生素、抗真菌药、抗肿瘤药、抗组胺药、促胃肠动力、止吐药等都有致尖端扭转型室速的风险。

3.肿瘤心脏病

肿瘤心脏病学作为一个交叉性学科，正处于发展阶段，不仅包括抗肿瘤治疗引起的心血管毒性、肿瘤合并心血管疾病、心血管疾病与肿瘤共有的危险因素、心脏肿瘤（良性及恶性），还包括抗肿瘤治疗引起的心血管毒性，因此，更需要早期监测，定期预防。

4.中药相关药源性疾病

中药的不良反应也应得到重视，而且现在大多数中药的毒副作用并不能被大众完全了解，很多因滥用中草药、中成药引起患者多器官的损伤的例子也很多见。

比如附子的毒副作用以损害心脏和神经为主，人的神经系统受到附子生物碱的刺激后，中枢神经系统、心肌、横纹肌与感觉神经末梢均会随之兴奋，接着这些部位又会受到麻痹和抑制作用。附子毒副作用所引起的症状主要包括恶心呕吐、耳鸣、头晕、四肢麻木、呼吸缓慢、胸闷、心慌、唇舌发麻、心悸、灼烧感（胃、食管、咽喉等部位）等；主要体征则包括心律不齐、肢体湿冷、肌肉痉挛（颈部和四肢）、膝反射迟钝、瞳孔略大、流涎等。心电图变化表现为房室传导阻滞、心动过速、室性期前收缩。

五、从心脏康复的视角做好预防

心脏康复是以医学整体评估为基础，通过药物、运动、营养、心理、戒烟五大核心处方的联合干预，为患者在急性期、恢复期以及整个生涯中提供的从生理、心理和社会诸多方面所给予的全面和全程管理、服务及关爱。在心脏病患者一生的心脏康复管理中，药物处方处于基石地位，规律用药对患者的再住院率、死亡率下降尤为重要，对服药的安全性监测也是预防药源性疾病的基础。

因此从心脏康复的视角做好预防，我们必须做好以下几点：①必须掌握药物的副作用；②必须掌握药物相互之间的不良作用；③熟知药物的代谢途径；④应用中药时，要严格管理药物的使用、按规范步骤炮制、注意剂量差异，在配伍过程中要严格执行“十八反、十九畏”原则；⑤对所有用药的患者，必须定期评估肝肾功能、凝血功能、心电、心肺功能等指标，阶段评定可能出现的药源性疾病，早期做好干预，以防造成不可逆转的伤害。

（王宁　孙艳玲　李润）

PART THREE

适宜技术篇

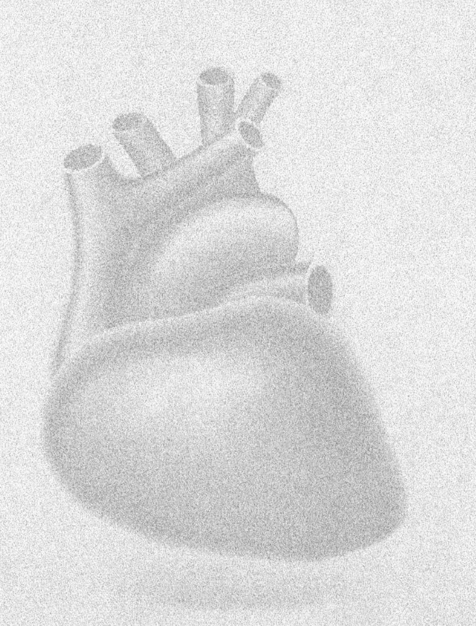

第十一章 运动

第一节　个体化运动处方与相关概念的商榷

与以往任何一个时代相比，今天“运动健身”受到空前重视。广场、马路上无不是运动健身的人群。运动锻炼已经成为健康的一个同义词，然而我们大家好像对于运动、活动、体育运动、运动康复的概念并不清楚。

一、运动与活动的区别

世界卫生组织（WHO）对于运动与活动的定义如下。身体活动：任何由骨骼肌系统消耗能量所产生的身体动作。运动：一种带有计划性、重复性、目的性与系统性的身体活动，其目的在于改善或维持身体适能。

综上所述，运动是身体活动的一种形式。在运动基础上增加身体活动，或在身体活动之余增加运动训练，对于身体塑形或提升健康活力指数，都是大有裨益的。

二、运动中的体育运动与运动训练（运动康复）如何区分

体育运动：是人类开展的有意识地对自己身体素质培养的各种活动。采取了各种走、跑、跳、投以及舞蹈等各种形式的身体活动，这些活动就是人们通常称作的身体练习过程。

体育运动分为以下 3 种。

（1）竞技运动：亦称竞技体育，指为了战胜对手，取得优异运动成绩，最大限度地发挥和提高个人、集体在体格、体能、心理及运动能力等方面的潜力所进行的科学的系统的训练和竞赛。

（2）娱乐体育运动：是指在余暇时间或特定时间所进行的一种以愉悦身心为目的的体育活动。具有娱乐性、消遣性、文娱性等特点。内容一般有球类游戏、活动性游戏、旅游、棋类以及传统民族体育活动等。

（3）大众体育运动：亦称社会体育、群众体育，是为了娱乐身心、增强体质、防治疾

病和培养体育后备人才在社会上广泛开展的体育活动的总称。

运动康复：是对伤病或伤残者采用各种运动方法，使其在身体功能和精神上获得全面恢复，重返社会。运动康复是医学的一种，也就是运动医疗，分为骨骼肌和心血管两个方向。

综上所述，体育运动具有强身健体、娱乐、教育、政治、经济等功能，运动康复是体育、健康和医学交叉结合的学科，是治疗疾病的一种方法。

三、运动、活动的重要性

缺乏活动，造成了我们赖以生存和活动肌肉的退化。人类到了成年之后，随着岁月的流逝，肌肉质量开始下降，在四十岁开始，成人每十年失去 3% ~ 5% 的肌肉质量。尤其在 50 岁后更明显，每年有 1% ~ 2% 的丢失。到 75 ~ 80 岁时，骨骼肌仅占体重的 25%。肌肉衰减征与静息的生活方式、营养缺乏、细胞外氨基酸代谢失衡及氧自由基损伤等多因素影响有关。

研究证明不运动或不活动是危害健康的重要杀手，著名医学杂志《柳叶刀》曾通过研究指出，2008 年全世界估计有 530 万人死于不运动，这个数字甚至超过了死于吸烟的人数（500 万）。世界卫生组织则估算，每年全世界因缺乏锻炼致死的人数高达 320 万人，而且还在迅速增长。

剑桥大学的研究发现，每年大约有 676 000 人死于不活动，而 337 000 的人体重超重，对于正常体重者、超重和肥胖者而言，早期死亡的最大风险归因于不活动。肥胖和不活动常常相伴相随，无活动和肥胖引起的疾病基本相同，如心血管疾病。运动对任何体重的人都是有益的。他们也指出瘦人如果不活动，会有更高的健康风险。对于肥胖的人而言，运动的人比不运动的人健康状况更好。如果能够鼓励大家去运动，将会使死亡率降低近 7.5%，但消除肥胖只会使死亡率降低 3.6%。他们强调应该努力减少肥胖，但体力活动更应该作为一项非常重要的公共卫生战略。

运动心理学方面的研究也给出运动健身的益处，从人体大脑的神经递质到心灵深处的宁静，运动似乎都发挥积极作用。

总之，运动的好处很多，除了维持体态健美外，还可让我们降低焦虑抑郁心理、促进脑内吗啡分泌，以及改善心血管的功能、增加冠脉血液灌注、促进侧支循环建立、稳定斑块减少新发病变、控制血压、降低胆固醇、控制血糖。长期规律的运动能减低血压、血糖药物的服用量，还能有效降低心血管疾病造成的死亡率，运动耐量增加一个 METs，总死亡率风险下降 12%。

四、如何运动

说起运动，不同人群应该是不同的运动形式，忙碌的中年人需要抽出时间结合工作特征做运动，不一定是整块时间的运动。青年人可以参加多种运动，但偶尔参加爆发力的运动或竞技时，要事先做好心血管危险因素的评估和热身运动。老年人需要鼓励主动参与集体运动，因为发生意外时可以有伙伴帮助，而丧失运动能力的老年人可能只能做简单的活动。

严格上说活动对我们的心脏保护是有限的，日常性的活动对于希望降低胆固醇、体重、脂肪的人没有效用，只能燃烧中午所食用的便当，只有快走、跑步、踩脚踏车、游泳、打球等运动，才能对心脏产生有益的作用。然而对于心血管疾病的运动康复，必须根据不同人群，给予规范的评估，找到引起心肌缺血前的运动量，制定出不同强度、频率、时间、方式的运动处方，方能达到治病的效果。

五、运动前的风险评估

日常的活动和运动并不需要评估，但是目前心血管疾病不仅仅是中老年人的“专利”，很多青年人在运动中往往出现问题，为了避免运动性猝死，也需要对从事竞技运动（马拉松等）的运动员和健康人群（高原旅游、登山）在常规评估的基础上进行心肺运动试验和无创运动心排量监测试验的评估。

心血管患者进行运动康复前必须进行风险评估，运动康复前针对患者我们应该进行以下风险评估：现病史和既往史，体格检查如心率、血压等，心脏超声等检查，心血管疾病的危险因素如“三高”、吸烟等，目前的药物治疗，其他如运动习惯等，然后进行运动负荷试验或心肺运动试验、无创运动心排量监测试验、6 分钟步行试验。

对于健康青年人群（高原旅游、登山）的风险评估，除了基础评估，还应该采取运动负荷试验、心肺运动试验。对于从事竞技运动（马拉松等）的运动员的风险评估，应该采取运动负荷试验、心肺运动试验、无创运动心排量监测试验。

运动康复前的评估，对于不同的康复期、不同的病种、不同的年龄及体重的患者、在基础评估上采取不同的评估方案。

重症患者的一期康复，应进行无创动态心排量监测试验、6 分钟步行试验。

二期康复多采用运动负荷试验、心肺运动试验评估，对于年轻的高血压、高脂血症、糖尿病、高尿酸血症患者，也应采取采用运动负荷试验、心肺运动试验评估。

老年患者、心力衰竭患者，以及运动能力差、膝关节功能障碍的患者应采用无创动态心排量监测试验评估。运动能力低下的肥胖患者应采用无创动态心排量监测试验、6 分钟步行试验评估。

丧失主动运动能力的患者进行被动运动和体外反搏，应该进行无创动态心排量监测试验进行评估以制定运动处方。

六、运动康复的个体化

不同的人群，不同的病种，不同的康复目的，依据评估的结果，制定出不同运动强度、运动频率、运动时间、运动方式的个体化运动处方。

目前，洛阳市第一中医院心内科心脏康复中心已经建立并完备了多种运动风险评估的设备（运动负荷试验设备、心肺运动试验设备、6 分钟步行试验设备、无创动态心排量监测试验设备）和运动设备（有氧运动、抗阻运动、被动运动），采取中西医结合的运动康复方案和常规监测，让运动人群可以尽量做到（自己、家人、组织者、医务人员）四方安心。

（孙艳玲）

第二节　心脏康复需要精准运动而非随意活动

早在 1994 年世界卫生组织就指出，静坐少动是当今慢性疾病发生的第一独立危险因素。运动是预防和治疗疾病不可缺少的一部分，是一种有效的低成本干预策略。故“运动是良医，运动是良药”也被越来越多的人所接受和积极实践。

但是活动、运动、竞技是三种不同的描述，对于心血管患者的康复而言，只有“精准评估后的运动”才是有积极意义的。没有达到一定强度的活动不能称之为运动，对康复的效果有限；强度超过了身体承受之后，就含有了竞技意味，甚至对康复是有害的。

例如，我们科的一位患者，高先生，62 岁，以“发作性胸闷、心慌、乏力 1 周，加重 1 天”为主诉入院，既往 12 年前因急性心肌梗死（具体不详）在洛阳市某医院行冠状动脉支架置入术，置入支架 1 枚（具体位置不详），另有一支血管为慢性闭塞性病变（具体不详），术后规律服用药物治疗；有高血压病史 20 余年，最高血压 160/120 mmHg，平时服用硝苯地平缓释片治疗，血压控制尚可；5 年前发现瓣膜反流（具体不详）；否认糖尿病、脑血管病等病史。高先生军人出身，生活自律性很高，基本不饮酒，曾经少量吸烟，但是 12 年前已经彻底戒掉，平时比较重视运动锻炼，保留了当兵时的良好的运动习惯，坚持每天 2 万步左右，据其本人描述平时坚持标准的齐步走，步幅 75 厘米，步速每分钟 110 步至 120 步。按说这样坚持运动身体应该越来越好，可是最近半年明显感到容易疲劳，还会有阵发性胸闷、心慌，刚开始也没太注意，仍然坚持每天 2 万步的运动，但是最近几天胸闷、心慌发作次数明显增加，程度明显加重，甚至出现了喘促现象，意识到可能是心脏病复发了，吓得赶紧来到了医院。

入院后我们先对患者进行了常规的检查，心脏超声提示：LV 43 mm LA 35 mm RV 19 mm IVS 10 mm IVPW 9 mm EF 63% FS 34%，主动脉瓣及二、三尖瓣轻度反流，左室舒张功能减低；NT－proBNP 146.53 ng/L。入院后第二天行心肺运动试验提示：摄氧量 VO_2 最高值为 950 mL/min，占预计值的 47%；代谢当量无氧阈值为 3.6 METs，最高值为 3.8 METs；斜率（VE/VCO_2 slope）值为 33.8，提示心肺功能低下，运动耐量明显低下。根据心肺运动试验结果，我们发现该患者平时的运动量明显不合适，远远超出自己的心肺运动水平，因此考虑患者此次发病为运动过量诱发所致。

随后我们心脏康复中心的医师根据患者情况制定了患者个人的运动处方：中等强度间

歇运动，靶心率为101次/分左右；运动时间为30～40分钟，其中热身运动5～10分钟（包括八段锦、五禽戏等），步行15～20分钟（4.0～5.0 km/h），功率自行车10～20分钟（51～66 W），整理运动如八段锦、五禽戏等10～20分钟。经毛氏心理量表评分提示SSS量表为42分，PHQ-9量表为7分，GAD-7量表为5分，因患者拒绝服用氟哌噻吨美利曲辛片等药物，故给予心理支持与疏导。在药物治疗方面，积极给予抗血小板，改善心肌供血，降压，调脂，保护胃黏膜等治疗；中药辨证施治查舌质暗，苔白厚，脉细涩，综合舌脉辨证为胸痹心痛病之痰瘀痹阻证，治以祛痰化湿、活血化瘀，方选瓜蒌薤白半夏汤加减。

刚开始进行康复运动，患者还是有些不理解的，他认为我们心脏康复中心制定的运动处方太过保守，做下来没有感觉，所以刚开始的两天自己晚上私自增加了5000步左右的走路。结果当天晚上走完后胸闷再次发作，我们的康复治疗师发现后，及时与患者进行沟通，耐心向患者解释其中的缘由，并向患者介绍了运动处方制定的过程以及其他良好效果的康复实例，患者最终理解并接受了我们的康复计划，在随后的半个月住院期内，严格按照我们制定的康复策略在心脏康复中心进行。随着治疗的进行，患者逐渐感受到了效果，也认识到了随意运动的风险，最终出院时取得了良好的康复效果，不仅胸闷、心慌的症状未再发作，体力也较前明显增加。用患者自己的话说就是："欲速则不达，适合自己的才是最好的，要想运动见疗效，精准评估很重要。"

精准的评估才是运动康复疗效的保证，针对不同的患者，我们首先会先给患者进行运动风险的评估，最基本的包括有现病史、既往史和个人史等，同时进行体格检查，常规检查如心脏超声等；其次我们会根据患者心功能、评估风险为患者进行运动负荷试验、6分钟步行试验或者心肺运动试验，根据运动试验结果和患者平时的运动习惯以及药物治疗方案等，为患者制定科学的个体化的精准运动处方，同时也会考虑患者的实际情况，会优先选择患者院外容易坚持的运动形式，精准的运动处方也需要患者良好的依从性才能发挥最优的疗效。

运动是良药，运动也需谨慎，适宜的运动才是获益最大的。心脏康复运动处方是指针对个人的综合情况，经过全面精准的评估，用处方的形式规定运动种类、运动强度、运动时间、运动频率及运动中的注意事项，指导患者进行精准运动康复。只有这样才能做到对"症"下药。

（孙艳玲）

第十二章 营养

关于心脏康复营养处方的思考

虽然我们近十年一直在进行心脏康复临床实践，但是对于心脏康复营养处方的落地，我们做得并不好。主观的原因是我们对营养处方认识过于肤浅，客观的原因是我们并不具备营养学知识储备以及医院营养科的缺失。

医学营养治疗是心血管疾病综合治疗的重要措施之一，包括营养评估、营养诊断以及干预（包括营养教育和咨询）。营养治疗和咨询包括客观的营养评估、精准的营养诊断、科学的营养干预、全面的营养监测。

我们在心脏康复工作中发现，并不是所有患者都需要开具营养处方，但是的确有一部分患者饮食极端，比如过于生冷、过于油腻、过于清淡、过于辛辣。还有一部分患者（心肌病、肺动脉高压、先天性心脏病等）存在营养不良。

我们意识到，这些患者需要我们开具营养处方，需要我们给予客观的营养评估、精准的营养治疗。所以，我们开始进行营养评估设备的部署，营养治疗学的学习和适合我国国情与基层医疗机构营养处方的思考。

一、心脏康复营养处方的现状

目前，我国心脏康复中心建设处于蓬勃发展阶段。随着心脏康复中心开始大面积落地基层医院，大多数心脏康复中心在“康复”理念的贯彻方面并不均衡——其中，部分中心对于运动处方与心理处方尤其重视，而对于“预防”理念的理解相对薄弱，也就是只康复不预防，导致很多中心营养处方与管理处方最不被重视，没有真正落地。

随着社会经济的快速发展和居民生活方式的巨大改变，我国居民总体身体活动量逐渐下降，糖尿病、高血压、心脑血管疾病等慢性病均呈上升的态势。这些慢性病与长期膳食不平衡和油盐摄入过多密切相关。

国务院发布的《健康中国行动（2019 — 2030 年）》将“合理膳食行动”列为重大行动之一。《国民营养计划》中明确提出“定期修订和发布居民膳食指南”。这一举措说明健康居民应该根据膳食指南进行饮食结构的调整，那么，对于心血管疾病患者来说，调整饮食结构就更为重要和迫切了。

全球疾病负担研究显示，不合理膳食是中国人疾病发生和死亡的最主要因素，如高油高盐摄入普遍存在，含糖饮料消费逐年上升，全谷物、深色蔬菜、水果、奶类、鱼虾类和大豆类摄入不足，饮酒过量等。而能量摄入过量、三大供能营养素比例失调，则可增加全因死亡及超重、肥胖、心血管疾病等慢性疾病的发病风险。

所以说，营养处方是心脏康复不可或缺的重要组成部分，通过营养评估及早发现患者存在的营养问题，及时给予营养处方、药物治疗、饮食纠偏，可以进一步促进患者康复。

合理健康膳食模式对维持机体健康、预防慢性疾病相当重要，可以帮助婴儿、青少年身体成长，成人获得和保持健康的体重，降低心血管疾病、高血压、糖尿病、部分癌症的发病风险。因此，我们需要以循证为依据，更新膳食指导，以慢性病预防为目标，全方位引导健康生活方式，以营养人才队伍建设为举措，推动健康中国行动落实。

二、心脏康复营养处方的问题

目前我国大多数心血管专科医师对营养知识是缺乏的，大多数基层医院的营养科形同虚设，相比其他临床科室来讲在医院的话语权不高，甚至大部分医院根本没有设立营养科。

在当前社会，中国经济飞速发展，老百姓生活明显改善，饮食多样化导致人们对营养摄入出现偏差。如有部分减肥、痛风、糖尿病、高血压等患者，因偏食导致营养失衡。还有一些中老年人一味地追求养生，天天清粥小菜，饮食过于清淡，导致营养不良。

受社会经济发展水平不平衡、人口老龄化和不健康饮食生活方式等因素的影响，我国仍存在一些亟待解决的营养健康问题。

一是膳食不平衡的问题突出，成为慢性病发生的主要危险因素。高油高盐摄入在我国仍普遍存在，青少年含糖饮料消费逐年上升，全谷物、深色蔬菜、水果、奶类、鱼虾类和大豆类摄入普遍不足。

二是居民生活方式明显改变，身体活动总量下降，能量摄入和消耗控制失衡，超重肥胖成为重要公共卫生问题，膳食相关慢性病问题日趋严重。

三是城乡发展不平衡，农村食物结构有待改善。农村居民奶类、水果、水产品等食物的摄入量仍明显低于城市居民，油盐摄入、食物多样化等营养科普教育急需下沉基层。

四是婴幼儿、孕妇、老年人等重点人群的营养问题应得到特殊的关注。

中国饮食文化源远流长，饮食均衡涉及地域不同，由于气候、地理、历史、物产及饮食风俗的不同，经过漫长历史演变而形成不同的文化，总的来说是南甜、北咸、东辣、西酸。江南人喜清淡、甜咸、爽口；西北人爱吃面食、猪牛羊肉之品；东北人爱吃肥而不腻，脂肪多的鱼肉菜肴等；相比洛阳而言，洛阳人喜爱喝汤。文化的多样性导致饮食的丰富多样化，因此，针对这种现状想达到饮食均衡的状态是很难改变的，所以大量的心血管患者饮食习惯虽然错误但也很难改变。

在我国这种现象下，统一模式的营养处方很难有效，但大多数康复中心对于营养处方的概念，也就是粘贴一张膳食宝塔，或一个配餐模型摆在康复中心，或者病例中的一张膳食指导。事实上用膳食宝塔做好营养处方是根本不现实的，所以心脏康复的营养处方在五大处方中处于相对尴尬的地位，并没有真实落地临床。

三、持续的营养评估是营养处方的基础

当今社会，人们对膳食营养与疾病预防的关系越来越关注，开始不断地尝试各种膳食搭配营养摄入，甚至偏信各种偏方及不合理的饮食处方，以达到改善预防疾病的目的。但事实上，多数膳食搭配对疾病预防的作用是有差别的，尤其是慢性疾病的逐年增加，除了药物处方、运动处方之外，营养处方变得尤为重要，在“未病先防，既病防变”的理论下，大部分人对于膳食营养的关注只在于疾病的转归，不能坚持长期的评估和监测，从而影响疾病本身的问题，导致疾病反复。因此，伴随着慢性疾病的增长，长期持续的营养评估是营养处方的基础，是疾病预防的关键。

有明确的证据显示，膳食营养是影响心血管病的主要影响因素之一，而在五大处方中，营养处方虽然最不被重视，但是药食同源，科学合理的营养饮食将对心血管疾病的调理和恢复起到非常重要的作用。

通过早期发现患者存在的营养问题，及时给予干预措施，可以进一步促进患者康复。在国外医疗行业中，营养评估已成为诊疗的常规工作，很多医院管理标准将营养评估纳入测量要素。

心脏康复的营养处方应首先从正确的营养状况评价开始。常规的机体营养状况评价常用方法包括膳食调查、能量消耗测定、体格测量、体能测量、生化检测、临床（营养缺乏病）检查和综合评价。这些评估均有一定的局限性，在心血管临床应用中，我们需要更精准和持续的评估。

能量代谢车间接测热法是目前临床上能量代谢测定的“金标准”，作为营养二级评估阶段重要组成设备，为心脏康复中心营养师提供重要能量代谢数据，从而制定更精准的个体化营养处方。

制定精准的个体化营养处方还需监测记录饮食习惯，因为营养处方与生活方式处方息息相关，饮食习惯是生活方式中重要组成部分，为了做好营养处方，必须了解生活方式，做好饮食习惯的监测，改变不良饮食习惯，通过纠正饮食偏差，达到营养均衡的目的。

其实，即使通过营养代谢车给予精确评估，制定营养处方，也只是膳食结构的调整，而在中国由于中国国情和文化的（一种营养代谢的检测技术）影响，老百姓更习惯接受食补加药补的概念，而大家对于药补的认知多停留在维生素和种类繁多的保健品的层面上。事实上，在药补方面中医药占有很大的优势。

四、中医中药之营养处方

1. 中医对于营养的认识

“营养”古代又作“荣养”。营为经营、营造。养为养护、补养。营养系指机体摄取、消化、吸收和利用食物或养料，以维持正常生命活动的过程。饮食的营养，中医称为“水谷精微”是人体后天赖以生存的基础。

中医学对于营养的认识是从整体观出发的。认为饮食进入人体，通过胃的吸收，脾的运化，成为水谷精微，输布于全身，而滋养人体。各种不同的食物成分入某经、某脏，从而滋养脏腑、经脉、气血，乃至四肢、骨骼、皮毛等。后天的水谷精微和先天的精气结合，从而维护正常的生命活动和抵御邪气。

中医营养理论历史悠久，在传统的中医学理论中，对于饮食、药膳等相关内容的研究渗透于中医各科之中。从羹和汤液开始，到汤药和药用酒出现，中医营养理论就已经有了雏形。制酒技术推行而产生的醋、酱、豆豉、饴等，丰富了中医营养的内容。周代已经有了世界最早的专职营养师——食医，《周礼》中即有“以五味、五谷、五药养其病”的记载；《山海经》载有食鱼、鸟治病的内容；《黄帝内经》奠定了中医食疗的理论基础，而且收有食疗方剂；《神农本草经》收有许多药用食物。

张仲景的《伤寒论》《金匮要略》载有“猪肤汤”“当归生姜羊肉汤”等食疗方剂；唐代是我国食疗学发展的重要阶段，孙思邈的《备急千金要方》中专设“食治”篇，全面而系统地阐述了食疗、食药结合的理论，是现存最早的中医食疗专论；宋代《太平圣惠方》的“食治论”记载了28种疾病的食疗方；《养老奉亲书》记述了老人饮食保健与治疗。元代忽思慧的《饮膳正要》将饮食保健理论与日常烹调实践紧密结合，是一部完整的营养学专著；明代李时珍的《本草纲目》也收有200余种药用食物，包括大豆、豉、粥、粽、饴糖、酱、酒、醋、葡萄酒、豆腐、糕、蒸饼等，另外还有食疗方，如粥方即有53个，是中医营养学普及与发展的一个标志。

2. 中医营养理论

（1）强调平衡

孙思邈说：“凡病必先以食疗之，食疗不愈再以药疗之。”西方医学之父希波克拉底说：“食物是最好的药物。”可见中西方医学都是非常重视饮食对于健康的作用的。进入21世纪，人们开始不止关注“吃饱”，而更关注“吃好”。饮食无论过多过少都是失衡，都会带来疾病或是不良的状态。因此，“吃好”无论在中医还是西医指的都是营养的均衡。现代营养学说中，平衡膳食就是根据身体的需要，调整膳食结构，科学配餐。注重蛋白质、碳水化合物、脂肪、矿物质、维生素、水、膳食纤维等营养素的比例，粮食、果蔬和动物性食物的合理搭配。中医经典著作《黄帝内经》中谈道：“五谷为养，五畜为益，五菜为充，五果为助。”正是中华民族对传统膳食结构的精辟论述。

（2）强调食物性味

中医营养学是在中医理论指导下应用食物或天然营养物质来保健、强身、预防和治疗疾病，或促进机体康复以及延缓衰老的一门学说。应用中医理论指导就不再是拆分蛋白质、脂肪等成分那样简单，而是必须突出中医理论的特点。中医自古的食疗，就是根据人体健康状况用蔬菜、谷物、豆类、肉类等各种食物补充和调节机体营养平衡。中药有四气五味归经之说，食物同药物一样，也有寒、热、温、凉四性，辛、甘、酸、苦、咸以及归经的理论。《黄帝内经》中提出："饮食有节，谨和五味。"以药食之味而言，"辛甘发散为阳，酸苦涌泻为阴；咸味涌泻为阴，淡味渗泄为阳。""五味所入，酸入肝，辛入肺，苦入心，咸入肾，甘入脾，是谓五入。"熟知食物的食性、五味和归经，对科学运用和指导食疗、对防病治病和保障健康具有重要意义。

（3）强调辨证论治

辨证论治是中医理论的重要特点。中医营养学在实际应用时，判别某人某病应用何种食物，其所遵循的准则依然是"辨证论治"，即有的放矢地给予相应药食处方或用食疗方法做相应调整。例如，感冒在中医理论中分为多个证型，以寒为主者应选用姜糖水、葱白汤等辛温解表，发散风寒；以热为主者用桑菊豆豉饮、荷叶薄荷粥等以辛凉解表，疏散风热。食疗有调整脏腑功能之用。例如食品中大枣、龙眼、小麦、莲子等有养心安神功效；山药、栗子等可用于健脾补肾。诸如此类皆是调整脏腑功能的食品。

随着社会的发展，人类的进步，人们对物质生活的要求越来越高，认识到了营养对于人体健康、抗御疾病、延年益寿有非同一般的作用。中医理论强调"平衡膳食，辨证用膳"，注重个体差异，提倡不同营养成分的互补，这与现代营养学说高度一致。

五、小结

中华人民共和国国家卫生健康委员会开展的"中国居民营养与健康状况调查"显示，我国正面临着营养缺乏与营养过度的双重挑战，即"营养不良与营养过剩同在，贫困与富裕文明病并存"。这一现状同时也提示，我国的营养状况不是用简单的确定每日摄入量所能解决的，而是需要有针对性的、符合中国现阶段国情且又尊重民族膳食习惯的科学合理的营养知识作为支撑。

几千年来人们所食用的食物、烹饪的方法很难在几天之内彻底改变，使得某些西方营养理论难以普及下去。根源于中华大地的以各种食物的偏性作为药性的中医药理论此时便显示出了非凡的适应力和号召力，适合我国国情的食疗、中药药疗的营养处方，使人们在享受生活的同时亦可达到预防、养生、保健、治疗、康复的目的。

目前，我们心脏康复医师已经掌握了泛泛的营养知识，具备了心脏康复的营养理念。但是大多心脏康复中心仍然缺乏营养装备、营养方案和营养药物。关于营养学我们缺乏太多，从理论到实践有很大的鸿沟需要我们去跨越。对于心脏康复营养处方的落地，我们期待得到帮助！

参考文献：

[1]《中国居民膳食指南科学研究报告（2021）》正式发布 [J]. 健康中国观察，2021（3）：2.
[2] 中国康复医学会心血管病专业委员会，中国营养学会临床营养分会，中华预防医学会慢性病预防与控制分会 . 心血管疾病营养处方专家共识 [J]. 中华内科杂志，2014，53（2）151-158.

（孙艳玲）

第十三章
双心

第一节　经方论治双心疾病

一、概述

1. 对于情志病，中医和西医殊途同归

这是什么疾病？“头晕、头痛、胸闷、胸闷、心慌、气短、腹胀、胃痛、恶心、呃逆、背痛、腿软、失眠、早醒、尿频、尿急……”症状如满天星星之多，每一条主诉都形象详尽，每一丝痛苦都呼之欲出，四处求医，好像均无良策。

其实，这是心理疾病，中医称之为情志病，西医称之精神心理疾病。

随着双心医学的发展，在心血管领域，人们不能仅关注疾病本身，而忽视心理疾病悄然潜入的脚步。

2. 关于病因和病机，中医有成熟的理论

《黄帝内经》提出：“任物者谓之心，心有所忆谓之意，意之所存谓之志，因志而存变谓之思，因思而远慕谓之虑，因虑而处物谓之智。”这段话完整地描述了人类的意识（情志）产生的过程，也就是我们的心理活动。中医讲求整体观与辨证论治，身心同治，认为有诸内必形之于外，形神合一，五脏六腑的精气旺与衰直接影响到精神情志的外在表现。

3. 西方医学对于精神心理疾病病因还不确切

主要认为它是跟生物、遗传因素，心理社会压力，应激因素，以及社会环境有关。但是在治疗上，西医多依据心理量表，常用氟哌噻吨美利曲辛片、环酮类、5-HT 再摄取抑制剂、度洛西汀、文拉法辛等，不仅副作用明显，且未能针对个体甄别清楚其病因，治标不治本。

虽然我们国家近年来有许多前辈呼吁和倡导，但是医疗人员对心理疾病认识仍然不足，患者对此也有病耻感，不能认可，因此广大基层医务工作者对心理疾病的诊治依然模糊。

4.中医诊治情志病优势明显

中医在诊治情志病方面历史悠久，通过望、闻、问、切，融理、法、方、药为一体，且确立了脉证并重的诊断法则与辨证论治的纲领，对于提高临床遣方用药和望闻问切的目的性、准确性，提高临床医师诊治疾病的水平具有深远的意义。并且，情志病患者也更容易接受中医药的治疗。因此，我们此次将从中医的视角来谈情志病的治疗。

二、对情志病的认识——历史渊源

1.先秦—两汉时期

《黄帝内经》对情志与脏腑的关系、情志致病规律以及对情志病的诊疗都做了简要的论述，提出“心主神明学说”，确立了中医学的“五志说”。

《伤寒论》开创了情志医学的辨证论治的先河，如记载了“奔豚气”“脏躁”“梅核气”等情志病的理法方药。

《金匮要略》中，以“常默默，欲卧不能卧，欲行不能行”辨百合病；以“喜悲伤欲哭”辨妇人脏燥等。

2.晋—五代十国时期

《诸病源候论》对情志疾病进行了较为全面的记载和详细分类，对不寐、百合病等情志病的病因病候均有具体描述。

孙思邈提出“怡情摄生”，强调情志调摄在保健防病中的意义。

3.宋、金、元时期

《三因极一病证方论》中，将情志致病因素概括为七情，创立了“七气汤”“大七气汤”“小定志丸”“菖蒲益智丸”等方剂。

刘完素创立了“火热论”，并提出了“五志过极皆为热甚”的著名点。

朱丹溪提出了“六郁”之说，此六郁者即气郁、湿郁、热郁、痰郁、血郁和食郁，定的行气开郁的方剂越鞠丸。

《济生方》中创立了治疗思虑过度，劳伤心脾所致健忘、怔忡名方——归脾汤。

《太平惠民和剂局方》中也收载了不少治疗情志疾病的方剂，其中逍遥散一方尤为著名。

4. 明清时期

张景岳阐释了《黄帝内经》“移精变气”和“祝由”的理论，也提出“因病而郁、因郁而病”和“郁由心生”等论点，认为“凡气血一有不调而致病者，皆得之于郁”。

叶天士在《临证指南医案》中记载的情志病证医案就多达122例，并对其病证做了详尽的分类记载及分析。

三、对情志病病因病机的认识

1. 以五脏论，五脏气机逆乱

肝在志为怒：“大怒则形气厥，而血菀于上，使人薄厥”“怒则气上，甚则呕血及飧泄”。大怒或暴怒时，肝气上逆，常常表现为面红目赤，甚至怒发冲冠；血随气逆，则呕吐、呕血、泄泻。

心在志为喜：“喜乐者，神惮散而不藏”“喜则气缓”。大喜或狂喜时，心气涣散，常常表现为心神不定，不能集中精神，甚至如“范进中举”般发狂。

脾在志为思：“思则气结”“思则心有所存，神有所归，正气留而不行，故气结矣”。长期过度集中精神，思考某事物而心无旁骛“心有所存”时，特别是百思不得其解，愿望不能得到满足时，气机凝滞不畅。

肺在志为悲：“悲则气消”“悲则心系急，肺布叶举，而上焦不通，营卫不散，热气在中，故气消矣”。过度悲伤时，常常表现为哽咽，抽泣，哭泣不止，精神不振，周身软弱无力，语声低微等气虚气消的症状。

肾在志为恐：“恐则气下”。肾气虚，闭藏固摄纳气功能失常。恐惧时，常表现为心慌、面色苍白，手脚冰冷，两腿发软，甚至二便失禁。

2. 从六经论

六经与少阴经的关系：根源在少阴经。其他各经的情志异常，都是因为本经自病影响到了少阴经。而这种影响又分为两种情况：一是病邪并未波及少阴，患者仅因躯体不适心中烦乱；二是病邪传入少阴，两经同病。

（1）太阳、少阴同病。太阳少阴互为表里两经，太阳经的病变往往波及少阴，甚至内陷少阴。麻黄汤、桂枝汤的条文中都没有情志异常的描述，所以单纯的太阳伤寒或是太阳中风不会出现情志异常。临床常见的太阳情志病，或是蓄水，或是蓄血皆与少阴经有关，此外还有一类经典的太少两感，如麻黄附子甘草汤证、麻黄附子细辛汤证，这类人往往形寒肢冷，精神萎靡，也是一种情志病。

（2）阳明、少阴同病。阳明为两阳合明，阳明之热最易伤少阴之阴。《伤寒杂病论》中阳明腑实证，三承气汤基本都有神志改变。

（3）少阳、少阴同病。少阳少阴同主枢机，少阳病也可以影响少阴，如《金匮要略》

记载三物黄芩汤证主治四肢烦热，方中黄芩走少阳，地黄走少阴，清少阳热，除少阴烦。

（4）太阴、少阴同病。少阴有烦有悲，而肺其志为悲忧，故常常两经同时发病。如百合地黄汤证、防己地黄汤证等。

（5）厥阴、少阴同病。三阳经是传变关系，三阴经是递进关系，病到厥阴往往兼有少阴的症状。如乌梅丸条文中便有“烦”，其方中也有桂枝、附子等入少阴经的药。

四、临床表现

（1）惊狂惊悸与奔豚：心慌，自觉心脏跳动明显，惊慌不安。奔豚，以小猪的奔跑冲突状态，形容患者自觉有气从少腹上冲心胸的病证，本证时发时止。

（2）谵语：以神志不清、语言逻辑紊乱、语声高亢有力为特征的一种临床表现。

（3）烦躁：烦是自知，自己心里很难受，心烦；躁是他知，身体片刻不宁，躁动。

（4）失眠与嗜睡：失眠，是入睡困难，或睡后多梦易醒，或醒后不易入睡，以致睡眠时间缩短，神志清楚彻夜不得入睡的症状。嗜睡，不论昼夜，时时欲睡，呼之即醒，稍后复眠。

（5）百合病：欲食复不能食，常默默，欲卧不能卧，欲行不能行，饮食或有美时，或有不用闻食臭时，如寒无寒，如热无热，口苦，小便赤，诸药不能治，得药则剧吐利，如有神灵者，身形如和，其脉微数。

（6）梅核气：胸中不便，嗌塞而咳。妇人咽中如有炙脔。胸满，心下坚，咽中帖帖……吐之不出，吞之不下。

（7）脏躁：以精神恍惚，心神不宁，喜怒无常，悲忧善哭，或呵欠频作等为主要表现。

（8）喜忘：即善忘、健忘、多忘，指记忆力减退，遇事善忘的一种病证。

五、情志病的辨证论治

（一）脏腑辨治

1. 从心辨治

（1）桂枝甘草汤证

条文：“发汗过多，其人叉手自冒心，心下悸，欲得按者，桂枝甘草汤主之。”桂枝四两（去皮），甘草二两（炙）。上二味，以水三升，煮取一升，去滓，顿服。

方义：此方中桂枝辛甘性温，可入心助阳化气；炙甘草甘温，甘能缓急止痛又补中益气，二者相配伍，辛甘合化，温通心阳，心阳得以平复，则心悸自然缓解。然此方适用于心阳虚之轻证，如遇重证当随其症状加减药味。

（2）桂枝甘草龙骨牡蛎汤证

条文：“火逆下之，因烧针烦躁者，桂枝甘草龙骨牡蛎汤主之。”桂枝一两（去皮），甘草二两（炙），牡蛎二两（熬），龙骨二两。上四味，以水五升，煮取二升，去滓，温服八合，日三服。

方义：方中桂枝甘草汤温通心阳，桂枝只用一两，甘草两倍于桂枝，这是因为心神浮动，用药宜甘缓，不宜过于辛散；龙骨、牡蛎能镇敛心神以助治其烦躁。

（3）桂枝去芍药加蜀漆牡蛎龙骨救逆汤证

条文："伤寒脉浮，医以火迫劫之，亡阳必惊狂，卧起不安者，桂枝去芍药加蜀漆牡蛎龙骨救逆汤主之。"桂枝三两（去皮），甘草二两（炙），生姜三两（切），大枣十二枚（擘），牡蛎五两（熬），蜀漆三两（洗，去腥），龙骨四两。上七味，以水一斗二升，先煮蜀漆，减二升，内诸药，煮取三升，去滓，温服一升。

方义：方中桂枝甘草温通心阳；生姜、大枣可助桂枝甘草恢复阳气，还可调和营卫补益中焦；去芍药，原因为阴柔酸敛之品，会阻碍阳气的恢复和痰浊的消散；蜀漆涤痰散邪，如今蜀漆（常山苗）较难取得，现多以常山代替；龙骨、牡蛎镇惊安神，可助使精神症状的解除。

（4）奔豚气病

条文："师曰：病有奔豚，有吐脓，有惊怖，有火邪，此四部病，皆从惊发得之。师曰：奔豚病，从少腹起，上冲咽喉，发作欲死，复还止，皆从惊恐得之。"

就仲景所述来看，奔豚气病的病因病机不会是单一的。且惊恐伤肾，而中医理论认为心火必须下降于肾，肾水必须上济于心，二者之间的生理功能才能正常协调，即"心肾相交"又称"水火既济"。

1）桂枝加桂汤证：

条文："烧针令其汗，针处被寒，核起而赤者，必发奔豚。气从少腹上冲心者，灸其核上各一壮，与桂枝加桂汤更加桂枝二两也。"桂枝五两（去皮），芍药三两，生姜三两（切），甘草二两（炙），大枣十二枚（擘）。上五味，以水七升，煮取三升，去滓，温服一升。

方义：方中重用桂枝通其心阳而平冲降逆，配伍甘草，再佐以生姜、大枣辛甘合化，强壮君火，以震慑下焦水寒之气的上逆；赤芍药可破阴结，利小便，去水气。

2）茯苓桂枝甘草大汤证：

条文："发汗后，其人凡脐下悸者，欲作奔豚，茯苓桂枝甘草大枣汤主之。"茯苓半斤，桂枝四两（去皮），甘草二两（炙），大枣十五枚（擘）。上四味，以甘澜水一斗，先煮茯苓，减二升，内诸药，煮取三升，去滓，温服一升，日三服。

方义：方中重用茯苓至半斤，可利小便、伐肾邪而宁心安神，与桂枝相配，则通阳化气以利水行，使寒水之气从下而去，以防止水邪上逆，从而解除欲作奔豚；桂枝甘草相合，辛甘化阳而温通心阳，让其下降于肾，使肾能蒸腾汽化，下焦之寒水自然可除，且桂枝降逆平冲，可防范奔豚于未然；大枣甘草相伍，培土健脾以利水气运化。全方合用，共达通阳降逆、培土制水的功效。

（5）炙甘草汤证

条文："伤寒脉结代，心动悸，炙甘草汤主之。"甘草四两（炙），生姜三两（切），人参二两，生地黄一斤，桂枝三两（去皮），阿胶二两，麦门冬半升（去心），麻仁半升，大枣三十枚（擘）。上九味，以清酒七升，水八升，先煮八味取三升，去滓，内胶烊化消尽，温服一升，日三服。

方义：方中以炙甘草为君药，能补中益气，以充气血生化之源，合人参、大枣助其补益，以滋化源，使气足血生，当可复脉；生地、麦冬、阿胶、麻仁既养心阴，又补心血，可使血脉充盛；然阴无阳则无以化，故用桂枝、生姜宣阳化阴，且桂枝甘草相合辛甘化阳，以温通心阳，再加清酒振奋阳气，助血脉通行。诸药合用，阳生阴长，阴阳双补。

（6）心肝同病

1）防己地黄汤证：

条文："防已地黄汤，治病如狂状，妄行，独语不休，无寒热，其脉浮。"防已一分，桂枝三分，防风三分，甘草二分。上四味，以酒一杯，渍之一宿，绞取汁，生地黄二斤，㕮咀，蒸之如斗米饭久，以铜器盛其汁，和分再服。

方义：方中生地黄汁用量最大，归心、肝、肾经，可清热养血、滋阴潜阳熄风；加用少量防已、防风、桂枝以助其疏风散热、通络去滞；甘草和中益气并调和诸药。故本方养血清热以治本，疏风散邪而治标，标本兼治，使阴复热退，心神清明。

2）酸枣仁汤证：

条文："虚劳虚烦不得眠，酸枣仁汤主之。"酸枣仁二升，甘草一两，知母二两，茯苓二两，川芎二两。上五味，以水八升，煮酸枣仁，得六升，内诸药，煮取三升，分温三服。

方义：方中以酸枣仁为君药，味酸而入肝，可养肝阴、安神志，所以诸多文献将其纳入肝病为主，然酸枣仁归心、肝、胆经，重在养心安神，知母养阴清热；川芎活血行气；甘草清热缓急，调和诸药。

（7）心脾同病

甘草小麦大枣汤证：

条文："妇人脏躁，喜悲伤欲哭，象如神灵所作，数欠伸，甘麦大枣汤主之。"甘草三两，小麦一升，大枣十枚。上三味，以水六升，煮取三升，温分三服。

方义：方中小麦可养心安神；甘草、大枣甘润缓急，补中益气以助其心神安定。现代临床报道可见用治神经精神疾病，如神经衰弱症、癔症、更年期综合征、神经分裂症等，亦有与百合地黄汤、酸枣仁汤等联合应用，酌加养血、安神、解郁之药，以增加疗效。

（8）心肾同病

黄连阿胶汤证：

条文："少阴病，得之二三日以上，心中烦，不得卧，黄连阿胶汤主之。"黄连四两，黄芩二两，芍药二两，鸡子黄二枚，阿胶三两（一云三挺）。上五味，以水六升，先煮三物，取二升，去滓，内胶烊尽，小冷，内鸡子黄，搅令相得，温服七合，日三月服。

方义：方中重用黄连、黄芩来泻心火，即所谓“阳有余，以苦除之”；芍药、阿胶、鸡子黄滋阴又养血，亦即“阴不足，以甘补之”。鸡子黄为血肉有情之品，功擅养心滋肾，需要生用。

（9）心肺同病

1）百合地黄汤证：

条文：“百合病不经吐、下、发汗，病形如初者，百合地黄汤主之。”百合七枚（擘），生地黄汁一升。上以水洗百合，渍一宿，当白沫出，去其水，更以泉水二升，煎取一升，去滓，内地黄汁，煎取一升五合，分温再服。中病，勿更服。大便当如漆。

方义：方中百合性味甘寒，入心、肺、胃经，可养阴润肺，清心安神，又可清气分之热，《日华子本草》：“安心，定胆，益志，养五脏”；生地黄汁寒凉甘润，归心、肝、肾经，可清热凉血，泄血分之热，养阴生津；泉水可下热气，利小便，又能清心除烦。

2）百合知母汤证：

条文：“百合病发汗后者，百合知母汤主之。”百合七枚（擘），知母三两（切）。上先以水洗百合，渍一宿，当白沫出，去其水，更以泉水二升，煎取一升，去滓；别以泉水二升煎知母，取一升，去滓，后合和煎，取一升五合，分温再服。

方义：方中百合清心润肺，益气安神；知母养阴清热，润燥除烦；用泉水煎药以助清其内热。

（10）其他方证

针对百合病的诊治，仲景又列出了误用攻下法之后的“滑石代赫汤”；误用吐法之后的“百合鸡子汤”；经过一个月仍不愈并出现口渴者用“百合洗方”；治疗后仍口渴不解者用“栝楼牡蛎散”；形成明显发热者用“百合滑石散”。

2. 从肝辨治

（1）奔豚汤证

条文：“奔豚气上冲胸，腹痛，往来寒热，奔豚汤主之。”甘草、川芎、当归各二两，半夏四两，黄芩二两，生葛根五两，芍药二两，生姜四两，甘李根白皮一升。上九味，以水二斗，煮取五升，日三夜一服。

方义：方中甘李根白皮善治奔豚气，据《别录》记载：“李根皮，大寒。主消渴，止心烦，逆奔气”，《长沙药解》谓其“下肝气之奔冲，清风木之郁热”，现今此药较难取得，临床则有报道可用川楝子或桑根白皮代之；当归、川芎可养血调肝；葛根、黄芩能清火平肝；半夏、生姜和胃降逆化痰；芍药、甘草缓急止痛。

（2）小柴胡汤证

条文：“伤寒五六日，中风，往来寒热，胸胁苦满，默默不欲饮食，心烦喜呕，或胸中烦而不呕，或渴，或腹中痛，或胁下痞硬，或心下悸、小便不利，或不渴、身有微热，或咳者，小柴胡汤主之。”柴胡半斤，黄芩三两，人参三两，半夏半升（洗），甘草（炙），生姜各三两（切），大枣十二枚（擘）。上七味，以水一斗二升，煮取六升，去滓，再煎取三升，温服一升，日三服。

方义：方中柴胡归肝、胆经，疏肝解郁，和解少阳；黄芩清泄邪热；半夏、生姜调和胃气，化痰降逆止呕；人参、炙甘草、大枣益气和中，扶正去邪。药物共七味，相辅相成，升降协调，攻补兼施，可疏利三焦，调达上下，宣通内外，和畅气机，故此方为和法之代表方剂。

（3）柴胡加龙骨牡蛎汤证

条文：“伤寒八九日，下之，胸满烦惊，小便不利，谵语，一身尽重，不可转侧者，柴胡加龙骨牡蛎汤主之。”柴胡四两，龙骨、黄芩、生姜（切）、铅丹、人参、桂枝（去皮）、茯苓各一两半，半夏二合半（洗），大黄二两，牡蛎一两半（熬），大枣六枚（擘）。上十二味，以水八升，煮取四升，内大黄，切如碁子，更煮一两沸，去滓，温服一升。

方义：方中用小柴胡汤和解少阳，宣畅气机，扶正去邪；加桂枝使郁阳通达；加大黄泄热和胃；加龙骨、牡蛎、铅丹重镇安神；加茯苓淡渗利水，安神宁心；去甘草防其甘缓邪恋。铅丹虽能镇惊安神，但有毒宜慎用，可用生铁落或磁石等品代之。

（4）风引汤证

条文：“风引汤除热瘫痫。”大黄、干姜、龙骨各四两、桂枝三两，甘草，牡蛎各二两，寒水石、滑石、赤石脂、白石脂、紫石英、石膏各六两。上十二味，杵，粗筛，以韦囊盛之，取三指撮，井花水三升，煮三沸，温服一升。

方义：方中大黄、桂枝能泄血分实热，引火血下行，通行血脉；龙骨、牡蛎镇惊安神，固摄肝肾；寒水石、滑石、赤石脂、白石脂、紫石英、石膏镇潜阳气下行，清肺金，伐肝木，利湿解热；干姜、甘草温暖脾胃，和中益气，并制诸石之寒。

（5）当归四逆汤证

条文：“手足厥寒，脉细欲绝者，当归四逆汤主之。”当归三两，桂枝三两（去皮），芍药三两，细辛三两，甘草二两（炙），通草二两，大枣二十五枚（擘，一法，十二枚）。上七味，以水八升，煮取三升，日三服。

方义：方中当归、芍药、通草、大枣均属血分药，共奏养血活血之功；桂枝、细辛可温通血脉；炙甘草益气生血。

“若其人内有久寒者，宜当归四逆加吴茱萸生姜汤。”加吴茱萸可说明其“久寒”应该是厥阴肝脏虚寒，即是说经脏同寒，合生姜可暖肝温胃，并以水酒各半煎煮，更能增加温通经脉之力。

（6）乌梅丸证

条文：“伤寒脉微而厥，至七八日，肤冷，其人躁无暂安时者，此为藏厥，非蛔厥也。蛔厥者，其人当吐蛔。蛔厥者，乌梅丸主之。又主久利。”乌梅三百丸，细辛六两，干姜十两，黄连十六两，当归四两，附子六枚（炮，去皮），蜀椒四两（出汗），桂枝六两（去皮），人参六两，黄柏六两。上十味，异捣筛，合治之，以苦酒渍乌梅一宿，去核，蒸之五斗米下，饭熟，捣成泥，和药令相得，内臼中，与蜜杵二千下，丸如梧桐子大，先食饮，服十丸，日三服，稍加至二十丸。

方义：方中主药乌梅味酸入肝，善滋养肝阴，为安蛔之要药，黄连、黄柏苦寒以清上热；用辛温之细辛、干姜、附子、蜀椒、桂枝即是取其辛则蛔得以伏，并温下去寒；人参、当归益气养血；米饭、蜂蜜和胃缓急，保护脾胃。

（7）肝胃同病

1）大柴胡汤证：

条文："呕不止，心下急，郁郁微烦者，为未解也，与大柴胡汤，下之则愈。""按之心下满痛者，此为实也，当下之，宜大柴胡汤。"柴胡半斤，黄芩三两，芍药三两，半夏半升（洗），枳实四枚（炙）大黄二两，大枣十二枚，生姜五两。上八味，以水一斗二升，煮取六升，去滓，再煎，温服一升，日三服。

方义：方中柴胡用量最大，专攻少阳，能疏邪透表、理气解郁为君药；黄芩善清泻少阳郁火与相火，与柴胡同用，能和解少阳半表半里以解往来寒热，胸胁苦满；芍药缓急止痛；半夏、生姜降逆止呕化痰；枳实、大黄利气消痞，通下里实；大枣和中顾护脾胃。

2）柴胡桂枝汤证：

条文："伤寒六七日，发热微恶寒，支节烦疼，微呕，心下支结，外证未去者，柴胡桂枝汤主之。"桂枝一两半（去皮），黄芩一两半，人参一两半，甘草一两（炙），半夏二合半（洗），芍药一两半，大枣六枚（擘），生姜一两半（切），柴胡四两。上九味，以水七升，煮取三升，去滓，温服一升。

方义：此方为小柴胡汤和桂枝汤各取二分之一，用小柴胡汤和解少阳、疏达郁结、振奋肝胆脾胃；用桂枝汤调和营卫以疏邪解表，并取桂枝、甘草等辛甘化阳以温补心阳。

3）吴茱萸汤证：

条文："干呕吐涎沫，头痛者，吴茱萸汤主之。""食谷欲呕，属阳明也，吴茱萸汤主之。""少阴病，吐利，手足逆冷，烦躁欲死者，吴茱萸汤主之。"吴茱萸一升（洗），人参三两，生姜六两（切），大枣十二枚（擘）。上四味，以水七升，煮取二升，去滓，温服七合，日三服。

方义：方中吴茱萸温肝暖胃，降逆止呕；配大剂量生姜散寒止呕，亦可止泻；人参、大枣补虚和中。

（8）肝肾同病

四逆散证：

条文："少阴病，四逆，其人或咳，或悸，或小便不利，或腹中痛，或泄利下重者，四逆散主之。"甘草（炙），枳实（破，水渍，炙干），柴胡，芍药。上四味，各十分，白饮和服方寸匕。

方义：方中柴胡疏肝解郁，调畅气机，透达阳郁；枳实行气散结；芍药和营益阴；炙甘草缓急和中。诸药合方，可使气机通畅，郁阳得伸而四逆可除。

3. 从脾胃辨治

（1）白虎汤、白虎加人参汤证

条文："三阳合病，腹满身重，口不仁面垢，谵语遗尿。发汗则谵语。下之则额上生汗，手足逆冷。若自汗出者，白虎汤主之。""服桂枝汤，大汗出后，大烦渴不解，脉洪大者，白虎加人参汤主之。""伤寒若吐若下后，七八日不解，热结在里，时时恶风，大渴，舌上干燥而烦，欲饮水数升者，白虎加人参汤主之。"知母六两，石膏一斤（碎），甘草二两（炙），人参二两，粳米六合。上五味，以水一斗，煮米熟汤成，去滓，温服一升，日三服。

方义：方中石膏辛甘大寒，擅清热泻火，除烦止渴；知母亦能泻火，更可滋阴润燥；二药相伍则专清阳明独盛之热而保胃津。炙甘草、粳米益气和中，使气足则津生，也能避免寒凉损伤脾胃之弊；加人参更增补气生津之功。

（2）小建中汤证

条文："伤寒二三日，心中悸而烦者，小建中汤主之。"《金匮要略》"虚劳里急，悸，衄，腹中痛，梦失精，四肢酸疼，手足烦热，咽干口燥，小建中汤主之。"桂枝三两（去皮），甘草二两（炙），大枣十二枚（擘），芍药六两，生姜三两（切），胶饴一升。上六味，以水七升，煮取三升，去滓，内饴，更上微火消解，温服一升，日三服。

方义：方中用甘草、大枣、胶饴之甘味以建立中气而缓急；桂枝、生姜之辛味来通阳调卫气；芍药之酸味用以敛阴和营。诸药合用，可使中气得以四运，从阴引阳、从阳引阴，则阴阳和，营卫调，脾胃健，气血充，而寒热错杂诸症则自愈。

（3）大黄黄连泻心汤证

条文："心下痞，按之濡，其脉关上浮者，大黄黄连泻心汤主之。"大黄二两，黄连一两（黄芩一两）。上二味，以麻沸汤二升，渍之须臾，绞去滓，分温再服。

方义：方中大黄泄热和胃，黄连泻心胃之火，黄芩泻中上焦实火，三者合用，邪热得清，气机得疏，则痛闷感自消。

（4）承气汤证

条文："若胃气不和，谵语者，少与调胃承气汤""阳明病，不吐不下，心烦者，可与调胃承气汤。"甘草二两（炙），芒硝半升，大黄四两（清酒洗）。上三味，切，以水三升，煮二物至一升，去滓，内芒硝，更上微火一二沸，温顿服之，以调胃气。

方义：大黄、芒硝攻积导滞，润燥软坚，泄热去实；甘草甘缓和中，既可缓大黄峻下之力，使药力作用于胃，又可护胃和中，使燥热邪去且不损中州正气。服法有二：一为"少少温服"，用于阳复太过而致胃热谵语者，以取其泄热之功；二为"温顿服之"，主要取其攻下之力。

4. 从肾辨治

（1）干姜附子汤证

条文：“下之后，复发汗，昼日烦躁不得眠，夜而安静，不呕，不渴，无表证，脉沉微，身无大热者，干姜附子汤主之。”干姜一两，附子一枚（生用，去皮，切八片）。上二味，以水三升，煮取一升，去滓，顿服。

方义：方中附子能上助心阳、中温脾阳、下补肾阳，其生用，更增破阴回阳之功；干姜可温中散寒，回阳通脉，二药合用大辛大热，且煎煮一次并顿服之，可使药力集中，回阳效果迅速。

（2）茯苓四逆汤证

条文：“发汗，若下之，病仍不解，烦躁者，茯苓四逆汤主之。”茯苓四两，人参一两，附子一枚（生用，去皮，破八片），甘草二两（炙），干姜一两半。上五味，以水五升，煮取三升，去滓，温服七合，日二服。

方义：由四逆汤加人参、茯苓组成，四逆汤可回阳救逆以固肾本；人参壮元气、益五脏、安精神、补气生津；重用茯苓至四两，健脾益气，渗利水湿，宁心安神，合人参精神得安、烦躁得止。

（3）真武汤证

条文：“太阳病发汗，汗出不解，其人仍发热，心下悸，头眩，身瞤动，振振欲擗地者，真武汤主之。”茯苓、芍药、生姜各三两（切），白术二两，附子一枚（炮，去皮，破八片）。上五味，以水八升，煮取三升，去滓，温服七合，日三服。

方义：方中炮附子温振阳气，肾阳得复，可蒸腾汽化，水有所主；白术苦温燥湿，健脾制水；茯苓淡渗利水，佐白术健脾；生姜助附子布阳，宣散水气；芍药活血脉、利小便，兼制姜、附燥烈之性。

5. 从肺辨治

（1）大青龙汤证

条文：“太阳中风，脉浮紧，发热恶寒，身疼痛，不汗出而烦躁者，大青龙汤主之。”麻黄六两（去节），桂枝二两（去皮），甘草二两（炙），杏仁四十枚（去皮尖），生姜三两（切），大枣十枚（擘），石膏如鸡子大（碎）。上七味，以水九升，先煮麻黄，减二升，去上沫，内诸药，煮取三升，去滓，温服一升，取微似汗。汗出多者，温粉粉之。一服汗者，停后服。若复服，汗多亡阳遂虚，恶风烦躁，不得眠也。

方义：方中麻黄发汗解表；桂枝解肌去风，助麻黄发汗；麻黄、石膏、杏仁相伍，宣肺清热，炙甘草调和诸药，与生姜、大枣和中以滋汗源。

（2）麻黄杏仁甘草石膏汤证

条文：“发汗后，不可更行桂枝汤，汗出而喘，无大热者，可与麻黄杏仁甘草石膏汤。”麻黄四两（去节），杏仁五十个（去皮尖），甘草二两（炙），石膏半斤（碎，棉裹）。上四味，以水七升，煮麻黄，减二升，去上沫，内诸药，煮取二升，去滓，温服一升。

方义：方中麻黄宣肺定喘；石膏辛寒直清里热，且用量重于麻黄，亦制麻黄辛温发散之力；杏仁宣肺降气；甘草和中缓急，调和诸药。

6.从三焦辨治

栀子豉汤类证：

条文："发汗后，水药不得入口为逆，若更发汗，必吐下不止。发汗吐下后，虚烦不得眠，若剧者，必反复颠倒，心中懊憹，栀子豉汤主之；若少气者，栀子甘草豉汤主之；若呕者，栀子生姜豉汤主之。"栀子十四个（擘），香豉四合（绵裹）。上二味，以水四升，先煮栀子，得二升半，内豉，煮取一升半，去滓，分为二服，温进一服，得吐者，止后服。"阳明病……若发汗则躁，心愦愦反谵语。若加温针，必怵惕烦躁不得眠。若下之，则胃中空虚，客气动膈，心中懊憹，舌上苔者，栀子豉汤主之。""下利后更烦，按之心下濡者，为虚烦也，栀子豉汤主之。"

方义：栀子苦寒，归心、肺、三焦经，可清热除烦；豆豉升散解郁，透邪解热，又能和降胃气于中。

（二）从瘀辨治

1.桃核承气汤证

条文："太阳病不解，热结膀胱，其人如狂，血自下，下者愈。其外不解者，尚未可攻，当先解其外，外解已，但少腹急结者，乃可攻之，宜桃核承气汤。"桃仁五十个（去皮尖），大黄四两，桂枝二两（去皮），甘草二两（炙），芒硝二两。上五味，以水七升，煮取二升半，去滓，内芒硝，更上火，微沸下火，先食温服五合，日三服，当微利。

方义：方中桃仁活血化瘀；桂枝温通经脉，助桃仁辛散血结；大黄可去瘀生新；芒硝软坚散结；炙甘草调和诸药。

2.代抵当汤证

条文："太阳病六七日，表证仍在，脉微而沉，反不结胸，其人发狂者，以热在下焦，少腹当硬满，小便自利者，下血乃愈。所以然者，以太阳随经，瘀热在里故也，抵当汤主之。""太阳病身黄，脉沉结，少腹硬，小便不利者，为无血也。小便自利，其人如狂者，血证谛也，抵当汤主之。"水蛭三十个（熬），虻虫三十个（去翅足，熬），桃仁二十个（去皮尖），大黄三两（酒洗）。上四味，以水五升，煮取三升，去滓，温服一升。不下更服。

方义：水蛭、虻虫药性峻猛，善于破瘀积恶血；大黄泄热逐瘀，推陈致新；桃仁活血化瘀。

（三）津液辨治

1. 苓桂术甘汤证

条文:“伤寒若吐、若下后，心下逆满，气上冲胸，起则头眩，脉沉紧，发汗则动经，身为振振摇者，茯苓桂枝白术甘草汤主之。”茯苓四两，桂枝三两（去皮），白术、甘草各二两（炙）。上四味，以水六升，煮取三升，去滓，分温三服。“心下有痰饮，胸胁支满，目眩，苓桂术甘汤主之。”“夫短气，有微饮，当从小便去之，苓桂术甘汤主之。”

方义：方中茯苓养心益脾，利水渗湿，宁心安神；桂枝温阳化气，平冲降逆，与茯苓相配，使饮邪得下；白术健脾燥湿，甘草补脾益气，助苓桂同治中焦，培土制水；桂枝甘草相配，辛甘化阳，以退阴翳。

2. 半夏麻黄丸证

条文：“心下悸者，半夏麻黄丸主之。”半夏、麻黄等分。上二味，末之，炼蜜和丸小豆大，饮服三丸，日三服。

方义：用半夏逐饮降逆，麻黄宣发阳气，心阳得宣，饮邪得降，则动悸自宁，若阳气过发，凌心之水不易速消，故以丸剂小量，缓缓图之。

3. 茯苓甘枣汤证

条文：“伤寒厥而心下悸，宜先治水，当服茯苓甘枣汤，却治其厥。”“太阳病，小便利者，以饮水多，必心下悸”“水停心下，甚者悸”。

此时的“水饮凌心”可为水饮内停于胃为本，凌心为标，脏腑俱病。

4. 五苓散证

条文:“太阳病，发汗后，大汗出，胃中干，烦躁不得眠，欲得饮水者，少少与饮之，令胃气和则愈。若脉浮，小便不利，微热消渴者，五苓散主之。”“假令瘦人脐下有悸，吐涎沫而癫眩，此水也，五苓散主之。”猪苓十八铢（去皮），泽泻一两六铢，白术十八铢，茯苓十八铢，桂枝半两（去皮）。上五味，捣为散，以白饮和服方寸匕，日三服。

方义：方中重用泽泻，利水渗湿，为君药。茯苓、猪苓甘淡利水，健脾渗湿，共为臣药。白术健脾祛湿；桂枝助阳化气，解表散寒，共为佐药。五药合用，使水行气化，表解脾健，蓄水留饮自除。

5. 大陷胸汤证

条文：“客气动膈，短气躁烦，心中懊憹，阳气内陷，心下因硬，则为结胸，大陷胸汤主之。”“结胸热实，脉沉而紧，心下痛，按之石硬者，大陷胸汤主之。”“此为水结在胸也，但头微汗出者”“从心下至少腹硬满而痛，不可近者”。大黄六两（去皮），芒硝一升，甘遂一钱匕。上三味，以水六升，先煮大黄取二升，去滓，内芒硝，煮一两沸，内甘遂末，温服一升，得快利，止后服。

方义：方中甘遂是泻水逐饮之峻药，擅长泻胸腹积水；大黄荡涤邪热、芒硝软坚润燥，二药可佐甘遂逐水饮而破结，使内结水热从二便分利而去。

6. 大黄甘遂汤证

条文："妇人少腹满如敦状，小便微难而不渴，生后者，此为水与血并结在血室也，大黄甘遂汤主之。"大黄四两，甘遂二两，阿胶二两。上三味，以水三升，煮取一升，顿服之，其血当下。

方义：方中大黄破血，甘遂逐水，阿胶养血扶正，使邪去而正不伤。

（四）从痰辨治

1. 皂荚丸证

条文："咳嗽上气，时时吐唾浊，但坐不得眠，皂荚丸主之。"皂荚八两（刮去皮，用酥炙）。上一味，末之，蜜丸梧子大，以枣膏和汤服三丸，日三夜一服。

方义：皂荚归肺、大肠经，可去顽痰，通窍开闭，其药性剽悍，又有微毒，故用酥炙，可使酥脆易于研末，也可减少毒性；再用蜜丸，亦可缓其燥烈之性；用枣膏调开水送服，意在顾护脾胃，以免损伤中气。

2. 小陷胸汤证

条文："小结胸病，正在心下，按之则痛，脉浮滑者，小陷胸汤主之。"黄连一两，半夏半升(洗)，瓜蒌实大者一枚。上三味，以水六升，先煮瓜蒌，取三升，去滓，内诸药，煮取二升，去滓，分温三服。

方义：方中黄连苦寒以泄心下热结；半夏辛降擅清心下痰饮；瓜蒌甘寒润滑能清热除痰以散结。

3. 瓜蒂散证

条文："病如桂枝证，头不痛，项不强，寸脉微浮，胸中痛硬，气上冲喉咽，不得息者，此为胸有寒也。当吐之，宜瓜蒂散。""宿食在上脘，当吐之，宜瓜蒂散。"瓜蒂一分（熬黄），赤小豆一分。上二味，各别捣筛，为散剂，合治之，取一钱匕，以香豉一合，用热汤七合，煮作稀糜，去滓，取汁和散，温顿服之。不吐者，少少加，得快吐乃止。诸亡血虚家，不可与瓜蒂散。

方义：方中瓜蒂味极苦，可涌吐实邪；赤小豆味苦酸，可行水解毒，两药合用，即为酸苦涌吐之法；香豉可开郁结，和胃气，并载药上行，有助涌吐之力。

4. 半夏厚朴汤证

条文："妇人咽中如有炙脔，半夏厚朴汤主之。"半夏一升，厚朴三两，茯苓四两，生姜五两，干苏叶二两。上五味，以水七升，煮取四升，分温四服，日三夜一服。

方义：方中半夏、生姜、茯苓重在化痰；厚朴、苏叶功在理气。二者相伍，痰化则气行郁开，气顺则痰消结散，且厚朴能下气，半夏、生姜能降逆，诸药合用，痰气并治，行中有降。

六、病案

1. 病案（心悸）

患者有风湿性心脏病已数年之久，最近感觉心慌、心中悸动不安。切其脉结，舌苔薄白。

辨证：阴阳两虚证。

治法：滋阴温阳，补益气血。

方药：炙甘草 15 g，人参 10 g，麦冬 30 g，生地 30 g，桂枝 10 g，生姜 10 g，大枣 15 g，阿胶 10 g（烊化），麻子仁 10 g。水酒各半浓煎，分次服。患者自服该方百余剂后，不但心慌、心悸得解，风湿性心脏病也大有改善。

2. 病案（失眠）

患者，女，32 岁。就诊时为仲冬，因久患失眠，曾用诸药无效，形容憔悴消瘦，神气衰弱，心烦不寐，多梦纷纭，神魂不安，常感到患得患失，头晕目眩，食欲不振，脉象弦细，舌绛，两颧微赤。

诊断分析：素体阴虚，营血不足，营虚不能养心，血虚不能养肝，心虚使神不内守，肝虚则魂失依附，更加让虚阳上浮，热扰清空而致病。

治法：养心宁神法。

方药：以酸枣仁汤加减主之。北野参、百合花各 9 g，朱茯神、白芍、夜交藤各 12 g，炒枣仁、珍珠母各 24 g，川芎、甘草各 3 g，水煎；另用老虎目睛 1.5 g，研末冲服。连服 13 剂，便能入睡，精神内守，诸症悉除。

3. 病案（脏躁）

患者：女，32 岁。头感昏眩，喜伸展躯体，精神恍惚，有时悲有时喜，自哭自笑，默默不欲食，失眠心烦，怔忡惊悸，睡后多梦，喜处暗室，颜面潮红，舌苔薄白，脉象弦滑。

诊断分析：子脏血虚，受风化热，虚热相搏，扰乱神明。

治法：养心缓肝法。

方药：甘麦大枣汤与百合地黄汤加减主之。粉甘草 18 g，淮小麦 12 g，大红枣 10 枚，炒枣仁 15 g，野百合 60 g，生牡蛎 30 g。水煎服，日服 2 剂。数剂见效，20 剂痊愈。

4. 病案（百合病）

患者，男，学生。最近因为考研失利，情志抑郁。一周前因心前区有阵发性刺痛感，以疏肝解郁法治之，服用 5 剂后，无效。刻下：少气懒言，心烦易怒，躁动不安，神疲乏力，心悸失眠，不思饮食，小便黄，舌红少苔，脉象细数。

诊断分析：百合病。

治法：补气养阴清热。

方药：百合地黄汤。百合 40 g，生地黄 40 g，每日 1 剂；水煎服，早晚各次。3 剂后，心前区刺痛消失，诸症减轻。按上方改为百合 20 g，生地黄 20 g，麦冬 20 g，白芍 15 g，继服 5 剂后诸症消失。之后给予逍遥丸调理，嘱其调节情志，随访 3 个月未再复发。

5. 病案（奔豚汤证）

患者，女，40 岁。患有发作性心烦胸热两年，逆气上冲，发作时恐惧欲死而倒地，与情绪有关，曾多次被送往医院急诊科，未见器质性病变，发作时有胃肠部烦热，热气从胃腔部上冲，胸闷，有濒死感，几秒钟后好转，舌苔白，脉象弦滑。

诊断分析：奔豚气。

治法：化痰渴火，疏肝解郁。

方药：奔豚汤加减。葛根、川芎各 20 g，当归、黄芩、白芍、桑白皮各 15 g，半夏、甘草、郁金、石菖蒲各 19 g，生姜 3 片，夜交藤、磁石各 30 g。投上方 10 剂，并配合心理治疗，病趋稳定，继服 10 剂，巩固疗效，并嘱患者减少精神刺激，随访半年未曾复发。

6. 病案（吴茱萸汤证）

患者，女，48 岁。一年前因遭受意外不幸而到受精神刺激，导致失眠多梦，心中烦乱，易怒欲死，头痛，吐涎，四肢厥冷，经西医检查均无明显阳性体征，拟诊为神经官能症。近期常感头痛、不寐、易怒、纳差、吐涎、泄泻、唇青，时常手足逆冷，或不省人事，每次约三十分钟，舌质淡，苔薄白，脉沉紧。

诊断分析：涉及厥阴、少阴二经病证。病理基础乃阴盛浊气横逆所致。

治法：温中补虚，降逆止呕。

方药：吴茱萸汤加味。吴茱萸、人参、干姜、丁香各 10 g，大枣 5 枚，肉桂 6 g。连服三剂后，昏厥发作停止，再服三剂后，余症大减，继服五剂则诸症悉除而愈。

七、小结

中医对情志病的治疗有完整的理论体系，讲求整体观念、辨证论治、三因制宜，因人、因时、因地，更能针对情志病患者进行个体化治疗。

华佗在《青囊秘录》中提出“善医者医其心，而后医其身，其次则医其病”。我们要传承经典，发挥中医药的优势，更好地为情志病患者解决病痛。

（王宁　孙艳玲　李润）

第二节　躯体化症状自评量表使心理康复从模糊到逐渐清晰

一、心理康复的背景

1. 人类疾病进入了“心理精神疾病时代”

21 世纪，社会迅速发展变化，生存的竞争日趋激烈，精神层面的压力成为这个时代新的致病原，于是人类疾病从 20 世纪的感染性疾病和营养不良、心脑血管疾病和肿瘤逐渐进入了心理障碍时代。

心理心血管病学（psychocardiology），源于 1985 年发表在《心身医学》的一文 *Psychocardiology*：*Meeting place of heart and mind*。近二十年来，“双心医学”从鲜为人知变为逐渐被大家了解，为心血管内科医师所接受，都逐渐认识到很多高血压、心律失常，以及查不出器质性病变的胸闷、心悸、夜间惊醒、颤抖等就是一种心身疾病，其发病、发展和预后与心理状况有着密不可分的关系，是抑郁焦虑情绪的躯体化表现。研究发现高血压、冠心病、心律失常甚至心力衰竭与焦虑、抑郁呈双向相关，相互促发、加重，又常混为一团，对预后造成恶性循环。综合医院心血管门诊患者中大约 1/3 确有器质性心血管疾病；1/3 完全没有心血管疾病；1/3 是“双心”问题，就是既有心血管疾病又有心理问题。当我们按照心血管疾病治疗无效时就会想到这不是或不仅仅是心血管问题，而是包含了“医学无法解释的症状”，即焦虑、抑郁的问题。

2. 心理康复改善心血管疾病预后

在冠心病、心力衰竭以及心律失常等心脏病治疗后，当实际心脏病治疗改善后，仍有 20% ~ 40% 患者，会伴有不同程度的心脏病症状，这些患者需要考虑为心理障碍。冠心病康复期高达 80% 的患者有一定程度的焦虑和抑郁心境，55% 有睡眠障碍，38% 由于心理因素未能恢复工作。在出院后 3 个月之内最常见的主诉是有顾虑、抑郁、无力、对性生活的担心、不敢恢复工作等。除非经过及时和适当的心理行为治疗，上述表现有时会很顽固，并影响其康复。Guiggetta 等报道在 CCU 中对急性心梗患者应用松弛和音乐治疗，并进行适当的心理治疗，随访 5 个月后发现患者的抑郁、焦虑情绪以及自我感觉都有明显进步，并可有效地改善心功能，控制心率，减少心脏并发症的发生。Dishoom 等报道对 156 例急性心梗康复期的患者随机应用单纯运动治疗或运动治疗配合以松弛训练，结果发现单纯运动组在治疗前后的情绪好转不明显，而复合治疗组的患者自我感觉良好，焦虑或久病衰弱的感觉明显减轻。Friedman 等一项 1035 例急性心梗存活后 6 个月以上患者分成 3 组，心理科组、心内科组（电话心理咨询）、对照组（传统门诊），一年随访，观察心脏发病率以及死亡率，心理科组 2.9% 及 0.9%，心内科组 4.2% 及 1.8%，对照组 8.9% 及 4.8%，心理疏导治疗能很好地减少心梗后心脏病事件及死亡率。

二、综合医院已经成为心理障碍诊治的重要战场

大批以躯体症状为主要形式的心理障碍患者淤积在非心理专科，形成了明确的“堰塞湖效应”，对患者的身心、社会的经济负担、医院的服务压力和医患矛盾形成了明确的负面作用。

心理障碍早已不像过去仅仅局限在心理专科，在综合医院的就诊者中，心理障碍的平均患病率为 24.2%，比一般群体高 2 到 4 倍，以上数字，尚不包括亚临床的心理障碍，后者的数字更大。2005 年在北京 10 家二、三级医院的心血管内科门诊，对连续以心血管病症状就诊的 3260 例患者进行调查显示，其焦虑发生率为 42.5%，抑郁发生率为 7.1%，其中在冠心病和高血压人群中，抑郁发生率分别为 9.2% 和 4.9%，焦虑发生率分别为 45.8% 和 47.2%。我国的综合医院和各类基层卫生保健机构调查显示，那些以各种症状就诊的患者中，有 25% ~ 40% 有心理问题或伴有心理问题。对全科医疗中胸痛患者的调查发现，由心脏病变引起的胸痛为 35%，而由心理障碍引起的胸痛为 42%，心理导致的胸痛超过了心脏导致的胸痛。所以，目前综合医院最多的一类疾病，就是心理障碍，其已经远远超出心理专科门诊的范畴，已成为综合医院非专科就诊的最主要疾病。因此，早期识别和处理心理障碍已成为综合医院各非心理专科医师无法回避的现实和责任，综合医院心理障碍的临床识别率及发病率之间存在着巨大的鸿沟。所以如何应对和早期正确诊治这些患者是我们这个社会必须解决的重大课题，也是对我们综合医院广大非心理专科医务工作者的巨大挑战。因此，开展心理康复势在必行。

三、心理康复在大多数心脏康复中心相对模糊

心理康复是心脏康复中的灵魂，然而在大多数心脏康复中心多流于形式，大家的认知相对模糊，多数并没有实际开展这项工作。相对于其他康复治疗，心血管疾病的心理康复并不容易，因为存在以下几个问题。

1. 心理障碍患者自身认识模糊

前往综合医院就诊的心理障碍患者意识不到自己的问题是由焦虑抑郁引起的，这是个全球问题。存在这一现象的主要原因之一就是心理障碍早期表现的躯体形式化问题，即心理障碍早期的大多数患者都可表现出各种各样身体多部位系统的不适症状，比如当体验

到不愉快情绪时会感到胸闷，当有焦虑情绪时会有心动过速和心悸感，当感到担心时会引起失眠。但多数情况下人们认为，遇到心理障碍其感受仅局限于悲伤、心烦意乱、紧张不安、担忧害怕或多思多虑等情绪体验，而不会认识到心理障碍会引起各种躯体不适症状。由于存在对心理障碍的病耻感，以及社会对心理障碍存在根深蒂固的偏见，人们更愿意原谅和接受因躯体疾病而不是心理障碍对生活压力不堪承受的回避，所以说心理障碍的躯体形式化是个人的或社会的压抑所致的一种表现，是心理障碍的一种转移和替代，换言之，诉说的是躯体症状，表达的则是社会、心理方面的问题。

2. 临床对心理障碍认识不足

综合医院的总的识别率只有21%，治疗率更低只有10%，相关研究显示对惊恐障碍的误诊率甚至高达100%，致使惊恐障碍患者在得到正确诊断之前，常常在一般医疗机构找过10个以上的医师，花费了10年以上的时间，确诊前平均医疗费用高达2.67万元，造成患者极大的痛苦和医疗资源的严重浪费。处理已识别的心理障碍患者时，仅约半数（中位数47.7%）的患者予以药物治疗，约半数患者（中位数53.9%）予以非药物治疗。莱塞（Lesse）曾报道，在有躯体症状的抑郁患者中，30%经过5年以上的时间后才得到正确诊断。

3. 临床对心理康复的从业人员概念模糊

因为大多数综合医院不具备心理专科，即使有心理专科的医院对于合并心血管疾病的双心患者诊治也较为棘手，最重要的一点是综合医院的心理障碍患者对其心理障碍多持否认态度，不接受心理专科医师的诊治。所以应该是心理医师还是心血管病临床医师或具备心理咨询师资格的护士来做这项工作，这一问题的答案相对模糊。

4. 大多康复中心从事心理康复的人员没有接受过心理培训，国内心理培训的课程相对较少

目前由于心脏疾病本身的特殊性，纯粹由心理医师解释疏导并不能取得患者的认可，故最好还是由受过心理培训的心内科医师负责心脏病患者的心理康复。

四、心内科心理培训是开展心理康复的必修课

笔者从事中西医结合治疗心血管疾病多年，临床应用中西医结合的方法医治大量双心患者，取得不错的疗效，近年来率先在豫西地区开展中西医结合心脏康复，对于心理康复总是感觉不是那么得心应手，一直缺乏识别和处理心理问题的快速精准的方法。

带着临床中关于心理康复的诸多难点笔者于今年5月参加了毛家亮教授举办的全国心内科心理障碍识别和处理研讨班，初步掌握了心理障碍躯体化症状的发病机制、识别方法、治疗策略、药物应用技巧、心理障碍阻抗和医患沟通技巧等。临床中心理康复工作的难点得到了化解，更重要的是掌握了心理障碍尤其是躯体化症状障碍识别的有利武器——

躯体化症状自评量表，应用该量表能够在非常短的时间内，从症状维度、程度维度、时间维度以及社会维度，全面、准确评估患者是否可能有躯体症状障碍以及严重程度，更重要的是根据评估结果可以更好地选择合适地治疗方案，并且量表还能在整个治疗过程中很好地评估患者处于什么阶段，对完成治疗、预防及复发有良好的监测作用。

五、躯体化症状自评量表是开展心理康复的有力武器

心理量表是心理疾病的“造影机”，不仅对心理疾病进行筛查、识别及分类；还可以评估心理疾病严重程度及判别靶症状；更重要的是帮助患者认识自己的疾病状态；帮助医生选择合适的药物；对治疗效果进行充分评估；帮助判断何时减药，何时停药。

心理障碍的过程为躯体化症状—焦虑—焦虑抑郁—抑郁。很多早期患者的心理问题是隐藏在各种各样的躯体症状背后的。躯体化症状自评量表，强调躯体化症状，各项目在量表中所占的比例分别为躯体化症状 50%、焦虑 20%、抑郁 20%、焦虑抑郁 10%。一些传统焦虑抑郁量表无法识别的躯体症状障碍的患者通过躯体化症状量表也可以被识别出来，达到早期诊断的目的。医师通过量表了解患者的躯体症状，理解患者目前的痛苦所在，无形之中建立起了医患之间的沟通桥梁，比直接谈心理障碍更易于被患者所接受。

掌握躯体化症状自评量表，可使基层心脏康复中心和心血管科医师临床工作中诊治双心患者如虎添翼，挽救大量痛苦不堪的心脏心理患者。

六、心理康复的流程

对于心理康复的流程，毛家亮教授推荐的以下流程简便及临床操作性强，便于推广和复制。①询问病史及体检，初步鉴别患者目前有无心理情绪问题。②实验室检查进一步鉴别心脏病与症状的关系。③心理量表测试，鉴别患者有无心理情绪问题，建议应用《在心血管科就诊患者的心理处方中国专家共识》中推荐的心理量表：躯体化症状自评量表（SSS）、PHQ-9、GAD-7。④根据量表的评估结果，给予心理疏导及解释，消除患者心理负担和思想顾虑，必要时可给予抗焦虑抑郁药物治疗。药物选择也可以大致参考量表评分：SSS 分值在 30 ~ 39 分为轻度，可用环酮类、氟哌噻吨美利曲辛片；SSS 分值在 40 ~ 59 为中度，可用五羟色胺再摄取抑制剂 SSRI 类、SARI 或 NaSSa 类；SSS 分值在 60 分以上为重度，可用文拉法辛或度洛西丁类。量表评估与药物结合，使非心理专科心理障碍治疗更加精准、完整、迅速以及有可重复性，使药物治疗效果更好而副作用减少。

七、中西医结合的心理康复值得推广

在我们心内科临床工作中，经常遇到大量的躯体化症状障碍患者，看遍各大医院，找尽各地名医，好像均无良策，患者痛不欲生，往往最后求助于我们中医药，所以我们中医院心内科医师应该坚持中西医结合的心理康复理念，积极参加心理培训，掌握心理量表测试和心理康复的流程，同时结合我们的中医药，两条腿走路，让更多的双心患者获得康复，使我们的心理康复遍地开花结果。

中医药治疗双心疾病源远流长，既有理论基础，又有临床效方。“双心疾病”，属中医“癫”“狂”“痫”“郁证”“不寐”“奔豚”“惊悸”“脏躁”“梅核气”“百合病”等范畴。我国最早的经典医著《黄帝内经》就有“七情郁结”的记载。《金匮要略·今释》则有“喜伤心，怒伤肝，思伤脾，忧伤肺，恐伤脾”等精辟论述。中医“心主神明，心主血脉”等理论，无不强调心理因素与躯体疾病之间存在联系，提倡医师看病要重视心理因素，树立整体观。

双心疾病者多有心脏的基础疾病，耗损心之气阴，加之思虑过度、情志所伤、肝气郁结，逐渐引起五脏气机不和，气血失调，出现胸痹、心悸、脏躁、不寐、郁证等证，且心理疾病者以上诸证兼有。其病位在心，与肝、脾、肾脏密切相关。

心理疾病者，属气血亏虚证型的病证，多从补脾胃、调营卫论治，可以用小建中汤、桂枝汤、桂枝甘草龙骨牡蛎汤、甘麦大枣汤、炙甘草汤等。属肝郁气滞、郁而化火证型的病证，多从疏肝郁、和枢机、清心除烦等论治，可以用小柴胡汤、栀子豉汤、奔豚汤、半夏厚朴汤等。属阴血亏虚及阴阳两虚的病证，多从补阴血、滋阴和阳论治，可以用炙甘草汤、百合地黄汤、甘麦大枣汤等。属心阳不足、痰瘀交阻的病证，可以用当归四逆汤、桂枝茯苓丸、柴胡加龙骨牡蛎汤、瓜蒌薤白半夏汤等。属气滞血瘀、血瘀心脉的病证，可以用小柴胡汤、橘枳姜汤、抵当汤、半夏厚朴汤等。

参考文献：

[1] 刘安邦，马欢，耿庆山. 冠心病合并抑郁症的研究进展[J]. 中国临床新医学，2021，14（2）：205-209.

[2] 中国康复医学会心血管病预防与康复专业委员会，中国老年学学会心血管病与专业委员会，中华医学会心身医学分会. 在心血管科就诊患者心理处方中国专家共识（2020版）[J]. 中华内科杂志，2020，59（10）：764-771.

（孙艳玲）

第十四章

动静态无创心输出量监测

第一节　使用无创心排量技术评估体外反搏疗效

体外反搏作为一个简便、安全、无创伤的辅助循环装置，在心血管疾病，尤其是动脉粥样硬化性心血管疾病的早期预防、维持期治疗、康复阶段有着广泛的应用空间，在临床中需要走规范化、标准化的临床路径。我们应该重视临床中体外反搏应用前的安全评估、操作中的指标监测和应用后的质控评价，以不断调整治疗方案，从而完善心脏康复的临床路径。

体外反搏治疗的疗效有即时疗效、中期疗效、远期疗效之分。从循证医学的角度，目前大部分疗效的评价指标以中间指标居多，比如运动耐量、心脏功能指标、血管内皮功能、心绞痛评价量表、生活质量量表等。事实上，体外反搏的即时疗效是由血流动力学的指标变化来体现的，体外反搏即时血流动力学的质控，心搏量、心排量、心脏指数的衡量是一个关键指标。因此，体外反搏治疗中、治疗疗程后的这些指标对比是质控的重要数据。

我们通过临床中常见的一个病例，看一下质控的效果。

患者张某，男，42岁，1个月前无明显诱因出现胸闷、心慌，就诊于洛阳市某医院，行冠脉造影检查结果显示："冠状动脉慢血流，左主干、前降支、右冠血流分级：TIMI Ⅱ级"，给予口服药物治疗（阿司匹林肠溶片、他汀类药物）。出院后上述症状仍不缓解，尤其夜间平卧时症状加重，为求中西医诊治，遂来我院治疗。入院时症见：发作性胸闷、心慌。既往史：高血压病史8年，口服降压药物（非洛地平缓释片、富马酸比索洛尔片、盐酸咪达普利片），血压控制可。个人史：有吸烟史20年，平均15支/天，无饮酒史。

冠脉慢血流（CSF），是指冠脉造影未发现明确病变，而血流灌注延迟的现象。其发生机制主要有：①微血管病变，包括微血管阻力增加及痉挛；②血管内皮功能受损，NO减少；③冠状动脉粥样硬化的早期表现。治疗：①血管扩张剂，如硝酸、尼可地尔，可改善冠脉慢血流；②抗血小板治疗；③他汀类药物；④中药治疗。

入院后依据患者发病的时间及症状，给予无创心排量监测，结果显示：心输出量

（5.3 L/min）、心肌收缩力（44.2）偏低；前负荷率（96.3%）、外周血管阻力（3272 dynes · sec/cm^5）偏高。

结合患者冠脉造影和心排量监测结果，给予患者综合治疗方案：

药物治疗：①阿司匹林肠溶片 100 mg，每日 1 次；②匹伐他汀钙片 2 mg，每日夜晚 1 次；③非洛地平缓释片 5 mg，每日 1 次；④富马酸比索洛尔片 5 mg，每日 1 次；⑤盐酸咪达普利片 5 mg，每日 1 次。

戒烟处方：嘱患者戒烟，必要时给予中药代泡茶。

体外反搏治疗：每日 2 次，一次 40 分钟，压力 0.030 MPa，35 小时为 1 个疗程。

体外反搏过程中心排量监测结果显示：患者每搏输出量、心输出量逐渐增加，外周血管阻力逐渐下降。

体外反搏治疗后，无创心排量监测结果显示：静息指标均在正常范围。

治疗一周后，患者诉胸闷、心慌症状明显改善，尤其夜间症状明显减轻，继续坚持治疗。治疗 1 个疗程（35 小时）后，患者诉胸闷、心慌已消失。再次给予无创心功能监测。

体外反搏治疗 1 个疗程后，结果显示：静息每搏输出量（107.7 mL）、心输出量较入院前明显增加，且心输出量（5.8 L / min）在正常范围；心肌收缩力（62.3）明显增加；前负荷率（74.5%）、外周血管阻力（2728 dynes · sec/cm^5）较前有所下降。

体外反搏治疗前、后，心排静息指标的平均值结果显示：每搏输出量、心输出量、心肌收缩力、左心做功指数明显升高；前负荷率、外周血管阻力有所下降。

通过观察患者入院当天体外反搏治疗前、后，体外反搏治疗过程中及体外反搏治疗 1 个疗程等指标，可得出：体外反搏治疗可提高患者舒张期压力，增加冠状动脉血流量和流速；同时可增加每搏输出量、心输出量，减轻心脏后负荷。可见，体外反搏是治疗冠脉慢血流的有效武器。

用心排实时动态评估体外反搏前后，并监护体外反搏中的情况，能够实现对体外反搏治疗效果的有效评定，也可以保证体外反搏治疗过程中的安全性。可见，无创心排是监测体外反搏疗效的标尺之一。

（王成宜　孙艳玲）

第二节　无创运动心排助力冠心病诊治

58 岁的孙叔叔是个倔老头，劳累后胸闷、胸痛频繁发作的症状已经持续了近两年，也在洛阳的多个医院都看过病，药也不断地服用，可是症状并没有得到明显的缓解。接诊的医师都建议他进一步检查一下，做个心脏冠脉造影或者冠脉 CTA，可是他提起检查就因恐惧而坚决拒绝。

随着春节的临近，因为张罗过年而忙碌，孙叔叔感觉心前区闷痛又频繁发作了。考虑到如果去西医的医院看病一定又是让造影，于是抱着不愿意冠脉造影检查的目的，这次选择了洛阳市中医院心内科一病区。

入院后接诊医师仔细问诊，详细了解了患者的发病诱因、发病过程及缓解情况，其中，采用的“视、触、叩、听”和中医传统“望、闻、问、切”“四诊合参”，这个过程让孙叔叔轻松了不少，心想：“这个中医院果真没有一上来就让造影呀”，他的心情似乎放轻松了，介绍病情时也更加细致了。

相关基本检查结束后，结合患者的病史，孙艳玲主任建议：这个患者症状典型，病史明确，心电图有动态演变，但因内心非常抵触冠脉造影和 CTA 检查，可以给予心内科无创检查——运动心排血量试验联合心肺运动试验，进一步评价患者冠心病严重程度之后，再决定下一步治疗方案。

负责专科评估的王成宜医师给予了如下报告：①心电图结果显示有动态演变。②心肺运动试验结果显示：患者运动功能低下，运动耐量明显低下。③运动心排血量结果显示：患者在运动过程中，每搏输出量、心输出量、心肌收缩力、左心做功指数突然下降；外周血管阻力升高；血流动力学性能图显示，运动中心输出量低于正常范围。

运动心排血量试验是在递增踏车负荷试验下，实时、连续检测运动中血流阻抗图、每搏输出量、心输出量、心肌收缩力以及前后负荷等血流动力学参数来评估心脏泵血功能。正常人运动中随着运动量的增加，心率、心输出量、动脉血压、心肌耗氧量也相应增加，而外周血管阻力则随运动量的增加而下降。当运动中心肌缺血发作时首先表现为左心室收缩力、每搏输出量和心排血量降低等左室收缩舒张功能障碍的血流动力学改变，进而导致心肌缺氧缺血和代谢改变，随后出现心电图 ST-T 改变。因此，在运动下监测心排血量，可以更早发现心肌缺血，结合心电图 ST-T 改变可以更准确地诊断心肌缺血，可提高早期冠心病的诊断率，是诊断心肌缺血非常重要和有价值的检测技术。

考虑到患者在运动中的“心电图未见明显动态改变时，每搏输出量出现下降”的情况，冠心病应该是可以明确诊断了，但是患者家属还是想进一步了解冠脉血管究竟堵了多少？堵了几支？有没有生命危险？可一提造影和 CTA 检查，患者就坚决拒绝了。

孙艳玲主任耐心地多次向患者讲解了冠脉造影和 CTA 的检查方法、安全性和二者的区别，患者还是不愿意做冠脉造影，最后在孙艳玲主任带他观看了 CTA 的检查过程之后，他才欣然接受了冠脉 CTA 的检查方式。

冠脉 CTA 检查示：①右冠状动脉远端管壁斑点钙化，对应管腔狭窄（约 75%）；②前降支走行僵硬，近段管壁局限增厚，对应管腔狭窄（约 70%）。结合 CTA 结果，给予患者制定了药物治疗方案，同时给予完整的心脏康复管理方案。

运动处方：①运动形式，主动运动以有氧运动为主[走路或跑步机跑步（4.5 ~ 5.0 km/h），功率自行车（46 ~ 61 W），八段锦或五禽戏每天 1 次]，兼无氧运动（运用器械如划船训练器、夹胸训练器）；被动运动可增强体外反搏治疗。②运动强度：46 ~ 61 W 左右，或靶心率 100 次 / 分。③运动时间：30 ~ 50 分钟，其中热身 5 ~ 10 分钟，运动 20 ~ 30 分钟，恢复 5 ~ 10 分钟。④运动频率：有氧运动每周 5 ~ 7 次，无氧运动每周 3 ~ 5 次。增强型体外反搏治疗每天 1 小时，36 小时为 1 个疗程。

营养处方：低盐低脂饮食。

药物处方：阿司匹林肠溶片、阿托伐他汀钙片、硫酸氢氯吡格雷片、琥珀酸美托洛尔缓释片、单硝酸异山梨酯片。

系统评估检查的结束，意味着心脏康复管理的开始，面对检查结果和完整的治疗方案，平时倔强的患者脾气也变好了，欣然接受了运动、药物、生活方式调整一体的治疗方案，并且见人就说这个检查好神奇，运动运动就把病看透了。

其实在临床工作中，这样的病例比比皆是，有大量的患者有着典型的症状，却因各种各样的原因没有明确诊断，没有被给予规范的治疗和管理，导致了病情的加重或延误。当然也不乏过度检查的患者。我国著名心血管专家胡大一教授在《论医生的方法论》里提到，医生要三个回归，即回归人文、回归临床、回归基本功。注意遵守“五指诊断模式”，即第一步是问好病史；第二步是物理诊断基本功（视、触、叩、听、望、闻、问、切）；第三步是一定要看好心电图、胸片；第四步是成本高一点的、无创或创伤不大的运动负荷类试验；第五步才是成本高有创伤的检查手段如 CT 或造影。

我们在临床中不仅苦练基本功，而且要善于运用无创运动负荷试验检查，以帮助我们做到冠心病的早诊断和风险评估。在广大基层医院、县级医院、中医院，如果把握不好运动平板的风险，运动心排对于冠心病也是一个安全、无创、值得推广的评估诊断设备。

（王成宜　孙艳玲）

第三节　关于无创心排量监测评估指导高血压用药的商榷

一、我国高血压知晓率、治疗率、控制率明显增高，整体达标率不尽人意

人类认识高血压的历史并不漫长，迄今为止将高血压作为临床疾病和重要的心血管危险因素来进行积极干预不过六七十年的历史。在这半个多世纪的历史进程中，关于高血压的发生机制的研究和药物研发蓬勃兴起。多项突破性的机制研究，如交感、肾素 - 血管紧张素 - 醛固酮系统等神经内分泌机制与钠盐摄入增高等容量机制的初步认识，促进了现代降压药物的研发和有效应用。流行病学研究和大规模降压治疗干预研究的结果证明了降压治疗的巨大获益，从而使全球高血压治疗率和控制率快速提高。科技的进步也使我们能够采用新的技术手段管理高血压，其中主要体现在血压测量技术的进步。政府的支持和我国

高血压专家的努力使我们国家同样取得了长足的进步。尤其是2020年的《中国心血管健康与疾病报告》显示：我国18岁及以上成人高血压患病率为27.9%，患病人数达2.45亿，正常高值血压患病率为41.3%，患病人数4.35亿。其中，高血压知晓率、治疗率、控制率及治疗控制率分别为46.9%、40.7%、15.3%和37.50%，农村地区高血压知晓率、治疗率及控制率较低。整体上，我国18岁及以上成人高血压知晓率、治疗率和控制率明显增高，但是仍有广大患者治疗不规范，进而带来相应的一系列问题。

二、我国基层高血压知晓率、治疗率、控制率和达标率均低，形势愈演愈烈

我国90%的高血压患者就诊于城镇社区和乡村卫生服务机构，基层是防治高血压的主战场，基层医师是高血压防治的主力军。我们国家在高血压分级诊疗和临床路径方面做了很多探索，在提高基层医师管理高血压的技能、规范治疗和管理能力方面做出了很大努力。但是由于我国地域辽阔，东西部经济差别较大，基层高血压医治水平仍然参差不齐，导致基层高血压知晓率、治疗率、控制率低，达标率低，且形势愈演愈烈。

近年我国的高血压流行病调查和临床研究资料显示，我国基层高血压人群具有以下特点：① 90%的患者在城镇社区和农村就诊，基层是高血压防治的“主战场”；②我国2级以上高血压患者占2/3以上；③合并危险因素的高血压患者高达90%；④目前我国高血压治疗实际控制率不到30%；⑤社区医师进行高血压分层评估困难；⑥高血压治疗方案和路径混乱；⑦患者依从性差；⑧患者对社区医师的信任度低。简而言之，中国高血压患者90%以上是中高危心血管风险人群，治疗效果不理想。

三、基层缺乏更多的高血压评估手段

作为我国中西部基层心内科医师，笔者从事临床多年，发现以下问题：基层医疗单位高血压的测量手段已经日新月异；基层医疗单位安全有效的高血压药物已覆盖；基层医师随着高血压指南的更新和巡讲的再教育，分层评估能力提高和治疗方案越来越规范；基层高血压患者依从性差和达标率低的原因可能与个体化用药相对不够有直接关系，究其原因，其实是缺乏有效的评估手段，导致不能相对“精准化”用药。

基因检测虽然可指导个体化精准用药，但其太“小众”，在基层根本无路可走；测定每日尿钠排泄量，每日氯化钠的摄入量，判断有无“盐敏感性高血压”；化验血中同型半胱氨酸，叶酸利用代谢基因，可以判断有无高同型半胱氨酸血症。这样的评估其实远远不能达到指导临床用药的目的，仍然会导致高血压患者换药频率高，血压不达标。

四、原发性高血压的机制

我们知道血压＝心输出量 × 外周阻力，高血压的实质是一种血流动力学异常的疾病，可表现为外周血管阻力增高、心率增快、血容量增加或心肌收缩力增强等，分为心输出量增高型和（或）外周血管阻力增高型。从血压形成机制上讲，心脏做功之一就是保持

血压，使外周组织得到足够的氧和营养物质，并带走废物，因此决定血压高低的主要因素是心输出量和外周血管阻力。明确高血压患者的血流动力学特征，有助于降压药物的选择，达到精准的用药效果，从而实现个体化精准治疗的目标。最新高血压治疗指南推荐治疗方案依旧以药物为主，并遵守小剂量、长效剂、联合用药和个体化的治疗原则，实际上我们在评估手段上应该从精准的角度着手，对高血压进行血流动力学评估分型，在治疗原则上注重整体康复，才能更好地控制血压，提高控制率、达标率。

五、无创心排监测指导高血压治疗用药

血流动力学监测在经历有创、半有创和无创的血流动力学监测技术演变后，无创心排监测应运而生。无创心排监测是指在静息或一定运动负荷下，实时连续监测心排血量、前后负荷、心肌收缩力指数等心脏机械泵血血流动力学指标，结合生理特点及参数正常变化趋势来评估心功能，包括静态心输出量监测和动态心排量评估试验等，监测的主要指标有每搏输出量、心率、心输出量、每搏指数、心指数、心收缩力指数、前负荷率、外周血管阻力等。

血压和外周血管阻力均属于心脏射血的后负荷，所谓外周血管阻力是指小动脉和微动脉对血流的阻力，是形成血压的基本因素之一。根据流体力学血流遇到的阻力可从压力梯度就流量计算而来，即血流阻力 R= 压力梯度（P1-P2）/Q，但是 SVR 或 SVRI 不能直接测量，常用下面计算公式：SVR=80（MAP-CVP）/CI，CVP 比较小，常常使用近似公式 SVR=80×MAP/CO，一般情况下舒张压的高低主要反映外周阻力的大小。CO 是指心输出量，是每搏输出量和心率的乘积，心缩期每搏输出量增大，射入主动脉的血量增多，管壁所受的张力增加，收缩压增高，因此心输出量影响收缩压，LCWI=（MAP-PCWP）×CI×0.0144（PCWP 常默认正常或忽略）。可见 CO、MAP、SVRI 是相互联系的整体。

对高血压的血流动力学分型测量技术很多，目前心室阻抗血流阻抗描记法是比较方便安全的。一项回顾性研究提到心室阻抗血流阻抗描记法已经成为一种独特且高度准确的无创工具，用于评估血流动力学参数。在高血压患者中使用该技术测量各种血流动力学成分可以更好地评估病情，更快的识别出最高风险的患者，并且能够更有效地进行靶向药物管理。

临床上我们长期监测和观察静态血压，却对运动中血压的观察甚少，且没有形成统一标准。在形成稳定高血压之前，机体长期处于无症状状态，运动中血压异常升高是形成高血压、脑梗死及其他心血管疾病的先兆。运动中血流动力学与血压的表现为心输出量持续增加，外周血管阻力下降，MAP 维持在 70 ~ 140 mmHg 较正常。若运动中血压升高异常，则反映血管壁的顺应性减低和（或）心输出量灌注增高。

长期高血压的患者中一部分会引起心室壁顺应性减低，即心室舒张末期不良，心房未完全收缩时心室舒张充盈压已经足够，心室开始进入收缩期。在血流动力学阻抗图中表现为房缩波 A 增高，在高血压治疗和控制中，最终使得 A 波恢复正常是最理想的高血压治疗结果。对心室壁或外周血管的顺应性的调节，运动治疗中有氧和抗阻训练是比较有效的方案。

在该领域有大量的试验研究，其中一项显示在高血压早期，外周血管阻力即出现上升，随着高血压的发展，外周血管阻力明显增加并出现心输出量下降。甚至在高血压前期患者中，也证实外周血管阻力已开始增高。还有研究显示有些高血压只表现为心输出量或心肌收缩力等增高，在用药上以降低心功能为主，如 β 受体阻滞剂，在利尿剂的使用上主要看前负荷的情况。在外周血管阻力增高型的高血压中，更倾向于选择血管紧张素转换酶抑制剂（ACEI）、血管紧张素受体拮抗剂（ARB）与钙拮抗剂等扩张外周血管、改善血管顺应性的药物。

对于难治性高血压患者，在用药数量不变的情况下，血流动力学指导下的抗高血压用药可取得更加满意的控制率。还有一些文献显示，即使在血压控制良好的患者中，仍有近一半存在外周血管阻力的增加，表明这些患者体内的神经内分泌系统仍处于异常激活状态，提示单纯药物控制好血压是不够的，要结合运动治疗、饮食指导、心理调节等个体化康复方案，恢复异常的血流动力学，减少靶器官的损害。另外一些血压异常表现为舒张压增高为主，血流动力学监测多表现为外周血管阻力增高，在药物治疗和有氧运动效果不佳时，建议下肢多肌肉群的抗阻训练，增加外周血管的顺应性会更好地控制舒张压。

六、小结

我们从高血压发病机制上探讨，在小规模临床观察中发现，无创心排监测在基层临床中是一种方便快捷的评估手段，不仅可以从血流动力学上评估高血压分型，而且可以指导用药，可能对于基层高血压的防治是一种利器，但是我们需要更多的观察。

参考文献：

[1]《中国心血管健康与疾病报告 2020》编写组.《中国心血管健康与疾病报告 2020》正式出版[J]. 中国心血管杂志，2021（3）：276.

[2] 中华医学会，中华医学杂志社，中华医学会全科医学分会，等. 高血压基层诊疗指南（2019 年）[J]. 中华全科医师杂志，2019，18（4）：301-313.

（王成宜　孙艳玲）

第四节　心排量在心血管疾病评定中的探索

心脏，人体生命的动力之泵，一刻不停地把富含氧气的血液输送至人体的每一个器官每一寸肌肤，永不停息流动的血液意味着生命的鲜活，心脏每一搏搏出的血量的多少决定着生命的质量，人类探索血流动力学的脚步从未停止，从有创、半有创至无创，科技的进步使测量方法日益精准而简单，新一代无创动静态心排量监测系统从国外至国内，逐渐走进我们的视野，在心血管疾病评定中的重要作用逐渐被大家认识和应用，我们在临床中也在不断应用和探索。

一、无创动静态心排的技术原理

技术原理为新一代心室血流阻抗波形描记法，基本原理为欧姆定律，电阻 = 电压 / 电流，即经胸腔过一个固定高频低幅电流，可得到胸部各不同密度的组织的阻抗值。不同密度中血液是最导电的物质，可通过专利高频滤波技术 HD-Z 得到心室血流阻抗信号，从而描记整个心室血流随心动周期血液量变化而变化的阻抗值，即得到反应速度的阻抗波，将其微积分后形成反映加速度的变化的阻抗波形图。通过计算实时波形图，得到每搏量等多项血流动力学参数。

新一代心室血流阻抗波形描记法完全摒弃了原有的 ZO 阻抗检测法，而采用最新阻抗波形实时校准分析法，从而全面检测心排量、前后负荷、心肌收缩力等指标，从而在临床中实现从血流动力学角度动、静态全面评估心脏功能。

无创动静态心排监测方法与 TD 热稀释法所检测值的相关系数是 89%，重复性相关度高且不依赖操作者，可以灵敏记录细微血流动力学改变，与有创方法具有可比性。

无创动静态心排测量系统具备静息、动态、监护三种工作模式分析血流动力学变化趋势。①血流动力学静息评估模式，指患者保持卧位或坐位静息状态监测。②血流动力学动态评估模式，包括被动抬腿负荷试验、同步记录 6 分钟步行试验、同步运动平板试验、心肺运动试验。③康复治疗中监护模式，针对康复前，过程及康复后动态模式监护患者。

二、无创动静态心排的监测参数

无创动静态心排可连续监测 13 个参数，其中包括心率（HR）。

左室排血功能的四个参数：每搏输出量（SV）、每搏指数（SVI）、心排量（CO）、心指数（CI），动态监测时可以观察到每搏输出量持续下降的拐点即每搏阈。

心肌收缩功能的四个参数：心收缩指数（CTI）、左心室做功指数（LCWI）、左室收缩时间（VET）、射血分数（EF）。动态监测时可以观察到心肌收缩力阈。

前负荷的两个参数：前负荷率 EDFR=PCWP × 3.5-5，左室舒张末期容积（EDV），动态监测时可以观察到前负荷增高点。

后负荷的两个参数：外周血管阻力（SVR）、外周血管阻力指数（SVRI），动态监测时可以观察到外周血管阻力异常增高点。

三、无创动静态心排监测的五大功能

第一，血流动力学心阻抗图：由心室收缩波（S波）、心室舒张波（O波）、心房收缩波（A波）构成，可观察室壁运动的情况。双峰S波提示左右心室收缩不同步，高A波即房缩波高，提示心室壁僵硬、顺应性差、舒张功能不良。高O波提示前负荷增高、液体超载。

临床价值：用于收缩及舒张性心力衰竭的鉴别、起搏器安装评价、收缩同步性评估、液体负荷超载鉴别、高血压前兆评估。

第二，血流动力学静息评估柱状图：基于患者在静息状态下SV、SVI、HR、CO、CI、SABP、DABP、MABP、CTI、VET、EDFR、SVR、SVRI、EDV、EF等血流动力学参数基线平均数值，包括反映心排血量、心肌收缩力、前负荷、左心做功和外周血管阻力等心功能状态。各参数的判读用柱状图形及颜色区分，柱状图主要给出各参数静息正常参考范围的低限、高限及基线平均值，其中红色代表基线平均值高血流动力学连续评估趋势图，是血流动力学所有参数动态连续实时的表现，反映静息血流动力学是否稳定以及运动中血流动力学各参数趋势变化是否正常。于上限，黄色代表低于下限、绿色代表正常。

临床价值：用于评估心功能：心排血量、心肌收缩力、前负荷外周血管阻力、心输出量。

第三，血流动力学连续评估趋势图：是血流动力学所有参数动态连续实时的表现，反映静息血流动力学是否稳定以及运动中血流动力学各参数趋势变化是否正常。

临床价值：可连续持续监测患者的血流动力学指标，用于静息的床旁监测，抬腿负荷试验，以及运动员荷下的监测，评估心功能储备。与运动平板、心肺运动试验、6分钟步行试验联合监测血流动力学每搏阈，最大心排量，心肌缺血血流动力学，来制定运动处方。

第四，血流动力学平衡图：人体血流动力学循环系统正常情况下是平衡状态，以心脏排血与外周回流为整体循环，在不同疾病状态下会变现为排血与外周阻力的失衡。根据不同血流循环状态结合病情给予生命指征初步判定。血流动力学平衡图中横坐标为外周血管阻力，纵坐标为左心做功指数，绿色的框内代表血流循环状态正常，纵坐标高于绿色框代表左心做功（或排血）偏高，低于绿色框代表左心做功（或排血）偏低，横坐标高于绿色框代表外周阻力偏高，低于绿色框代表外周阻力偏低。绿色和黄色之间为轻度异常，黄色和红色之间为中度异常，超过红色为重度异常。

临床价值：鉴别休克、高血压类型、评估血流循环状态。

第五，血流动力学性能图：用于评估运动中排血灌注。以心率为横坐标和心输出量为纵坐标，分出运动中正常人心排血量的高限和低限。运动中心排血量在正常范围则数值在两线之间，在高线之上代表高于正常范围，在低线之下代表低于正常范围。

临床价值：运动排血灌注功能评估、评估运动储备及灌注功能。

四、无创动静态心排在冠心病中的作用

弥补冠心病检测中动态血流动力学检测的空白，可提高冠心病无创诊断的特异性和敏感性，提高冠心病的诊断率、甄别冠心病不稳定病变。

目前冠心病心肌缺血的无创诊断方法包括心电图（静息和发作时比较）、心电图运动负荷试验、药物负荷超声心动图、放射性核素心肌显像和冠状动脉 CT 显像。超声心动图通过观察室壁运动变化判断心肌缺血，核素心肌显像通过观察室壁对核素的吸收强弱判断心肌缺血，可以间接判断心肌收缩力变化，二者诊断心肌缺血的敏感性和特异性略高于心电图运动负荷试验。但由于心电图运动负荷试验容易获得，检测方法简便，仍是目前临床最多使用的检测手段，因此如何提高其诊断特异性和敏感性值得进一步研究。

心肌缺血发作时首先表现为左心室收缩力和收缩速度降低、射血速度减慢、左心室心搏量和心排血量降低、左心室舒张末期压和血容量增加等左室收缩舒张功能障碍的血流动力学变化，随后导致心肌缺氧和代谢改变，随后出现心电图 ST — T 改变。因此动态观察心肌缺血时每搏量和左室收缩速度等变化，可以更早期发现心肌缺血，结合心电图 ST — T 改变可以更准确地诊断心肌缺血。

冠心病患者给予无创动态心排量监测联合心电运动负荷试验或心肺运动试验，在递增踏车负荷试验下，实时、连续监测运动中血流阻抗图、每搏输出量、心输出量、心肌收缩力以及前后负荷等血流动力学参数来评估心脏泵血功能。当运动中心肌缺血发作时首先表现为左心室收缩力、每搏输出量和心排血量降低等左室收缩舒张功能障碍的血流动力学改变，进而导致心肌缺氧缺血和代谢改变，随后出现心电图 ST — T 改变。因此，在运动下监测心脏血流动力学参数变化，可以更早发现心肌缺血，结合心电图 ST — T 改变可以更准确地诊断心肌缺血，弥补冠心病检测中动态血流动力学检测的空白，可提高冠心病无创诊断的特异性和敏感性，提高冠心病的诊断率。

已经明确诊断冠心病的患者行动态心排监测运动负荷试验可以依据左心室收缩力、每搏输出量和心排血量降低等左室收缩舒张功能障碍的血流动力学改变和心电图变化以及临床症状，甄别不稳定型病变。

五、无创动静态心排在高血压中的作用

早期诊断高血压、高血压分型及指导精准用药和高血压管理。

高血压的实质是一种血流动力学异常的疾病，血压 = 心输出量 × 外周阻力，可表现为外周血管阻力增高、心率增快、血容量增加或心肌收缩力增强等，分为心输出量增高型和（或）外周血管阻力增高型。从血压形成机制上讲，心脏做功之一就是保持血压，使外周组织得到足够的氧和营养物质，并带走废物，因此决定血压高低的主要因素是心输出量和外周血管阻力。

血压和外周血管阻力均属于心脏射血的后负荷，所谓外周血管阻力是指小动脉和微动脉对血流的阻力，是形成血压的基本因素之一。根据流体力学血流遇到的阻力可从压

力梯度就流量计算而来，即血流阻力 R= 压力梯度（P1-P2）/Q，但是 SVR 或 SVRI 不能直接测量常用下面计算公式：SVR=80（MAP-CVP）/CI，CVP 比较小，常常使用近似公式 SVR=80×MAP/CO，一般情况下舒张压的高低主要反映外周阻力的大小。CO 是指心输出量，是每搏输出量和心率的乘积，心缩期每搏输出量增大，射入主动脉的血量增多，管壁所受的张力增加，收缩压增高，因此心输出量影响收缩压，LCWI=（MAP-PCWP）×CI×0.0144（PCWP 常默认正常或忽略）。可见 CO、MAP、SVRI 是相互联系的整体。

临床上我们长期监测和观察静态血压，却对运动中血压的观察甚少，且没有形成统一标准。在形成稳定高血压之前，机体长期处于无症状状态，运动中血压异常升高是形成高血压、脑梗死及其他心血管疾病的先兆。运动中血流动力学与血压的表现为心输出量持续增加，外周血管阻力下降，MAP 维持在 70 ~ 140 mmHg 范围较正常。若运动中血压升高异常，则反映血管壁的顺应性减低和（或）心输出量灌注增高，可以早期干预。

长期高血压的患者中一部分会引起心室壁顺应性减低，即心室舒张末期不良，心房未完全收缩时心室舒张充盈压已经足够，心室开始进入收缩期。在血流动力学阻抗图中表现为房缩波（A 波）增高，在高血压治疗和控制中，最终使得 A 波恢复正常是最理想的高血压治疗结果。对心室壁或外周血管的顺应性的调节，运动治疗中有氧和抗阻训练是比较有效的方案。

高血压早期，外周血管阻力即出现上升，随着高血压的发展，外周血管阻力明显增加并出现心输出量下降。甚至在高血压前期患者中，也证实外周血管阻力已开始增高。还有研究显示有些高血压只表现为心输出量或心肌收缩力等增高，在用药上以降低心功能为主，如 β 受体阻滞剂，在利尿剂的使用上主要看前负荷的情况。在外周血管阻力增高型的高血压中，更倾向于选择血管紧张素转换酶抑制剂（ACEI）、血管紧张素受体拮抗剂（ARB）与钙拮抗剂等扩张外周血管、改善血管顺应性的药物。对于难治性高血压患者，在用药数量不变的情况下，血流动力学指导下的抗高血压用药可取得更加满意的控制率。还有一些文献显示，即使在血压控制良好的患者中，仍有近一半存在外周血管阻力的增加，表明这些患者体内的神经内分泌系统仍处于异常激活状态，提示单纯药物控制好血压是不够的，要结合运动治疗、饮食指导、心理调节等个体化康复方案，恢复异常的血流动力学，减少靶器官的损害。另外一些血压异常表现为舒张压增高为主，血流动力学监测多表现为外周血管阻力增高，在药物治疗和有氧运动效果不佳时，建议下肢多肌肉群的抗阻训练，增加外周血管的顺应性会达到更好的舒张压控制。

六、无创动静态心排在心力衰竭中的作用

无创动静态心排量监测血流动力学是心力衰竭评估中一个有利的武器。因为各型心力衰竭急性发作时皆存在着血流动力学的紊乱，监测心力衰竭患者的血流动力学变化能更客观、更准确地评估患者的心脏功能指标，及时发现心脏功能的异常，给予更准确的评定以指导临床治疗。

1. 预防

早期鉴别高危患者从而优化治疗。适用于所有疑似心功能异常者，如：心力衰竭、高血压、心功能不全、冠心病等 单纯静息评估（1 分钟监测时间）评定基础心功能：心排血量，心肌收缩力，前、后负荷等。

2. 诊断

血流动力学参数用于诊断，明确心力衰竭类型：a. 收缩性，b. 舒张性，评估用药的有效性和安全性。

收缩性心力衰竭的判定：用高 O 波提示液体负荷超载，结合每搏量、心输出量等偏低、EDFR 增高、临床心力衰竭症状判定收缩性心力衰竭等同于心脏超声 EF 减低。

舒张性心力衰竭的判定：用高 A 波提示心房排血速率增强，心室壁舒张功能不良，结合心力衰竭症状、每搏量、心输出量等正常 EDFR 增高或正常判定舒张性心力衰竭，等同于心脏超声 EF 正常却有心力衰竭症状。

3 管理

血流动力学参数用于容量管理和指导治疗。

（1）容量管理：被动抬腿负荷试验即容量负荷试验，在无创动态心排的实时监护下，模拟容量负荷试验，将静脉血从下肢和内脏转移到胸腔，暂时可逆的增加静脉回心血量 300 ~ 400 mL，从而观察增加心脏前负荷后 SV、EDFR、HR 等趋势变化来评定心功能。抬腿负荷试验阳性标准是每搏输出量增量≥ 10% ~ 15%。观察标准：动态心排抬腿后 SV 呈上升趋势，计算公式为：（最大值 – 静息平均值）/ 静息平均值，EDFR 小于 67。阳性提示心功能储备功能可，可耐受补液治疗，可耐受心脏康复 I 期指导。阴性提示心功能不能承受液体负荷量的增加，此时 EDFR 也增加。建议利尿，同时结合心功能的指标，考虑是否强心等治疗方案。若静息评估 HR 偏高，怀疑是血容量不足引起。若评估中趋势变化示患者心率明显下降（下降幅度为 10% 左右），则说明患者存在血容量不足，应给予充分补液。若患者心率未见明显变化，则提示患者心率快可能不是容量不足所致，应积极寻找其他原因。若患者心率明显增加，则说明患者可能存在心功能不良或容量相对过多，应立即给予抬高床头，置于半坐卧位。并采取其他相应处置。

（2）指导治疗：指导血管活性药物（强心药物、扩血管药物、减低心肌收缩力药物等）的使用。心排血量：SV、CO、CI、SVI 偏低，提示心排血量不足，外周组织器官缺血缺灌注状态、心功能下降，体液不足。可行被动抬腿负荷试验后给予强心或补液。心肌收缩力：CTI 和 EF 偏低，心功能低下，给予强心药物。前负荷：EDFR 或 O 波偏高，EDFR/5 约为 PCWP，反应心室早期充盈压，给予利尿药物。后负荷：SVRI、SVR 偏高，外周循环阻力偏高，给予扩血管药物。

4. 康复

血流动力学参数监护用于Ⅰ期康复指导。

在动态心排的监护下进行，康复中宜控制在较静息心率增加20次左右，每搏量呈上升趋势，同时患者感觉不大费力（Borg评分小于12）。如果康复中心率增加大于20次，每搏量呈下降趋势，患者感觉费力，宜减少强度。

七、无创动静态心排在心律失常中的作用

实时监测恶性心律失常血流动力学状态、辨别心律失常病因。

急性恶性心律失常出现血流动力学不稳定时，无创静态心排量因无创、快捷、不受操作人员限制可快速实时监测每搏量、心输出量，并且评估危险程度和观测药物治疗效果。

稳定性心律失常，如频发房性期前收缩、室性期前收缩、阵发性室上速，可以行动静态心排查找病因，缺乏运动的人往往是气血亏虚、低心排所致，可给予补益气血提高心排量治疗，效果良好。运动中若心排量增加，期前收缩减少则提示无器质性病变。若运动中心排量下降同时期前收缩增加并合并心电ST－T改变，则提示存在器质性病变，需要进一步检查。目前无创动静态心排在心律失常中的应用正在临床探索中。

八、无创动静态心排在重症中的作用

（1）基础静息心排量监测心功能状态并实时监测重症患者的血流动力学。

（2）通过抬腿负荷试验管理重症患者的容量状态。

（3）辅助判定休克类型，依据血流动力学状态鉴别心源性休克、神经源性休克、感染性休克和过敏性休克。

（4）指导血管活性药物（强心、扩血管、减低心肌收缩力等药物）的使用并观察治疗效果。

（5）监测重症患者Ⅰ期康复、联合6分钟步行试验制定重症患者运动处方，动态监测判断运动效果。

通过6分钟步行试验中的每搏输出量趋势变化找到平台期，结合60%～80%HR制定合适（即安全又有效）的运动处方，若容量反应性未恢复者，动态心排会指出更加安全有效的运动靶点。

九、无创动静态心排在心脏康复中的作用

（1）无创动态心输出量监测联合6分钟步行试验，评估心脏储备功能及制定步行康复运动处方，多应用于心力衰竭患者Ⅰ期康复、老年患者、肥胖患者、运动能力低下患者。

（2）动态无创心输出量监测联合运动心肺测试，评估患者心肺功能，心脏冠脉缺血阈及冠脉灌注阈，制定运动处方，多应用于冠心病患者、高血压患者、心律失常患者等。评

定指标如下：①每搏阈。每搏输出量增加进入平台期，而心率不是最大的点。②心肌缺血阈。每搏输出量 SV 出现在运动负荷下的持续减低点。③前负荷率增高点。运动中前负荷增高，心室血液淤积点。④判定氧利用度的增加。动静脉氧含量差 D（a–v）=VO_2/CO。

（3）最终实现联合运动心肺试验的无氧阈实现运动处方的安全性和有效性，即冠脉灌注最好的点，有氧功能的最大点，实现侧支循环的最好建立。

（4）动态无创心输出量监测对早期心脏运动康复全程实时监测并实时调整康复方案。康复监护是保证安全性的重要部分，在患者抬腿负荷试验正常前提下，开始运动康复，开始有氧训练，抗阻训练过程中，实时佩戴动态无创心输出量测量系统，密切观察每搏输出量的上升趋势变化，若出现下降，要及时预警，减轻康复运动量。EDFR 大于 67 也是减轻运动量的指征。

无创血流动力学医学研究时代来临之时，无创动静态心排量监测这项技术的实用性及在心血管疾病的连续评估和阶段评定中的价值正在被重视及普及。对于心血管疾病的管理，我们有了连续评估的结果、阶段性对患者整体的评定，应该对患者从心脏康复的角度，通过药物、心理、运动、营养、预防及生活方式、长期随访等，做好多方面、多学科分级分期管理。

（孙艳玲）

第十五章

6 分钟步行试验

6 分钟步行试验的意义、价值及实施

一、6 分钟步行试验的起源

20 世纪 60 年代早期，Balke 提出了一个简单的评价功能代偿能力的方法，即测量在规定时间内的步行距离。然后发展出了测定健康人体能的 12 分钟场地步行试验。步行试验也适用于评价慢性支气管炎患者的功能受损情况。让呼吸疾病患者步行 12 分钟操作起来困难较大，而 6 分钟步行与 12 分钟步行效果相同。

1985 年 Guyatt 等率先将 6 分钟步行试验（6 minute walking test，6 MWT）应用于评价心力衰竭患者的活动能力。根据国外研究组织发布的《六分钟步行试验指南》，6 MWT 需在平坦无障碍的走廊内测量患者 6 分钟行走的最大距离，速度由患者自己控制，这种测试方法简单易行且安全性高，仅需要一条 100 英尺（30.5 m）的走廊，和一些简便的监测设备（如计时器、供患者休息的椅子、血压计以及氧气、硝酸甘油等应急药物）即可完成。

由于患者在日常生活中大部分活动需在亚极量运动水平完成，作为一种亚极量运动试验，6 MWT 能较好地复制患者的日常生理状态，反映患者生理状态下的心功能，是一种无创、简单、安全、易于管理、耐受性好的临床试验，是一种近年来得到广泛应用的运动试验。

二、6 分钟步行试验的意义

1. 心肺运动试验的补充，指导基层开展心脏康复

正式的心肺运动试验能全面地评价运动的反应、客观的检测功能代偿能力和受损情况，测定延长运动所需的适当的运动强度，量化限制运动的因素并且定义基础的病理生理学机制如不同器官系统在运动中的作用。6 MWT 没有测定峰值氧耗量，也没有明确活动后呼吸困难产生的原因以及活动受限的原因或机制。6 MWT 所提供的信息应作为心肺运

动试验的补充而不是替代。尽管这两种功能试验存在许多差异，但是也有很好的相关性报道。所以，基层、社区、二级医院在不具备太多评估设备时，可以利用6分钟步行试验评估运动风险、制定运动处方、评价康复效果。

2. 心脏康复中运动前风险评估及运动处方的制定

6分钟步行试验是指评估患者6分钟内尽最大主观努力所走的距离，其最大心率的85%常被用于指定运动处方目标心率。同步动态心排量监测的6分钟步行试验会观察到每搏量最大值以及趋势变化，同时也能够观察到其他指标如心率、心输出量、外周阻力、前负荷率等的变化，结合最大心率85%以及每搏输出量趋势变化和最大值制定的运动处方更加安全有效。心脏康复中运动前风险评估及运动处方的制定适应人群是一期康复人群、老年患者、心力衰竭患者、运动能力差者。

3. 指导心功能分级

NYHA分级是传统的评价心功能严重程度的分级，简便易行，主要依据患者日常生活受限的程度分级，但其缺点在于仅凭患者的主观陈述，有时症状和与客观检查指标有一定差别，不同患者之间的差异也较大。在心脏储备指数和心室射血分数相似的情况下，受个人敏感性的影响，患者对生活能力的描述也会存在一定差异。6 MWT的分级与NYHA分级呈相反关系，即6 MWT行走的距离越远，提示运动耐量越好，其对应的NYHA分级越低。

低于300米为心功能Ⅳ级，300米至375米为心功能Ⅲ级，375米至450米为心功能Ⅱ级，大于450米为心功能Ⅰ级。

4. 评价心力衰竭患者的严重程度和预后

6 MWT用于评价心力衰竭患者的严重程度及预后：由于6 MWT接近患者日常生活的活动能力，可以作为评估心力衰竭患者的剩余运动能力的一种方式，并且多项研究表明，6 MWT是判断严重心力衰竭患者死亡率和住院率的独立预测因子，因此，近年来6 MWT作为评定心力衰竭的一种方法日益得到重视。最早起始于2006年《欧洲心脏病协会心力衰竭治疗指南》：6 MWT广泛应用于心力衰竭患者的治疗效果评价，尤其是6 MWT距离小于300 m的患者，提示预后不良。6 MWT步行距离与左室射血分数（EF）有相关关系，死亡率随着步行距离的下降而上升。B型脑钠肽（BNP）是应用于心力衰竭的诊断及疗效评估的可靠指标，有研究发现慢性CHF患者血浆BNP的水平与6 MWT分级呈负相关性，即6 MWT距离越短，BNP的水平越高，然而在NYHA分级Ⅰ和Ⅱ的CHF患者中，血浆BNP评估心功能的价值明显大于6 MWT，而在NYHA分级Ⅲ级的患者中，血浆BNP与6 MWT评估CHF患者心功能效果相似。

5. 评价心力衰竭康复效果

6 MWT用于评价CHF患者的康复效果：CHF患者骨骼肌的功能、结构以及代谢方面存在异常，这是 CHF 患者运动耐力下降及远期预后不良的重要因素，有研究表明，3 个月短期适度的运动训练可以提高老年 CHF 患者 6 MWT 的步行距离，提高步行时的 VO_2 peak，但在限制运动的 CHF 患者中，6 MWT 的距离有明显下降。

由于 CHF 患者治疗是一个较漫长的过程，在评估其药物治疗、心脏康复及术后效果时，需要一项操作简便、重复性好并且较为敏感的检测指标，以节省医疗费用并达到相近的评估效果，6 MWT 在此具有一定的优势。

6. 评价肺康复效果

目前 COPD 的诊断标准和严重程度分级主要以气流受限程度为主，但有研究表明，限制 COPD 患者运动能力的影响因素不仅仅是肺通气功能障碍，而身体质量指数（body mass index，BMI）、气流阻塞程度（the degree of airflow obstruction，O）、呼吸困难程度（dyspnea，D）和运动耐力（exercise capacity，E）这 4 项合称 BODE，近年来，作为预测 COPD 患者病情、运动能力、评价长期氧疗的效果及预后的一项综合指标应用较为广泛。有研究显示，重度 COPD 患者经过肺康复治疗后，BODE 指数显著降低、6 MWT 距离显著增高，有一定相关性，因此，6 MWT 可以用于评价重度 COPD 患者的治疗效果，且敏感性高。

三、6 分钟步行试验的价值

医病还是医人？相信很多临床医师都不曾怀疑过这个问题的答案。但是由于资源等因素的限制，使得现在的很多临床医师只能做到医病，不过这并不能阻挡“白衣战士”向着“医人”这个理想迈进。我们目前积极倡导并开展的心脏康复就是“医人”的具体体现，心脏康复的核心是以人文关怀为准则，目标是给患者一个健康的生活。健康生活最基础的条件是活动，步行是除了卧床重病患者以外所有人都要进行的一种活动，没有活动，就不会有运动，运动处方也无从谈起，6 分钟步行试验既是患者自主的活动，又在医务人员的陪伴和监护下，因此可以利用重症患者良好的依从性，先引导重症患者从 6 分钟步行试验中找到活动能力的信心，逐步养成活动的习惯，因此 6 分钟步行试验是患者恢复活动信心的来源。

四、6 分钟步行试验的实施

1. 徒手 6 分钟步行试验

所需设备：计时器（或秒表），圈数计数器，两个小锥体用以标志转身返回点，一把可以沿步行路线灵活移动的椅子，放在剪贴板上的工作表，氧气，血压计，电话，除颤器。

患者的准备：穿着舒适，穿适于步行的鞋子，患者试验过程中应使用平时步行时使用的辅助物（拐杖、助步器等），患者平时的治疗方案要继续。试验前饮食应清淡。试验前 2 个小时内患者应避免过度运动。

测量过程：①为避免日内差异，重复试验应在每日大致相同的时间进行；试验前无须热身。②患者应在试验开始位置附近坐在椅子上休息至少 10 分钟；在此期间，检查是否存在禁忌证，测量脉搏、血压，确认衣服和鞋子适于试验。③可根据患者情况选择是否需要脉氧计。如果使用脉氧计，测量并记录基线心率和氧饱和度，按照说明书把信号调到最大同时把将运动伪影减小到最低，确定读数稳定。注意脉搏是否规律和脉氧计信号质量是否满意。

2. Spiropalm 6 分钟步行测试仪（肺功能仪与 6 分钟步行测试）

6 分钟步行测试仪是在整合的传感器与单个主机的配合下完成通气监测的测试仪。该测试仪可在步行过程中测量分钟通气量（VE）、呼吸模式、呼吸储备（BR）和通气限制，具有心率并可通过探头监测血氧饱和度，可在动态肺部过度充气的状态下评估测量吸气量容量（IC），可在额外的打印机上进行 USB 端口连接，在电脑软件上可进行数据管理。通过该设备可进行单一诊断测试，适用于：①基层医疗所（肺功能、心脏、儿科与慢性阻塞性肺病）；②临床试验；③统一卫生教育部门，RT、PT 与护理所；④肺量计；⑤小型诊所；⑥职业病防治所；⑦医疗保健所；⑧运动医学。该设备既可以测试 6 分钟步行距离，又可以测试肺功能。

3. 动态心电、血压、指氧三合一 6 分钟步行测试系统

目前国内不少此类产品是升级版 6 分钟测试仪，在试验过程中，不仅可以测试步行距离，又可以时时检测到心电、血压、指氧的动态改变。

五、6 分钟步行试验的适应证和禁忌证

6 分钟步行试验的适应证：6 MWT 可以反映其在日常体力活动的运动功能水平，整体评价机体的反应，包括肺、心血管系统、体循环、外周循环、血液、神经肌肉单元和肌肉代谢，因此，6 MWT 可以用于评价肺移植或肺切除术后、肺减容术后、肺动脉重建后、COPD 药物治疗、肺动脉高压以及心力衰竭的治疗效果；判定 COPD、心力衰竭、冠心病、外周血管病患者以及老年人的运动功能状态；预测心力衰竭、COPD 或肺动脉高压患者的死亡风险等。

6 分钟步行试验的禁忌证：6 MWT 的绝对禁忌证包括 1 个月内有不稳定性心绞痛或心肌梗死。相对禁忌证包括静息状态心率超过 120 次 / 分，收缩压超过 180 mmHg，舒张压超过 100 mmHg。具有上述任何情况的患者都应该告知申请或指导检查的医师，以便于他们临床评价和决定是否进行该检查。6 个月内的心电图结果也应该在检查前进行回顾。稳定的劳力性心绞痛不是 6 MWT 的绝对禁忌证，但患者应在使用治疗心绞痛药物后进行试验，并且应备好急救用硝酸酯类药。

参考文献：

[1] 林颖，邹天士，陈世准，等 . 肺康复治疗方案对急性期中重度 COPD 患者 BODE 指数的影响 .[J]. 国际呼吸杂志，2015，35（3）：183–187.

[2] 余玉兰，邵春来 . 慢性心力衰竭患者步行试验前后血浆利钠肽变化的临床分析 [J]. 齐齐哈尔医学院学报，2010，31（17）：2747–2749.

（孙艳玲）

第十六章 体外反搏

第一节　体外反搏操作常见问题及处理对策

体外反搏是一种安全、有效且无创伤的辅助循环治疗方法，其原理是以人体心电图的R波为触发信号，在心脏舒张期早期，自肢体远端气囊向近端气囊依次充气，压迫肢体，迫使肢体和臀部动脉血流反流至主动脉，以提高主动脉内压力和血容量，从而增加心、脑、肾等重要器官的血流灌注量；在心脏收缩期前，气囊迅速排气，受压的肢体血管突然放松，外周阻力急剧下降，有利于心室射出的血液经主动脉快速流入肢体动脉，以此按心动周期不断充气排气重复地工作，以达到治疗的目的。随着体外反搏的治疗范围越来越广泛，如今体外反搏已被很多人接受，但还有一部分患者仍处在徘徊之中。

一、让患者接受体外反搏

洛阳市第一中医院体外反搏中心自2011年开展工作以来，完成了上万例反搏，初次接受反搏治疗的患者，看到反搏治疗时的振动状态，大多存在不同程度的恐惧、紧张心理，怕反搏治疗振动对心脏不利，怕气囊压迫肢体引起一些疼痛而受不了，怕机械故障或操作不当对自己造成伤害等，不敢接受治疗。在长期的工作中，我们发现了消除患者对反搏的恐惧心理是非常重要，以下是我们在工作中常见的患者疑虑和相应回答。

患者问：我为什么要做这个，这个对我的疾病有哪些帮助？

医生答：这是个无创绿色疗法，可以改善我们的心、脑、肾及全身动脉供血，减少血管梗死，预防心肌梗死和脑梗死，改善心功能。

来到反搏室：

患者说：这个劲儿这么大，听着吓人。

医生答：这只是里面气泵充气的声音大。

患者问：它是不是在给人体过电，是一种电疗吗？太恐怖了。

医生答：不是，它是通过气泵与进出气口管道相连，通过气囊充气排气来工作的。

患者问：它的振动这么厉害，会把我的心脏病振得更厉害。

医生答：它是通过气囊挤压来工作的，就像量血压一样，不是通过振动，而且在您反搏的整个过程中，我都会一直陪在您身边，请不用担心。

患者问：把我血管里的斑块挤压下来再形成堵塞怎么办？

医生答：动脉粥样硬化斑块的始动环节是血管内皮功能受损，体外反搏是改善血管内皮功能、稳定斑块的。

患者问：我血压高，可以做这个吗？

医生答：治疗之前是需要测血压的，血压应小于170/110 mmHg，而且它有降低血压的作用。

患者问：这个应该很贵吧？

医生答：它属于医保甲类报销范畴。

患者问：这个能治好我的病吗？

医生答：只要您坚持做，我相信对您的疾病一定有所帮助（与患者分享成功的案例，必要时让其他有收效的患者现身说法）。

患者问：治疗之前，我需要做什么准备？

医生答：可以提前10分钟到反搏室，稍作休息，不要过度饮用茶、烟、酒等引起兴奋的食物，不要大量饮水，治疗前去洗手间排小便，请穿棉质紧身秋裤，口袋内硬物取出。

第一次反搏做完后：

患者问：我怎么感觉有点头晕呢？

医生答：这是因为血管内皮细胞产生NO使血管扩张，是正常现象，您做完反搏后躺三分钟后再慢慢起床，就不会出现这种现象了。

患者问：做完反搏后今天早上小腿特别酸困。

医生答：这是由于气囊挤压肌肉引起的，一般做完3 ~ 5次就会消失。

二、反搏中遇到的问题与方案调整

体外反搏的治疗范围广泛，对不少疾病有一定疗效，但有效率高低不一。通过我科上万例治疗的经验，我们体会到规范的操作会影响反搏治疗疗效，因此在反搏过程中认真观察患者情况，随时调整有关参数，可在一定程度上提高疗效。

（一）在反搏治疗过程中会遇到的情况

患者连上监护时心率显示在70次/分，一开始反搏就变成了40次/分，或直接连上监护时就是40次/分，但患者的脉搏却是正常的，这是电极片没有贴好形成了心电图伪差，所以在反搏的过程中电极的贴放要准确，应避免心电图干扰。贴电极时先用酒精清洁皮肤，临床实践证明，用酒精擦红贴电极处的皮肤更有利于导电。心电导联线要从患者上衣领处穿进，负极（白色电极）贴在右侧锁骨中下点，黑色电极贴在左侧锁骨中下点，红色电极贴在心尖部。我们在长期实践操作中发现这种贴法一般不易干扰，另外心电电极片一定要贴牢，固定，最好在心电电极片上加导电胶；若治疗状态下心电波产生失真漂移，造成误触发，可用一块较宽、较长的胶布固定心电电极，负向心电波形（R 波主波向下）触发正常时，则红、白电极位置不用调换；触发不正常时，则可调换红、白电极位置后再做对比选择。也可以把白、黑电极贴在额头两侧避免振动引起的干扰。《增强型体外反搏——理论与实践》指出心电电极的位置可以更换，只要遵循以下原则：①保证心电波形 R 波主波向上；②心电波不发生或少发生漏、误触发；③不影响包扎气囊；④选择不受振动或少受振动处；⑤不增加患者痛苦；⑥红、白电极彼此不靠近。

（二）气囊包扎很重要

在临床治疗过程中有时候发现反搏波无论如何调节都不理想，还有一些患者会感觉腿部及腰部不舒服，甚至治疗结束后被囊套包扎的皮肤上会出现水疱，这时就要检查气囊和管道是否漏气，以及囊套的包扎是否符合要求。首先气囊要尽量往躯干方向包扎，先大腿后小腿，再臀部，稍紧勿松，囊套表面无皱褶，气囊连接管无扭曲。包扎大腿时上边缘紧贴腹股沟，边缘没有缝隙，包扎小腿时较瘦者可以在胫骨内侧各垫一块海绵或毛巾，避免患者疼痛或包扎过松，上边缘紧贴膝关节的下缘，充气口位置不要对着腿骨。要注意拉展患者的衣物，若衣物折叠在里面可使腿部受力不均致皮肤起疱，我们曾遇到一些患者怕麻烦穿特别宽的裤子，衣服折叠在囊套里，治疗之后，腿上起了水疱，结果只能中止治疗。临床上我们发现腰部可以垫腰垫以减轻反搏振动引起的腰部不适。包扎臀部时注意不能让气囊把胸部和肋部包住，对男性患者包扎气囊时注意不要把阴茎阴囊包扎在内。

（三）注意充排气时间点与压力调节

我们遇到过有些患者，做到中途就放弃治疗，有的感觉效果不明显，有的觉得治疗后更不舒服，经反思，是因为操作中忽视了充、排气时间点及压力的调节。

一般情况下充气信号置于 T 波定点（倒置时最低点），必须正好处于心脏舒张期的开始。排气信号置于心电图 P 波顶峰或 P 波之前。有些要根据患者心电图的实际情况，如患者心率小于 50 次 / 分时，气囊充气时间过长可能导致患者不适，可调整减少充气时间或临床用药调整后再进行反搏治疗。对完全性左束支传导阻滞的患者，根据心电波形不同，调整充排气时间为合适位置。

对于初次接受治疗的患者，我们应使用最小的压力，时间也尽量短一些，让患者有个适应的过程，再逐步增加（不低于 0.025 MPa，不高于 0.045 MPa），一般在 0.030 ~ 0.045 MPa。临床上治疗心力衰竭患者及老年病患者时，我们通常过于担心大的压力会增加患者不适感，但是过小的充气压力只促使大量静脉血液回流，肢体动脉血液无明显反流至主动脉，从而产生负效应。还有一些脑梗死的患者，治疗之后会头晕，一定不要急于增加压力。多次反搏的患者往往要求压力高时才够舒服，但是舒服的反搏并不能达到最佳反搏效果，只有轻度的按摩作用，应该在保持最高增压波的原则下，选用最小治疗压力。

（四）反搏疗效和治疗疗程密切相关

一些头痛、耳鸣的患者，治疗后总反复发作，原因在于这些患者在治疗十几次后，症状基本消失，便中止治疗，而医护人员也缺乏对患者的解释和沟通。中国体外反搏专家共识根据体外反搏临床应用 30 多年的经验和试验证据，推荐反搏治疗方案为：每天 1 次，每次 1 小时，36 小时为一个治疗周期。

（五）注意随时观察

要随时询问患者的主诉、气囊松紧程度，观察患者的 HR、R、SpO_2、D/S，告知患者在前几次反搏治疗中可能会感到腿部不适，第 4 次以后，一般的患者都能适应反搏治疗压力。

如在反搏治疗过程中，患者心率越来越快并伴有气促，且血氧饱和度迅速下降，应立即停止反搏治疗，并让医师及时处理。如只是单纯心率加快，无其他不良反应，可以暂停机器让患者稍作休息。如突然出现胸闷、心绞痛或恶性心律失常等临床症状，应及时停止反搏，及时测量血压、做心电图检查。

要随时观察反搏波和收缩波，一般要求治疗过程中舒张期增压波（反搏波）和收缩波的比值大于 1.2，面积比为 1.5 ~ 2.0，我们可以以此调节充排气时间点和压力，但是临床上发现部分患者的反搏波与收缩波比值达不到，患者的症状却有显著改善。

反搏治疗应避免与扩张血管的药物同时使用，以免会使患者血管扩张过快引起头痛、头晕。

告诉患者反搏治疗过程中出现异常情况，我们会随时按下治疗床上的红色紧急按钮或去除电极立即停止反搏治疗。

以上就是我们在体外反搏过程中的一些操作体会，体外反搏作为一种物理疗法，安全性高，价格低廉，其治疗应用范围越来越广，也被越来越多的患者接受，这不仅需要我们有更规范的操作，也更需要我们在临床实践中总结更多的经验和教训。

（孙艳玲）

第二节　从体外反搏的安全保证和质控评价看心脏康复临床路径的调整

体外反搏作为一个简便、安全、无创伤的辅助循环装置，在经济不发达、医疗资源匮乏、高端设备比较稀缺的年代，曾经历了十分辉煌的发展阶段，但随着各大医院现代诊疗设备的部署，体外反搏的应用步入了低谷。随着近年来心脏康复的快速发展，体外反搏在心血管疾病，尤其是动脉粥样硬化性心血管疾病的早期预防、维持期治疗、康复阶段有着广泛的应用空间，在各级中医院和基层医院应该是积极部署的一种治疗设备，我们迎来了体外反搏的第二春天——体外反搏的再次复兴，不仅需要基础、临床和设备的研发工作，更需要走规范化、标准化的临床路径之路，因此，我们更应该重视临床中体外反搏应用前的安全评估、操作中的指标监测和应用后的质控评价，以不断调整治疗方案，从而完善心脏康复的临床路径。

一、体外反搏治疗前的安全评估

体外反搏是一种比较安全的治疗设备，然而在医患关系相对紧张的今天，做好任何一个治疗前的安全评估都是我们必须重视的环节，所以体外反搏治疗前我们必须进行常规的基础评估：血常规、凝血功能、血脂、血糖、肝肾功能、血压、心电图、心脏彩超、下肢血管超声等以排除体外反搏的禁忌证。

专项评估：对于不同病种，我们需要有针对性地进行专项评估。例如：心律失常需要动态心电评估；高血压需要动态血压评估；心力衰竭需要心排量评估以排除治疗前的相对禁忌证；冠心病需要运动心电、运动心排等以评估缺血严重程度。

心理评估：所有接受体外反搏治疗的患者都应该进行心理评估——不仅是因为要解除患者第一次看到反搏治疗的振动状态时产生的不同程度的恐惧、紧张心理，对于盲目乐观、求治心切、悲观依赖、孤独疑虑的患者更要做好心理评估，尤其是在我们这个心身疾病高发的时代，心理评估应该纳入心血管疾病的基础评估、动态评估和质控评估的指标之一。

二、体外反搏操作中的指标监测

体外反搏操作中的监测尤其重要——我们既不能简单照搬厂家的建议，也不能由着操作者的个人经验，需要结合临床调整反搏方案，不同病种治疗中的监测是不同的，通过监测的数据，我们才能举一反三，优化我们的体外反搏治疗方案，达到更好的治疗效果。

体外反搏过程中常规需要监测的指标有充排气时间、充气压力、心电、血压、舒张期增压波高度比（D/S）、舒张期增压波面积比（DP/SP），以保证体外反搏的安全和效果。

对于心力衰竭的患者，必须严格监测体外反搏治疗方案，所以体外反搏治疗时我们需要专项监测，必须针对心搏量、心排量、心脏指数进行监测，以保证体外反搏治疗过程中的安全和效果，同时对监测数据进行储存和追溯。因此，无创静态心排的监测对于心力衰竭这类疾病体外反搏治疗过程的监测为优先推荐。

三、体外反搏应用的质控评价

体外反搏作为心脏康复治疗设备和适宜技术在基层广泛推广，症状的不断改善不仅可以缓解患者的痛苦，而且可以给患者带来的长期获益，为了不辜负患者的信任，同时适应医改中医保的限费，我们必须加强质控评价，质控评价基于反搏的疗效。

体外反搏治疗的疗效有即时疗效、中期疗效、远期疗效之分。从循证医学的角度，目前大部分疗效的评价指标以中间指标居多，比如运动耐量、心脏功能指标、血管内皮功能、心绞痛评价量表、生活质量量表等。

事实上，体外反搏的即时疗效是由血流动力学的指标变化来体现的，反搏治疗能否充分提高主动脉舒张期血压是衡量体外反搏能否发挥有效作用的关键性指标之一，所以体外反搏治疗过程中舒张期增压波高度比（D/S ＞ 1.2）、舒张期增压波面积比（DP/SP 为 1.5 ～ 2.0）是质控的基础要求。

体外反搏即时血流动力学的质控，心搏量、心排量、心脏指数的衡量也是另外一个关键指标。因此，体外反搏治疗中、治疗疗程后的这些指标对比是质控的重要数据。

体外反搏中远期疗效和治疗疗程密切相关，疗程的长短由不同疾病决定，因此，质控中对于不同疾病疗程的遵循也很重要。我们国家的体外反搏共识指出，每天 1 次，每次 1 小时，36 小时为一个治疗周期较为合适。对于突发性缺血性疾病，一个疗程即效果显著，对于冠心病三支病变、心力衰竭，一年 180 小时、五个疗程有显著效果。

所以，体外反搏的质控评价的重要因素为血流动力学指标、疗程，我们可以借助无创心排、心脏超声、运动心电、西雅图心绞痛量表等作为质控的手段，以达到科学化的质控。

四、小结

在临床中体外反搏治疗的疗效结合药物、运动、心理等综合治疗才能达到疗效最佳化，因此体外反搏不是心脏康复中的独立干预手段，必须结合五大处方，同时在体外反搏治疗之前必须充分安全评估，治疗过程中重视指标监测、治疗后反复质量控制，才能不断优化调整体外反搏在不同疾病心脏康复临床路径中的应用。

（孙艳玲）

第三节　体外反搏的规范化操作

一、体外反搏规范化操作的意义

洛阳市中医院心内科自 2011 年成立豫西地区首家体外反搏治疗中心以来，围绕体外反搏在心血管疾病预防、治疗、康复中的作用，重点在体外反搏开始治疗前的安全评估、治疗过程中的检测和治疗效果质控方面，进行了积极的探索，取得了一定的经验。

在探求最优化的体外反搏临床方案中，规范化操作的意义有以下几点：①保障安全；②提高疗效；③有效质控。

规范的体外反搏治疗，是获得最佳疗效的关键，在患者最大获益的同时，降低不适感，增加患者的依从性，有利于体外反搏工作的开展。那么在规范化的操作之前我们需要掌握哪些与此相关的内容呢？

二、体外反搏的适应证

（1）缺血性心血管疾病：①稳定性心绞痛；②不稳定性心绞痛；③无症状性心肌缺血；④陈旧性心肌梗死伴有心肌缺血；⑤心内直视手术后低心排血量综合征；⑥冠状动脉搭桥术后；⑦经皮内动脉成形术（PTCA）后；⑧慢性充血性心力衰竭（Ⅰ～Ⅲ级）。

（2）缺血性脑血管疾病：①脑动脉硬化；②脑血栓形成；③短暂性脑缺血发作（TIA）；④脑梗死；⑤椎基底动脉供血不足（包裹椎动脉型颈椎病）；⑥眩晕综合征（脑源性和颈源性）；⑦老年性痴呆；⑧血管性头痛。

（3）缺血性眼科疾病：①视网膜中央动脉栓塞；②中心性浆液性视网膜脉络膜病变；③缺血性视神经病变。

（4）缺血性耳疾病：突发性耳聋、耳鸣。

（5）缺血性肢体疾病：①动脉硬化性血管闭塞；②血栓闭塞脉管炎；③末梢循环障碍。

（6）缺血性肾脏疾病：①肾动脉粥样硬化；②肾动脉狭窄；③肾功能不全。

（7）其他：有高血压、糖尿病、高血脂、肥胖、心血管病家族史、吸烟、缺乏体力活动等心血管危险因素者，防治心脑血管疾病；预防疲劳，亚健康人群和老年人的保健。

三、体外反搏的禁忌证

（1）中至重度的主动脉瓣关闭不全。

（2）夹层动脉瘤。

（3）显著的肺动脉高压。

（4）各种出血性疾病或出血倾向，或用抗凝剂，INR ＞ 2.0。

（5）各种心瓣膜病或先天性心脏病并伴有心功能不全。

（6）活动性静脉炎、静脉血栓形成。

（7）反搏肢体有感染灶。

（8）未控制的过高血压（＞ 170/110 mmHg）。

（9）未控制的心律失常，包括频发过早搏动，但房颤患者仍可获益。

（10）严重的左心力衰竭。

（11）严重的下肢动脉闭塞性病变。

（12）妊娠。

四、体外反搏治疗前应做的必要筛查

为了准确地掌握反搏的适应证和禁忌证，提高反搏的安全性，观察反搏的疗效，对不同的缺血性疾病于反搏前应做必要的检查。

（1）基础检查：血常规、凝血功能、血脂、血糖、肝肾功能、血压、心电图、心脏彩超、下肢血管超声等以排除体外反搏的禁忌证。

（2）专项检查：对于不同病种，我们需要有针对性地进行专项检查。

心律失常需要动态心电评估；高血压需要动态血压评估；心力衰竭需要6分钟步行试验、心排量评估以排除治疗前的相对禁忌证；冠心病需要运动心电、运动心排等以评估缺血严重程度。

（3）特殊检查：年轻女性行妊娠试验检查排除妊娠。

五、体外反搏治疗前的准备事项

（1）了解基本情况及病史，做好解释工作。

（2）指导患者提前15分钟到治疗室，稍作休息、必要时测量血压，嘱患者排空大小便，以防治疗中断。

（3）治疗前禁茶、烟、酒、咖啡等易引起兴奋的食物，并应在饭后1小时后进行反搏，以避免消化不良引起不适。

（4）自备贴身、富有弹性的棉质裤子。

（5）做反搏治疗同时应坚持服药。

六、治疗前与患者的沟通

（1）了解患者基本情况，严格掌握适应证、禁忌证。

（2）对初次接受体外反搏的患者，应结合其病症从反搏原理入手，结合反搏治疗时间和反搏疗效的关系，做好解释工作，使患者和家属主动配合反搏治疗，是保证患者顺利接受反搏治疗、提高反搏治疗效果的关键。

（3）初次接受反搏治疗的患者，看到反搏治疗时的振动状态，大多存在不同程度的恐惧、紧张心理，如怕反搏治疗振动对心脏不利、怕气囊压迫肢体引起一些疼痛而受不了、怕机械故障或操作不当对自己造成伤害等，不敢接受治疗。对此型患者，在反搏治疗前应充分做好解释工作，讲明体外反搏治疗是最安全的一种治疗方法，适合男女老少，对人体无明显副伤害（可能发生的皮肤磨损和下肢酸痛等情况），可根据情况做沟通，先给予10分钟的试做，来降低患者的排斥感，以消除患者的紧张心理，进而增加接受性。

七、体外反搏的操作及指标监测

舒张期增压波高度比（D/S > 1.2）、舒张期增压波面积比（DP/SP为1.5 ~ 2.0）是体外反搏疗效中较直观的表现，而（D/S）和（DP/SP）又与体外反搏规范化操作息息相关。

包括以下几个方面：①心电导联线的使用，②指脉探头的使用，③囊套包扎的要点，④压力的调节，⑤充排气时间的调节，⑥机器自身原因，⑦患者自身原因。

1. 心电导联线的使用

防干扰是临床医师做好反搏的首要条件。

导联线固定：线要挂在钩上从衣领处穿入，线的分叉头放在床头，电极线从衣领口穿过进入胸前，贴好的线的形状是“U”形或弧形（图16-1）。

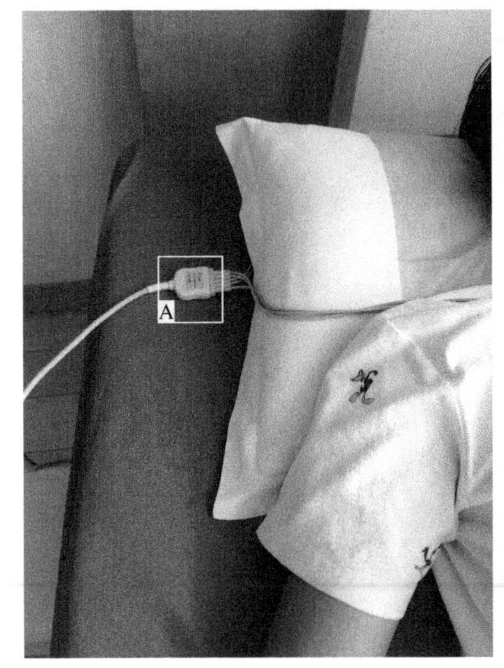

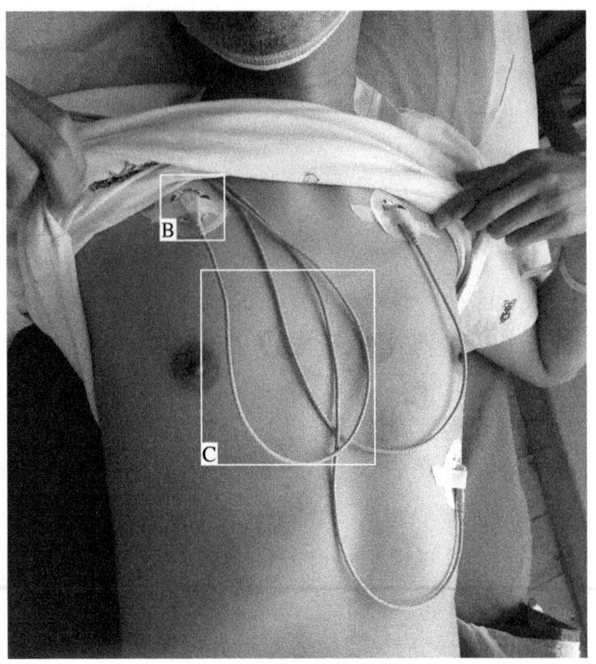

注：A. 分线头要放在床上；B. 电极线从衣领口穿过进入胸前；C. 贴好的线形状呈“U”形。

图 16-1　导联线固定（彩插 1）

在长期的体外反搏临床操作中发现，按疗程坚持体外反搏的患者由于长期反复贴电极片导致皮肤出现发红、瘙痒，为此我们采取过很多措施，最后发现在患者贴电极片之前，在贴电极片处的皮肤上少量涂抹儿童面霜（儿童的刺激性小，不要使用乳液类），不仅不影响心电信号，还能保护皮肤角质层，此举受到患者一致好评，不仅减少了皮肤破损，进而加强了患者的依从性。

2. 指脉探头的使用

指脉探头佩戴时松紧适度戴拇指较合适。

患者手臂竖立于床面，此时可以观察到最好的反搏波（当反搏过程中可以将手臂的晃动减到最小）。佩戴探头的手指保持相对稳定（图 16-2）。

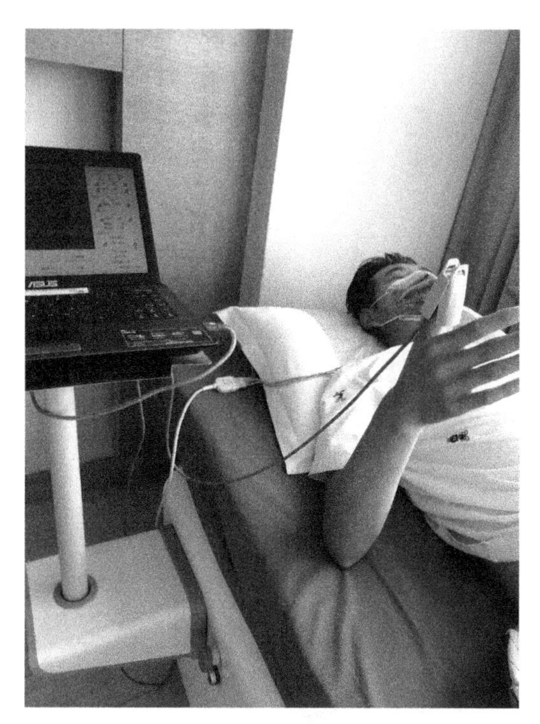

图 16-2　指脉探头的使用（彩插 2）

3. 囊套包扎的要点

气囊包扎很重要，在临床治疗过程中有时候发现反搏波无论如何调节都不理想，还有一些患者会感觉腿部及腰部不舒服，甚至治疗结束后被囊套包扎的皮肤上会出现水疱，这就要检查气囊和管道是否漏气，以及囊套的包扎是否符合要求。首先气囊要尽量往躯干方向包扎，先大腿后小腿，再臀部，稍紧勿松，囊套表面无皱褶，气囊连接管无扭曲。包扎大腿时上边缘紧贴腹股沟，边缘没有缝隙，包扎小腿时较瘦者可以在胫骨内侧各垫一块海绵或毛巾，避免患者疼痛或包扎过松，上边缘紧贴膝关节的下缘，充气口位置不要对着腿骨。要注意拉展患者的衣物，若衣物折叠在里面可使腿部受力不均致皮肤起疱，我们曾遇到一些患者怕麻烦穿特别宽的裤子，衣服折叠在囊套里，治疗之后，腿上起了水疱，结果只能中止治疗。临床上我们发现腰部可以垫腰垫减轻反搏振动引起的腰部不适。包扎臀部时注意不能让气囊把胸部和肋部包住，对男性患者包扎气囊时注意不要把阴茎阴囊包扎在内。包扎的方法及松紧度对反搏波的影响尤其重要，囊套的包扎要紧贴腿型（紧贴而不是紧勒），以包扎好的囊套可放进 1 指为宜。囊套包扎过松会使压力达不到，进而就达不到理想的反搏波；过紧，实际的治疗压力高于所给予的治疗压力，会使患者感到不舒适。根据经验总结，体型肥胖的患者可包扎紧，因为脂肪层会分散压力，而体型较瘦的患者不应过紧，不然易引起患者不适。

首先，要选择适合的囊套，摆平置于床中央，如图 16-3 所示。

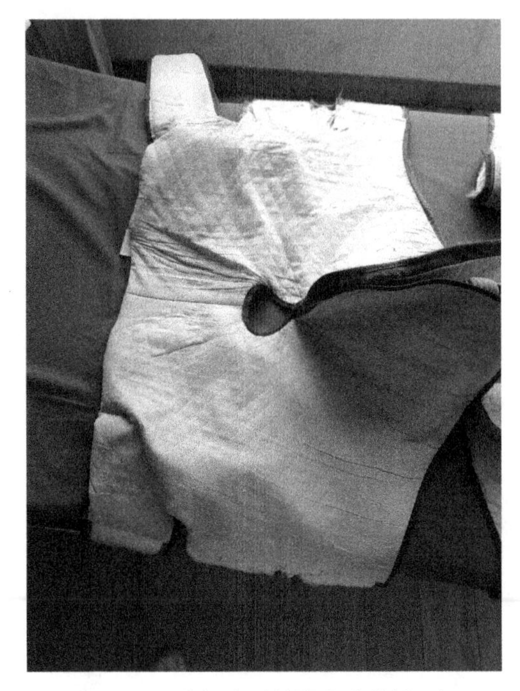

图 16-3 选择合适的囊套（彩插 3）

其次，要求患者穿紧身裤且裤头尽量提高，躺下后骶骨对着囊套中心点；臀部两边囊套的进气口要对称（图 16-4）。

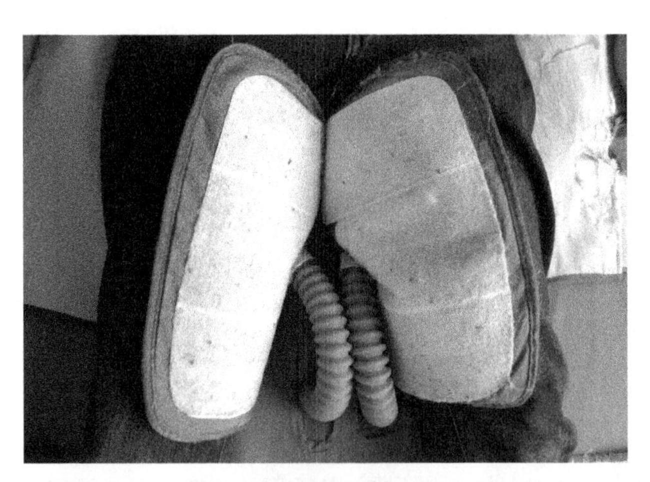

图 16-4 臀部两边囊套的进气口对称（彩插 4）

最后，依次包大腿、小腿，最后包臀部；标准的包扎是大腿囊套上缘包住腹股沟，小腿囊套上缘包住膝关节下缘，囊套平整无皱无缝隙。

囊套包扎时，操作者尽量将囊套整体向下调整，不要使螺纹管受牵拉，以减少对气囊的损耗，因为在 10 年临床操作中发现，体外反搏内囊的损耗都源于牵拉力造成的内囊开裂（图 16-5 ～图 16-7）。

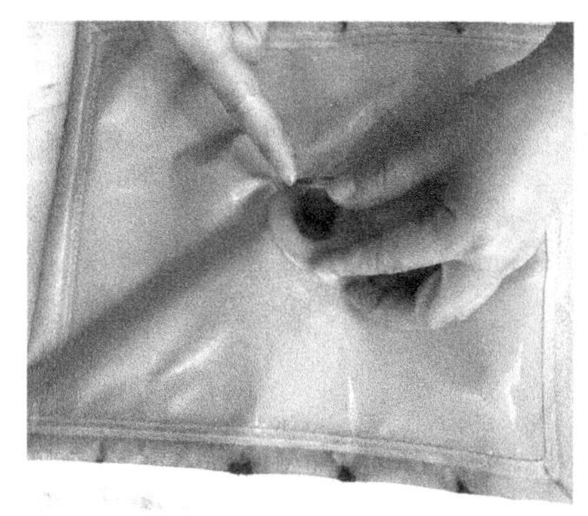
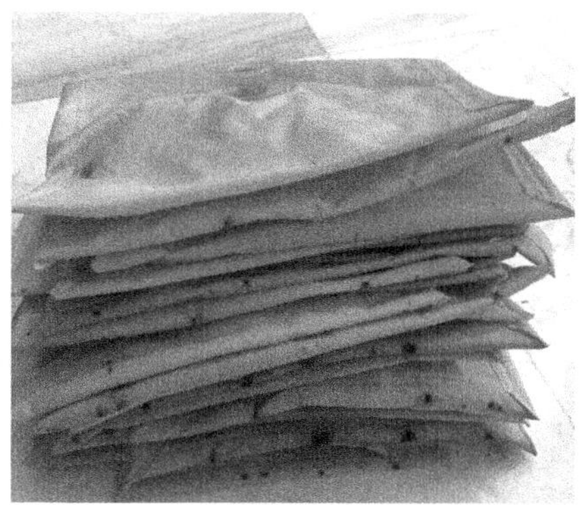

图 16-5　内囊（彩插 5）

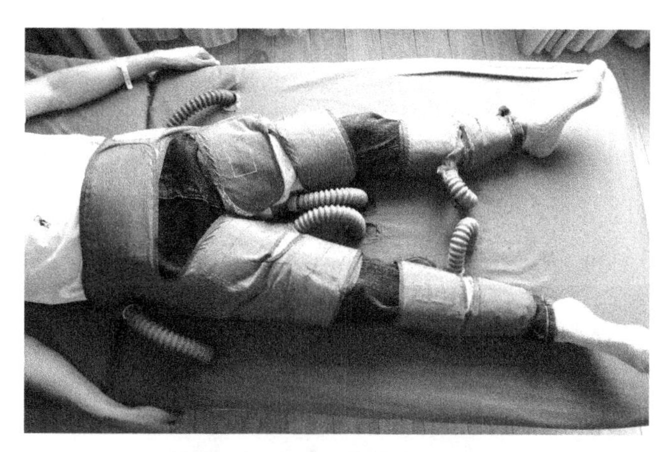

图 16-6　标准的包扎（彩插 6）

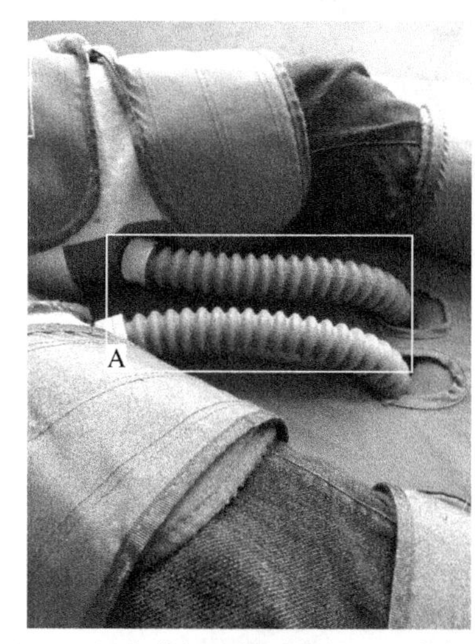

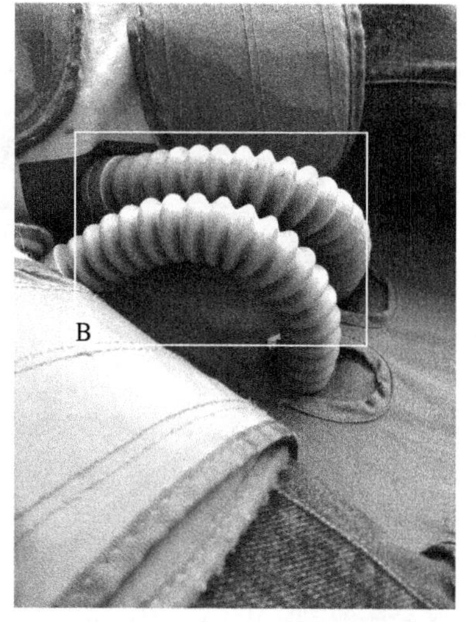

注：A. 切勿使螺纹管受牵拉；B. 使螺纹管成弧形，以减少牵拉，降低耗损。

图 16-7　囊套的调整（彩插 7）

4. 压力的调节

我院体外反搏装置最小压力是 0.025 MPa，最大压力是 0.045 MPa。一般情况下所用压力在 0.030 ~ 0.045 MPa，根据患者的耐受程度而定。耐受力强的，再根据反搏波而定。

初次接受治疗的患者，我们应使用最小的压力，时间也尽量短一些，让患者有个适应的过程，再逐步增加（不低于 0.025 MPa，不高于 0.045 MPa），一般在 0.030 ~ 0.045 MPa，临床上治疗心力衰竭患者及老年病患者时，我们通常过于担心大的压力会增加患者不适，但是过小的充气压力只促使大量静脉血液回流，肢体动脉血液无明显反流至主动脉，从而产生负效应。还有一些脑梗死的患者，治疗之后会头晕，一定不要急于增加压力，压力一般选择 0.025 MPa。多次反搏的患者往往要求压力高时才够舒服，但是舒服的反搏并不能达到最佳反搏效果，只有轻度的按摩作用，应该在保持最高增压波的原则下，选用最小治疗压力。

5. 充排气时间的调节

在操作过程中我们会发现调节充排气时间反搏波会有明显的变化。一般情况下充气信号置于 T 波顶点（倒置时最低点），必须正好处于心脏舒张期的开始。充气时间（R–INF）也可在 R 波后 100 ms 至 T 波顶峰之间可任意调节来寻找最佳充气点。排气时间（R–DEF），一般是在 P 波顶峰附近之前可任意调节来寻找最佳排气点，充排气调节的最终目的是尽量提高反搏波同时降低收缩波，拐点深、浅可令充排气时间有前、后调的空间（图 16–8）。

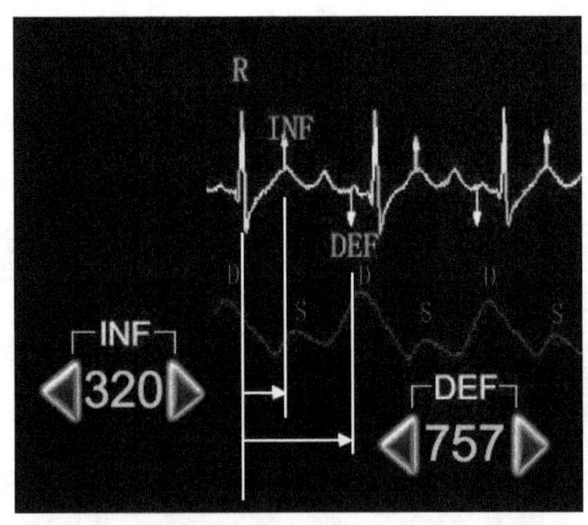

图 16–8　波形拐点过深，拐点过浅，充、排气时间的调节（彩插 8）

拐点过深，是因为充、排气的起始时间晚了，首先将充气时间向左调（即提前），同样也将排气时间往左调，如图 16–9 所示。

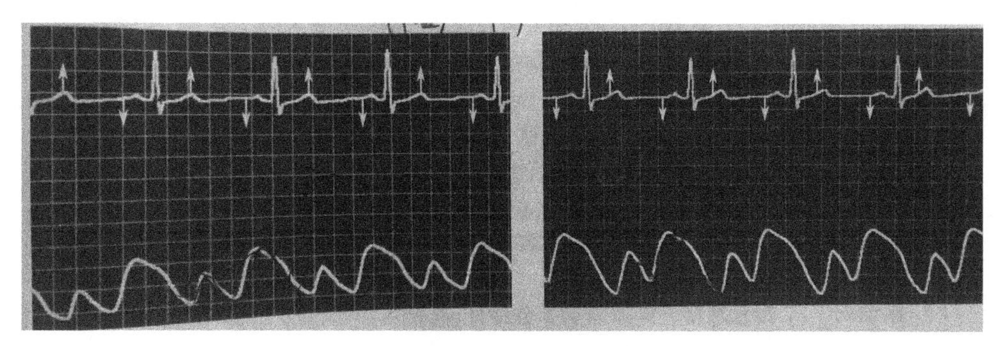

图 16-9　拐点过深

拐点过浅，是因为充排气的时间过早，则要将充、排气的时间向右调（即往后调），同样也将排气时间往右调，如图 16-10 所示。

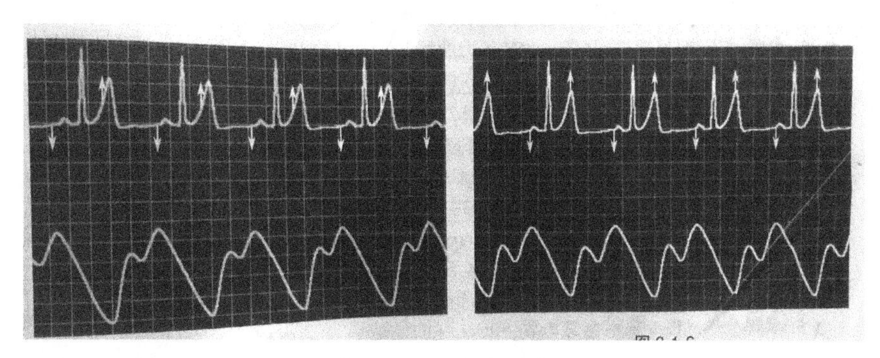

图 16-10　拐点过浅

6. 机器自身原因

在临床治疗过程中有时候发现反搏波无论如何调节都不理想，这就要检查气囊和管道是否漏气以及机械是否出现故障

7. 患者自身原因

如果检查一切正常，反搏波还是不太理想就可能是患者的原因（下肢或腹股动脉狭窄）；但这种患者的治疗仍然是有效的。还有就是受年龄影响，往往越年轻的患者使用最小压力，反搏波就会达到最理想的效果。

八、反搏过程中的观察与监护

反搏过程中加强巡视，询问患者有无不适（如患者在治疗中需排便，必须停机重开不可让患者忍耐），注意观察心率、血氧饱和度、呼吸等变化及疗效，及时发现问题及时解决。观察有无气囊变松，大腿气囊下移，局部不适，压力过大、过小等情况，随时调整至最佳状态。注意反搏波的高低。

九、反搏治疗的注意事项

（1）反搏治疗过程中心率过快时：如 HR ＞ 100 次 / 分，患者应用药物控制心率＜ 100 次 / 分或采用 1 ：2 触发治疗。

（2）对患有心房颤动的患者，心室率控制在 50 ～ 90 次 / 分，大多数患者能耐受反搏治疗，不规则的充气可能会导致部分患者轻度焦虑，但不会影响治疗效果。

（3）对患有心律失常的患者，以及患有偶发房性期前收缩、室性期前收缩的患者，应在加强监护的情况下进行反搏，并不影响反搏治疗效果。

（4）对初次反搏治疗后有头晕的患者，我们要告知反搏使 NO 分泌，使血管扩张产生的正常现象。

（5）血压＞ 170/110 mmHg 者，应预先将其控制在 140/90 mmHg 以下。

（6）伴充血性心力衰竭者进行反搏治疗前，病情应得到基本控制，体重稳定，下肢无明显水肿，反搏治疗期间应密切监护心率、心律、血氧饱和度等生理指标。

（7）反搏后，嘱患者休息 10 分钟后无不适才离开。做好宣教工作，及时与患者沟通，鼓励患者坚持完成一个疗程的治疗。

十、反搏疗效和治疗疗程密切相关

一些头痛、耳鸣的患者治疗后总反复发作，原因在于这些患者在治疗十几次后，症状基本消失，便中止治疗，而医护人员也缺乏对患者的解释和沟通，中国体外反搏专家共识根据体外反搏临床应用 30 多年的经验和试验证据，推荐反搏治疗方案为：每天 1 次，每次 1 小时，36 小时为一个治疗周期。根据病情，可以建议患者接受较长时间的治疗，特别是 PCI 术后的患者。

反搏中遇到的问题与方案调整如下。

体外反搏的治疗范围广泛，对不少疾病有一定疗效，但有效率高低不一。通过我科上万例治疗的经验，我们体会到规范的操作会影响反搏治疗疗效，因此在反搏过程中认真观察患者情况，随时调整有关参数，可在一定程度上提高疗效。

（1）在反搏治疗过程中会遇到的情况：患者连上监护时心率显示在 70 次 / 分，一开始反搏就变成了 40 次 / 分，或直接连监护时就是 40 次 / 分，但患者的脉搏却是正常的，这是电极片没有贴好形成了心电图伪差，所以在反搏的过程中电极的贴放要准确，应避免心电图干扰。贴电极时先用酒精清洁皮肤，临床实践证明，用酒精擦红贴电极处的皮肤更有利于导电。心电导联线要从患者上衣领处穿进，负极（白色电极）贴在右侧锁骨中下点，黑色电极贴在左侧锁骨中下点，红色电极贴在心尖部。我们在长期实践操作中发现这种贴法一般不易干扰，另外心电电极片一定要贴牢、固定，最好在心电电极片上加导电胶；若治疗状态下心电搏产生失真漂移，造成误触发，可用一块较宽、较长的胶布固定心电电极，负向心电波形（R 波主波向下）触发正常时，则红、白电极位置不用调换；触发不正常时，则可调换红、白电极位置后再做对比选择。也可以把白、黑电极贴在额头两侧避免振动引起的干扰。《增强型体外反搏 – 理论与实践》指出心电电极的位置可以更换，只要遵循以下原则：①保证心电波形 R 波主波向上，②心电波不发生或少发生漏、误触发，③不影响包扎气囊，④选择不受振动或少受振动处，⑤不增加患者痛苦，⑥红、白电极彼此不靠近。

（2）反搏治疗应避免与扩张血管的药物同时使用，以免会使患者血管扩张过快引起头痛、头晕。

（3）告诉患者反搏治疗过程中出现异常情况，我们会随时按下治疗床上的红色紧急按钮或去除电极立即停止反搏治疗。

以上就是我们在体外反搏过程中的一些操作体会，体外反搏作为一种物理疗法，安全性高，价格低廉，其治疗应用范围越来越广，也被越来越多的患者接受，这不仅需要我们有更规范的操作，也更需要我们在临床实践中总结更多的经验和教训。

十一、小结

（1）体外反搏规范化操作、指标监测是保障治疗安全，提高疗效的关键。

（2）体外反搏治疗可明显增加每搏输出量 SV、心输出量 CO，降低心脏前、后负荷，无创心排是监测体外反搏疗效的标尺之一。

（3）体外反搏是治疗冠脉慢血流的有效武器。

（李柳娜　李润）

PART FOUR

病例分享篇

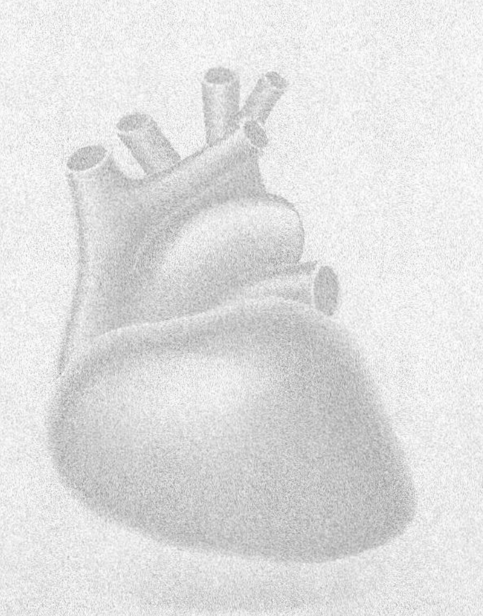

第十七章 高血压病例

病例 1　OSAHS 相关的继发性高血压

患者，男性，43 岁。入院时间 2019 年 7 月 5 日。

一、主诉

发作性胸闷、心慌、头晕 1 周，加重 1 天。

二、现病史

1 周前无明显诱因出现胸闷、心慌。今日患者上述症状加重，发作频繁，自测血压 180/120 mmHg，来我院就诊。入院症见：胸闷、心慌、头晕，纳可，眠差，二便尚可。

三、既往史

高血压病史 20 余年，血压最高 180/140 mmHg，长期口服氨氯地平片，血压控制于 160/120 mmHg 左右；糖尿病病史 2 年，痛风 12 年，吸烟史 30 年，平均每天吸烟 20 支，偶尔饮酒 20 年；父亲 30 岁时发现高血压。

四、基础检查

体温 36.5℃，血压 180/120 mmHg，脉搏 109 次 / 分，呼吸 18 次 / 分，BMI25.9 kg/m^2。两肺听诊呼吸音清，未闻及干、湿性啰音，心率 109 次 / 分，律齐，各瓣膜听诊区未闻及杂音，无心包摩擦音。四肢脉搏对称，未闻及血管杂音，脐周、上腹部及背部肋脊角均未闻及血管杂音。

中心动脉压：128/101 mmHg。无创心排提示：正常排高阻。24 小时动态血压：24 小时平均血压为 143/97 mmHg，白天平均血压为 145/98 mmHg，夜间平均血压为 138/92 mmHg。

五、初步诊断

①高血压病；②冠心病、不稳定型心绞痛；③ 2 型糖尿病；④痛风。

六、入院后检查

1. 靶器官损伤评估

心脏评估：心电图示窦性心律，ST–T 改变；心梗三项、D–Dimer、NT–proBNP 未见明显异常；心脏彩超示室间隔增厚、主动脉瓣轻度反流、左室舒张功能减低。

肾脏评估：肾功能、电解质示血钾 4.19 mmol/L、肾小球滤过率 123 mL/min。

动脉硬化评估：双下肢动脉轻度硬化并粥样斑块形成，双侧颈动脉粥样斑块形成。

血脂、血糖：TG4.28 mmol/L，LDL–C2.77 mmol/L，空腹血糖 5.38 mmol/L，糖化血红蛋白 6.14%。

2. 运动能力评估

无创动态心排量测定联合心肺运动试验结果提示如下。

（1）无创动态心排量结果提示：患者评估过程中在功率 72 W（心率 108 次 / 分）时，心排每搏输出量出现了明显下降，并出现胸闷症状，停止运动后，患者的心排量出现上升。

（2）心肺运动试验结果提示：①患者运动过程中出现胸闷痛症状，运动心电图阳性；② VO_2 LT663 mL /min，VO_2 peak741 mL /min，VO_2/kg LT10.40 mL /（min · kg），VO_2 / kg peak11.72 mL /（min · kg），METs LT3.6，METs peak4.7，Power LT60 W。

七、病因查找

患者为中年男性，20 多岁发现高血压，血压一直较高，控制欠佳。目前高血压病因不明，需行高血压病因筛查，以查出元凶，揪出帮凶，降伏高血压。

1. 特殊检查

（1）肾血管 CTA、肾脏彩超、肾功能均未见明显异常，不考虑肾性高血压。

（2）卧立位肾素醛固酮比值未见异常，结合患者无低钾血症病史，不考虑原发性醛固酮增多症。

（3）皮质醇节律正常、小剂量地塞米松抑制试验阴性，不考虑皮质醇增多症。

（4）血尿儿茶酚胺未见异常，结合患者无阵发性血压升高、头痛、汗出、心悸等症状，不考虑嗜铬细胞瘤。

（5）四肢血压：右上肢 165/104 mmHg，左上肢 158/101 mmHg，右下肢 190/102 mmHg，左下肢 177/100 mmHg，右侧 ABI1.15，左侧 ABI1.07，排除主动脉缩窄。

（6）甲状腺功能未见异常，不考虑甲亢性高血压。

（7）心理量表评分未见异常，不考虑心理相关高血压。

（8）多导睡眠监测提示 AHI64.1/h，最低血氧饱和度 84%，重度睡眠呼吸暂停伴中度低氧血症。

2. 病因初现

患者血压难以控制，考虑睡眠呼吸暂停为重要的原因。

阻塞型睡眠呼吸暂停低通气综合征（obstructive sleep apnea hypopnea syndrome，OSAHS）指睡眠时上气道塌陷堵塞所致呼吸暂停和通气不足。OSAHS 是除年龄、肥胖、膳食、遗传等，又一个独立的高血压发病因素，是高血压发生发展的重要危险因素。据报道，50% ~ 60% 的 OSAHS 患者合并高血压，同时 50% 左右的高血压患者患有 OSAHS。2013 年难治性高血压诊断治疗专家共识将 OSAHS 列为难治性高血压的主因之一。研究证实，OSAHS 的严重程度与血压增高程度呈明显正相关，改善患者睡眠呼吸暂停情况可促进高血压得到有效控制，提高患者生活质量，降低死亡率。

3.OSAHS 引起高血压的机制

（1）激活肾素血管紧张素醛固酮系统，间歇性低氧血症可同时升高血浆的肾素、醛固酮水平，醛固酮升高可以增加液体潴留，导致咽部水肿和增加上气道阻力，进而升高 OSAHS 患者的血压。

（2）增加交感神经系统活性：OSAHS 患者出现间断缺氧，使机体处于低氧血症、高碳酸血症状态，经化学感受器兴奋位于心脏、外周血管的交感神经，增加其活性，同时交感神经活性的增加也可增加心排血量，促进外周血管的收缩，最终引起血压升高。

（3）氧化应激效应：OSAHS 患者的机体长期处于低氧血症状态，可诱导中性粒细胞黏附于血管内皮，影响血液凝集状态，使血管内脂质过氧化反应亢进，减少自分泌 NO 水平及降低内源性 NO 舒血管作用，加剧氧化应激，导致血压升高。

（4）激活体内炎性反应系统：OSAHS 患者体内高敏 CRP 明显增高，且其与 OSAHS 严重程度相关，高敏 CRP 作为一种非特异性炎性反应标志物，可诱导血管内皮细胞损伤，降低血管壁顺应性和舒缩能力，增加血压控制难度。

4.OSAHS 相关性高血压临床特点

（1）夜间及晨起血压升高，日间血压升高或正常，清晨睡醒时血压高于睡前，部分患者表现为隐匿性高血压。

（2）血压节律紊乱：24 小时动态血压监测显示血压曲线为“非勺型”，甚至呈现“反勺型”。

（3）伴随呼吸暂停的血压周期性升高：结合动态血压监测和多导睡眠图监测，可见夜间随呼吸暂停的反复发生，血压表现为反复发作一过性升高。血压高峰值出现在呼吸暂停事件的末期、刚恢复通气时。

（4）单纯药物降压效果较差，血压的控制依赖于 OSAHS 的有效治疗。

5.OSAHS 临床表现

夜间睡眠打鼾，鼾声不规律，呼吸及睡眠节律紊乱，反复呼吸暂停、觉醒，或患者自觉憋气、夜尿增多。

晨起头痛、口干，白天嗜睡，记忆力下降，重者心理、智力、行为异常。

可能合并高血压、冠心病、心律失常、脑卒中、2 型糖尿病及胰岛素抵抗，以及进行性体重增加。

6.OSAHS 主要危险因素

（1）肥胖：BMI > 28 kg/m^2 者 OSAHS 患病率比 BMI < 24 kg/m^2 者增加 10 倍。

（2）年龄：随年龄增长患病率增加；女性绝经期后患病者增多。

（3）性别：生育期内男性明显多于女性。

（4）上气道解剖异常：包括鼻腔阻塞（鼻中隔偏曲、鼻甲肥大、鼻息肉、鼻部肿瘤等）；Ⅱ度以上扁桃体肥大，软腭松弛，悬雍垂过长，过粗，咽腔狭窄，咽部肿瘤，咽腔黏膜肥厚；舌体肥大、舌根后坠、下颌后缩、颞颌关节功能障碍及小颌畸形等。

（5）OSAHS 家族史。

（6）长期大量饮酒和（或）服用镇静催眠或肌肉松弛药物。

（7）长期吸烟。

（8）其他相关疾病：包括甲状腺功能低下、肢端肥大症、腺垂体功能减退、声带麻痹、神经肌肉疾病（如帕金森病）、长期胃食管反流等。

7.OSAHS 诊断

诊断标准：有典型的夜间睡眠打鼾伴呼吸暂停、日间嗜睡（ESS 评分大于 9 分）等症状；查体可见上气道任何部位的狭窄及阻塞，AHI > 5 次 / 小时者。

对日间嗜睡不明显（ESS 评分小于 9 分）者，AHI 大于 5 次 / 小时，存在认知障碍、冠心病、脑血管病、糖尿病和失眠等其中 1 项或 1 项以上合并症。

8.OSAHS 治疗

（1）病因治疗：纠正引起 OSAHS 或使之加重的基础疾病，如甲状腺功能减退症等。

（2）改变生活方式：侧位睡眠、减肥、戒烟、戒酒、白天避免过于劳累、慎用镇静催眠药及其他可引起或加重 OSAHS 的药物等。

（3）手术治疗和口腔矫形器等治疗。

（4）无创气道正压通气治疗。持续气道正压通气（continuous positive airway pressure，CPAP）治疗一定程度上可减少降压药的使用量，少数患者甚至可以停服降压药物。

9.OSAHS 高血压药物治疗

首推 ACEI 或 ARB 类药物。

缬沙坦、氯沙坦与氢氯噻嗪的复合制剂能有效地降低呼吸暂停后升高的血压，同时减少呼吸睡眠紊乱指数，降低迷走、交感神经张力。钙拮抗剂虽有一定的治疗作用，但对快速运动睡眠期的血压无明显降低作用。

八、最终诊断

①重度睡眠呼吸暂停低通气综合征；②高血压 3 级（极高危层）；③冠心病，不稳定型心绞痛；④ 2 型糖尿病；⑤痛风。

九、治疗方案

患者重度睡眠呼吸暂停综合征、高血压，嘱低盐低脂低糖饮食，予无创气道正压通气治疗的同时，同时配合高血压患者康复管理方案。

1. 药物处方

阿司匹林肠溶片 100 mg（每晚 1 次，口服）；阿托伐他汀钙片 20 mg（每晚 1 次，口服）；美托洛尔缓释片 71.25 mg（每日 1 次，口服）；缬沙坦氨氯地平片 80 mg（每日 2 次，口服）；二甲双胍片 0.5 g（每日 3 次，口服）。

2. 运动处方

运动形式：有氧运动 + 无氧运动。

运动强度：45 ~ 55 W，靶心率 97 次 / 分，自我用力指数 10 ~ 13（轻度用力）。

运动频率：有氧运动每周 5 ~ 7 次，无氧运动每周 3 ~ 5 次。

运动时间有氧运动 30 ~ 50 分钟，其中热身 5 ~ 10 分钟，步行 10 ~ 15 分钟（3.5 ~ 4.2 km/h），相当于 0.8 ~ 1.2 千米；功率自行车 10 ~ 20 分钟（34 ~ 44 W）；有氧保健操（如八段锦）10 ~ 20 分钟。

抗阻运动：①上肢抗阻训练，胸推举 5 ~ 10 个，肘屈伸左、右各 10 ~ 20 个；②下肢抗阻训练，膝屈、伸各 10 ~ 20 个，坐站训练 30 秒大于 15 个；③核心力量训练，平板支撑 10 ~ 30 秒。

3. 心理处方

本例患者毛氏心理量表评估结果：SSS 量表 12 分；PHQ-15 量表 2 分；PHQ-9 量表 1 分；GAD-7 量表 2 分。未见异常，因此暂不应用心理专科药物，必要时进行心理疏导。

4. 营养处方

膳食调查显示本例患者平素饮食规律，有轻度体力活动；BMI25.9 kg/m^2；经过计算得出患者每日所需总热量为 1820 千卡，故给予高血压膳食周食谱。

5. 戒烟处方

患者烟草依赖测试提示得分为 5 分，属于中度烟草依赖。因此给出戒烟建议为推迟早上吸第一支烟的时间。早起饭后，烟民会非常想吸烟，如果推迟吸早起第一支烟，吸烟的量就会减少。晚上睡觉前，最好戒掉最后一支烟，尤其不能在卧室里吸烟。避开吸烟这几个兴奋点，戒烟成功率就比较高。久而久之，吸烟者可体会到戒烟给心脏和血液系统带来的益处，这样就更容易坚持下去。

1 个月后电话随访，患者自测血压 120/70 mmHg 左右，自行减少缬沙坦氨氯地平片及美托洛尔缓释片用量。

1 个月后治疗方案为阿司匹林肠溶片 100 mg（每晚 1 次，口服），阿托伐他汀钙片 20 mg（每晚 1 次，口服），美托洛尔缓释片 47.5 mg（每日 1 次，口服），缬沙坦氨氯地平片 80 mg（每日 1 次，口服），二甲双胍片 0.5 g（每日 3 次，口服），无创气道正压通气治疗。

3 个月后复查 24 小时动态血压：白天平均血压为 143/97 mmHg → 150/104 mmHg，夜间平均血压为 138/92 mmHg → 117/78 mmHg。

3 个月后在高血压康复方案不变的同时，调整治疗方案。阿司匹林肠溶片 100 mg（每晚 1 次，口服），阿托伐他汀钙片 20 mg（每晚 1 次，口服），美托洛尔缓释片 71.25 mg（每日 1 次，口服），缬沙坦氨氯地平片 85 mg（每日 1 次，口服），二甲双胍片 0.5 g（每日 3 次，口服）。

十、思考

高血压是危害人民健康的主要因素，是我国公共卫生面临的主要挑战！《中国心血管病报告 2018》概要指出目前我国高血压患者数目高达 2.45 亿人，成人高血压患病率为 27.9%。高血压是遗传因素和环境因素共同作用并伴有代谢性改变的一种心血管综合征，是心脑疾病的首要危险因素。理论上高血压依据病因可分为原发性高血压和继发性高血压。国外研究报道：在高血压人群中，15% 的成人、30% 的小于 40 岁的年轻人和 50% 以上的儿童为继发性高血压。但在临床实践中，我们发现高血压不仅仅是原发性或者继发性高血压那么单纯，而是多种危险因素共同作祟，有元凶也有帮凶，而 OSAHS 是继发性高血压常见的元凶！此例高血压，为原发性合并继发性，经无创正压通气治疗，夜间血压较前控制良好，但白天血压药物减量过快，导致血压控制欠佳。判定此例高血压病因为多种危险因素，其中 OSAHS 是重要帮凶！

OSAHS 既是高血压的独立发病因素，又是高血压发生发展的重要危险因素！无创呼吸机治疗可有效改善 OSAHS 相关高血压，尤其是合并中重度 OSAHS 难治性高血压。

参考文献：

[1] 胡盛寿，高润霖，刘力生，等.《中国心血管病报告2018》概要[J].中国循环杂志，2019，34(3)：209-220.

（孙海涛）

病例2　原发性醛固酮增多症相关的继发性高血压

患者，女性，49岁。入院时间2020年11月18日。

一、主诉

间断头晕1周，加重1天。

二、现病史

患者1周以前无明显诱因出现头晕，休息几分钟后可逐步缓解，1周以来上述症状反复发作，未进一步诊治，今天患者觉头晕加重，伴有恶心，为求系统治疗，特来我院门诊就诊，测血压180/110 mmHg，门诊以“眩晕”收入院。入院症见：头晕、气短、乏力，眠差，大小便可。

三、基础检查

脉搏70次/分，呼吸18次/分，血压180/110 mmHg，BMI25.4 kg/m^2。体型肥胖，口唇微绀，双肺呼吸音清，双肺未闻及干、湿性啰音。心前区无隆起，心率70次/分，律齐，心音可，各瓣膜听诊区未及病理性杂音。腹软，全腹无压痛、反跳痛，肝、脾肋下未触及，脐周及肋脊角未闻及血管杂音。双下肢无凹陷性水肿。

四、既往史

高血压病史30年，血压最高230/100 mmHg，现口服卡托普利、硝苯地平缓释片，血压控制欠佳，1年前出现脑出血，未遗留单侧肢体感觉运动异常，脑梗死病史3个月，3个月前发现低钾血症，自诉血钾现已正常。无吸烟、饮酒史。无高血压家族史。

五、初步诊断

①高血压病3级（极高危层）；②继发性高血压（待排查）；③脑梗死。

六、入院后检查

1. 靶器官损伤评估

心脏评估：心电图示窦性心律 T 波异常。心梗三项、D-Dimer、NT-ProBNP 未见明显异常。心脏彩超示三尖瓣轻度反流、左室舒张功能减低。胸片未见明显异常。

肾脏评估：肾功能、电解质示血钾 3.27 mmol/L、肾小球滤过率 97.6 mL/min；尿常规未见蛋白。

动脉硬化评估：双下肢动脉内膜增厚并斑块形成，PWV7.7 m/s。

血脂、血糖：TG1.64 mmol/L，LDL-C1.59 mmol/L，空腹血糖 4.83 mmol/L，糖化血红蛋白 5.35%。

2. 运动能力评估

无创动态心排量测定联合心肺运动试验结果提示如下。

（1）无创动态心排量结果提示：患者评估过程中在功率 84 W（心率 102 次 / 分）时，心排每搏输出量出现了明显下降，并出现胸闷症状，停止运动后，患者的心排量出现上升。

（2）心肺运动试验结果提示：VO_2 LT773 mL / min，VO_2 peak 851 mL / min，VO_2/kg LT 12.40 mL /（min · kg），VO_2/kg peak 12.52 mL /（min · kg），METs LT 5.2，METs peak 5.9，Power LT 80 W。

七、病因查找

患者高血压特点：高血压发病年龄较年轻，且病情难以控制。高血压伴低钾血症，有脑出血病史。

1. 继发性高血压筛查重点人群

（1）发病年龄＜ 30 岁且无高血压家族史。

（2）血压增高的幅度大，常达高血压 3 级（＞ 180/110 mmHg）。

（3）血压难以控制，需要使用 3 种或以上降压药。

（4）常用的五大类降压药物效果不佳。

（5）血压波动大或阵发性高血压。

（6）坚持服药情况下控制良好的血压突然明显升高。

（7）双上肢血压不对称。

（8）体检闻及血管杂音。

（9）未服用或服用小剂量利尿剂即出现明显低血钾，排除进食差、腹泻等诱因。

（10）服用 ACEI/ARB 后出现肾功能的急剧恶化，血肌酐明显升高。

（11）高血压伴有尿常规异常，如大量蛋白尿，多量红、白细胞等。

（12）急性心力衰竭或一过性肺水肿，尤其以晨起和夜间多见。

（13）单侧肾萎缩。

2. 继发高血压特殊检查

（1）肾血管性高血压：肾血管肾上腺 CT 示双侧肾动脉未见明显狭窄，左侧肾上腺腺瘤。

（2）原发性醛固酮增多症：卧位 ARR27.95，立位 ARR30.77。库欣综合征：皮质醇 8 点 249 nmol/L，0 点 28.4 nmol/L；服药后 8 点小于 27.6 nmol/L，皮质醇节律正常，小剂量地塞米松抑制试验阴性。

（3）嗜铬细胞瘤：血尿儿茶酚胺均未见明显异常。

（4）睡眠呼吸暂停初筛结果：轻度睡眠呼吸暂停伴轻度低氧血症。

（5）四肢血压结果：右侧 ABI1.21，左侧 ABI1.13，不考虑主动脉缩窄。

（6）甲状腺功能：未见明显异常。

（7）心理量表评估：未见异常。

3. 病因初现

原发性醛固酮增多症初筛可疑阳性，左侧肾上腺腺瘤，需要进一步明确病因。

原发性醛固酮增多症（primary aldosteronism，PA）是指一组醛固酮生成异常增多，部分由 RAS 自主分泌导致，不被钠负荷抑制的异常状态，简称原醛症。

4.PA 类型

（1）肾上腺醛固酮瘤 65% ~ 85%。

（2）特发性醛固酮增多症 15% ~ 40%。

（3）糖皮质激素可抑制性醛固酮增多症小于 1%。

（4）原发性肾上腺皮质增生小于 1%。

（5）产生醛固酮的肾上腺癌小于 1%。

（6）产生醛固酮的异位肿瘤小于 0.1%。

5.PA 临床表现

高血压是最早、最常见表现，血压一般不呈急性升高，随病情进展血压逐渐升高，大多数在 180/110 mmHg，以舒张压升高为主，对一般降压药反应欠佳；主要症状有头痛，头晕，醛固酮增多，肾素 – 血管紧张素被抑制，血钾轻度下降或呈间歇性低血钾或在某种诱因下（如用利尿剂，或腹泻）出现低血钾。指南指出：仅 9% ~ 37% 的患者有低血钾，仅 50% 的腺瘤和 17% 的增生患者血钾小于 3.5 mmol/L。

神经肌肉功能障碍：①肌无力（典型者为周期性瘫痪）；②肢端麻木、手足搐搦。

6.PA 诊断流程（图 17-1）

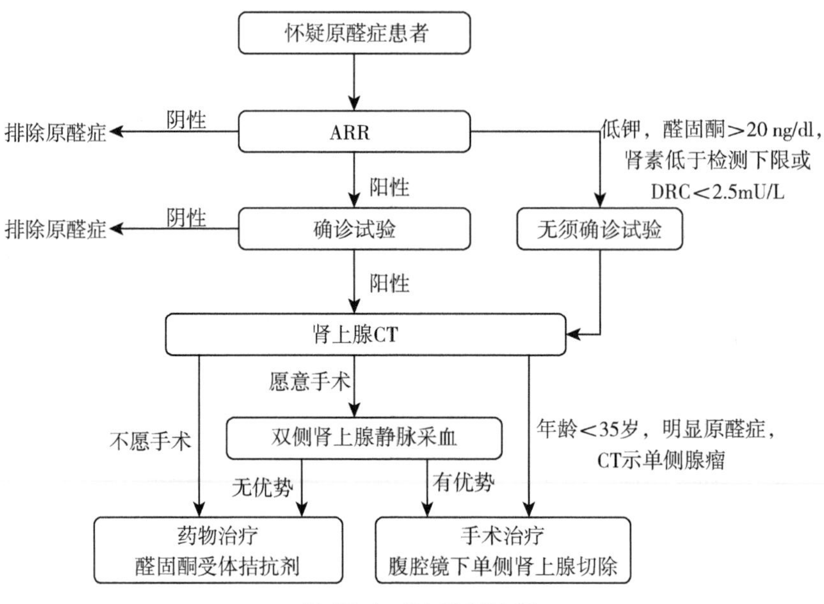

图 17-1　PA 诊断流程

7.PA 患者筛查

（1）持续性高血压（> 150/100 mmHg）者；使用 3 种常规降压药（包括利尿剂）无法控制血压（> 140/90 mmHg）的患者；使用≥ 4 种降压药才能控制血压（< 140/90 mmHg）的患者及新诊断的高血压患者。

（2）高血压合并自发性或利尿剂所致的低钾血症的患者。

（3）高血压合并肾上腺意外瘤的患者。

（4）早发性高血压家族史或早发（< 40 岁）脑血管意外家族史的高血压患者。

（5）原醛症患者中存在高血压的一级亲属。

（6）高血压合并阻塞性呼吸睡眠暂停的患者。

8.PA 筛查的方法

（1）单纯血钾或血浆醛固酮水平：敏感性低。

（2）单纯血浆肾素水平：特异性低。

推荐：血浆醛固酮与肾素活性的比值为目前较为可靠的筛选方法，若对结果有怀疑时，可进行重复测定。ARR 结果的判定见表 17-1。

表 17-1　经不同单位醛固酮、PRA、DRC 计算而得的 ARR 常用切点

醛固酮	PRA		DRC	
	ng/（mL・h）	pmol（L・min）	mU/L	ng/L
ng/dL	20	1.6	2.4	3.8
	30	2.5	3.7	5.7
	40	3.1	4.9	7.7
pmol/L	750	60	91	144
	1000	80	122	192

注：PRA. 血浆肾素活性；DRC. 直接肾素浓度；ARR. 血浆醛固酮与肾素活性比值。

9. 确诊试验

国内有研究提出，醛固酮＞ 20 ng/dL、DRC ＜ 2.5 mU/L 且伴低钾血症的高血压患者无须进行确诊试验即可确诊为原醛症。

目前主要有 4 种确诊试验，包括口服高钠饮食、氟氢可的松试验、生理盐水试验及卡托普利试验。

这 4 项试验各有其优缺点，临床医师可根据患者实际情况进行选择。

（1）生理盐水试验：试验开始前处卧位，至少 1 小时，4 小时内静脉输注 0.9% 生理盐水 2000 mL。于上午 8：00 — 9：30 开始试验，试验过程中，患者保持卧位。基线及 4 小时后取血测定肾素、醛固酮，试验期间监测患者心率、血压。

结果分析如下。①正常：盐水输注后醛固酮＜ 5 ng/dL。②原醛症：盐水输注后醛固酮＞ 10 ng/dL。③可疑：盐水输注后醛固酮 5 ~ 10 ng/dL。

（2）卡托普利试验：患者维持坐位或站立位至少 1 小时后，口服卡托普利 25 ~ 50 mg，服药后维持坐位 1 小时或 2 小时，服药前及服药后 1 小时或 2 小时取血，测定肾素活性、醛固酮。

结果分析如下。①正常：醛固酮被抑制，其量降低，下降幅度大于 30%。②原醛患者：醛固酮不被抑制，肾素活性仍处于抑制状态，下降幅度小于 30% 或者醛固酮浓度 11 ng/dL。

10.PA 治疗

原醛症的治疗有手术和药物两种方法。醛固酮瘤及原发性肾上腺皮质增生首选手术治疗，如患者不愿手术或不能手术，可予以药物治疗，口服盐皮质激素受体拮抗剂。特醛症及家族性醛固酮增多症首选药物治疗。分泌醛固酮的肾上腺皮质癌发展迅速，转移较早，应尽早切除原发肿瘤。该例患者卡托普利试验阳性：服药前醛固酮 223.76 pg/mL，服药后醛固酮 221.32 pg/mL。

八、修正诊断

①原发性醛固酮增多症；②左侧肾上腺腺瘤；③高血压病 3 级（极高危层）；④脑梗死。

九、治疗方案

患者原发性醛固酮增多症、左侧肾上腺腺瘤、高血压，嘱低盐低脂饮食，手术治疗切除左侧肾上腺腺瘤，同时配合高血压患者其余康复管理方案。

1. 药物处方

缬沙坦氨氯地平片、阿司匹林肠溶片、瑞舒伐他汀钙片口服。

2. 运动处方

运动形式：有氧运动 + 无氧运动。

运动强度：64 ~ 75 W，靶心率 98 次 / 分，自我用力指数 10 ~ 13（轻度用力）。

运动频率：有氧运动每周 5 ~ 7 次，无氧运动每周 3 ~ 5 次。

运动时间：有氧运动 30 ~ 50 分钟，其中热身 5 ~ 10 分钟，步行 10 ~ 15 分钟（3.5 ~ 4.2 km/h），相当于 0.8 ~ 1.2 千米；功率自行车 10 ~ 20 分钟（34 ~ 44 W），有氧保健操（如八段锦）10 ~ 20 分钟。

抗阻运动：①上肢抗阻训练，胸推举 5 ~ 10 个，肘屈伸左、右各 10 ~ 20 个；②下肢抗阻训练，膝屈、伸各 10 ~ 20 个，坐站训练 30 秒大于 15 个；③核心力量训练：平板支撑 10 ~ 30 秒。

3. 心理处方

本例患者毛氏心理量表评估结果：SSS 量表 10 分；PHQ-15 量表 1 分；PHQ-9 量表 2 分；GAD-7 量表 1 分。未见异常，因此暂不应用心理专科药物，必要时进行心理疏导。

4. 营养处方

膳食调查显示本例患者平素饮食规律，有轻度体力活动；BMI25.4 kg/m^2；经过计算得出患者每日所需总热量为 1952 千卡，故给予高血压膳食周食谱。

5. 戒烟处方

患者不抽烟，不予戒烟处方。

十、术后病理

肾上腺皮质腺瘤，术后长期高血压康复治疗，半年后复查动态血压。平均血压由 158/102 mmHg 控制为 122/75 mmHg；白天平均血压由 152/102 mmHg 控制为 122/74 mmHg；夜间平均血压由 173/103 mmHg 控制为 120/75 mmHg。半年后复查电解质，血钾 4.49 mmol/L。

十一、思考

我国现有高血压患者 3.3 亿余人，原发性高血压占 95%，继发性高血压占 5% ~ 10%。继发性高血压也称为症状性高血压，是由某些疾病在发生发展过程中产生的症状之一，当原发病治愈后血压也会随之下降或恢复正常。常见继发性高血压病因包括原发性醛固酮增多症、肾实质性高血压、肾血管性高血压、睡眠呼吸暂停综合征等。原发性醛固酮增多症的患病率在高血压人群中约占 10%，而在难治性高血压人群中可达 20% 多。因此，在高血压人群中准确地鉴别出原发性醛固酮增多症患者，并予以适当的治疗十分重要。面对高血压，需要我们共同努力，针对病因查清楚、针对病果预防好、针对病程管理好。

参考文献：

[1] 葛均波，徐永健，王辰 . 内科学 [M].9 版 . 北京：人民卫生出版社，2018：258.

（孙海涛）

病例 3　原发性高血压综合管理

患者，男性，54 岁。首次入院时间 2019 年 12 月 17 日。

一、主诉

发作性胸闷、气短 1 周，加重 1 天。

二、现病史

患者入院 1 周前无明显诱因出现胸闷、气短、乏力伴汗出，无胸痛及放射痛，持续时间约数分钟，活动后加重，休息后可缓解，自服单硝酸异山梨酯片等，治疗效果不佳，1 天前上述症状再发，程度加重，遂就诊，心电图提示 ST-T 改变，遂入院。现症见：活动时胸闷、气短、乏力、汗出，纳眠可，二便正常。

三、既往史

高血压病史 20 年，血压最高达 160/90 mmHg，长期口服氨氯地平、贝那普利，自诉控制情况差；糖尿病病史20年，长期口服二甲双胍、格列美脲、达格列净，未监测血糖；糖尿病视网膜病变2个月；冠心病病史4年，2个月前行冠脉造影，提示右冠近中段闭塞，前降支近段至中段弥漫病变，最重90%狭窄并钙化，对角支弥漫90%以上狭窄，OM弥漫病变，最重90%以上狭窄。否认有脑血管病史；否认其他病史。

四、个人史

吸烟史30年，平均每日40支，未戒烟；无有毒物质、放射性物质、化学性物质接触史，无疫区、疫情、疫水接触史。

五、家族史

母亲患高血压、糖尿病、冠心病。

六、基础检查

体温36.5℃，脉搏86次/分，呼吸20次/分，血压160/70 mmHg。两肺呼吸音粗，可闻及少量湿性啰音；心前区无隆起，心尖搏动位置正常，心浊音界扩大，心率86次/分，律齐，各瓣膜听诊区未闻及杂音，无心包摩擦音。

七、舌质脉象

舌质暗，苔薄白，脉细弱。

八、生化检查

（1）血常规：白细胞6.8×10^9/L，中性粒细胞百分比62.1%；红细胞4.7×10^{12}/L；血红蛋白1359 g/L，血小板计数178×10^9/L。

（2）肝、肾功能：ALT25 U/L，AST29 U/L；总蛋白73.0 g/L，白蛋白49.0 g/L，球蛋白23.0 g/L，白球比2.08；总胆红素22.4 mmol/L，直接胆红素7.2 mmol/L，间接胆红素15.2 mmol/L；尿素5.73 mmol/L，肌酐72 mmol/L，尿酸470 mmol/L。

（3）电解质水平：钠143.1 mmol/L，钾3.96 mmol/L，氯105.6 mmol/L，钙2.41 mmol/L。

（4）血糖、血脂水平：空腹血糖8.06 mmol/L；糖化血红蛋白6.24%；TC5.89 mmol/L，TG2.89 mmol/L，HDL-C 2.60 mmol/L，LDL-C 3.47 mmol/L。

（5）甲状腺功能：甲状腺素5.78 ng/dL；三碘甲状腺原氨酸1.14 pg/mL；促甲状腺素1.860 μIU/mL。

（6）CRP4.08 mg/dL，ESR12 mm/h，ASO58 IU/mL，RF20 IU/mL，CHY11.2 μmol/L。

（7）NT-proBNP788.97 pg/mL；D-Dimer ＜ 200 ng/mL；cTnI ＜ 0.10 ng/mL；Myo35.29 ng/mL；CK-MB3.87 ng/mL。

（8）尿常规：葡萄糖3+。

九、辅助检查

腹部超声：胆囊息肉可能。

十、靶器官评估

1. 靶器官评估（心）

（1）心电图：ST-T 改变。

（2）心脏超声示 LV50 mm，LA40 mm，RV27 mm，RA32 mm，EF60%，FS32%。左房增大，升主动脉增宽，主动脉退行性变并轻度反流，二、三尖瓣轻度反流，左室舒张功能降低。

（3）2019 年冠脉造影示右冠近中段闭塞，前降支近段至中段弥漫病变，最重 90% 狭窄并钙化，对角支弥漫 90% 以上狭窄，第一对角支弥漫病变，最重 90% 以上狭窄。

2. 靶器官评估（脑）

（1）脑 DWI：①右侧额叶、双侧顶叶皮质下区、白质、双侧基底节区及右侧丘脑腔隙性脑梗死；②脱髓鞘；提示脑梗死。

（2）脑 MRA：提示脑动脉多发硬化，并轻度狭窄。

3. 靶器官评估（外周血管）

（1）颈部动脉血管超声：①双颈动脉硬化并多发粥样斑块形成；②右侧颈外部动脉局部管腔狭窄。

（2）靶器官评估（外周血管）：下肢动脉血管超声显示如下。①双下肢动脉硬化多发粥样斑块形成；②右侧足背动脉血流速度减慢；③左侧足背动脉不全闭塞可能。

4. 靶器官损害（眼底）

眼科会诊提示：①眼底动脉硬化；②糖尿病视网膜病变。

十一、临床诊断

西医诊断：①冠状动脉粥样硬化性心脏病，不稳定型心绞痛；②高血压病 2 级（极高危层）；③ 2 型糖尿病，糖尿病视网膜病变。

中医诊断：胸痹心痛病，气虚血瘀证。

十二、全面开启降压之路

充分评估，制定以五大处方为基础的高血压管理方案（药物处方、运动处方、营养处方、心理处方、管理处方）。

1. 中医药物处方（表 17-2）

表 17-2　中医药物处方

证型	胸痹心痛、气虚血瘀证			
治法	治以益气健脾、活血养心，方药为保元汤合桃红四物汤加减			
方组	党参 20 g	黄芪 20 g	白术 15 g	当归 10 g
	茯苓 20 g	远志 15 g	木香 10 g	红花 10 g
	丹参 15 g	元胡 20 g	甘草 10 g	郁金 10 g
用法	每日 1 次，浓煎 200 mL，早晚各 100 mL 温服			

2. 西医药物处方（表 17-3）

表 17-3　西医药物处方

药名	用量	用法	
阿司匹林肠溶片	100 mg	qn	po
瑞舒伐他汀钙片	10 mg	qn	po
氯吡格雷片	75 mg	qn	po
单硝酸异山梨酯片	20 mg	bid	po
美托洛尔片	25 mg	bid	po
缬沙坦片	80 mg	qd	po
二甲双胍片	0.5 g	tid	po
格列美脲片	2 mg	qd	po

注：qn. 每晚；bid 每天 2 次；qd. 每天 1 次；tid. 每天 3 次；po. 口服。

3. 心肺运动试验联合无创动态心排评估

心肺运动结果提示：运动中可见 ST-T 改变，结合冠脉造影结果，冠心病明确，且休息时有心绞痛发作，考虑合并变异性心绞痛，加用氨氯地平控制血压，改善冠脉痉挛。

无创心排提示：前负荷高，且合并糖尿病，加赖诺普利氢氯噻嗪片减轻前负荷，抑制心肌重构。

4. 心率评估

24 小时动态心电图提示：平均心率 79 次 / 分，最慢 63 次 / 分，最快 112 次 / 分，偶发房性、室性期前收缩。

且合并心力衰竭，故改酒石酸美托洛尔为美托洛尔缓释片控制心率，改善缺血，改善预后，并逐渐滴定药物剂量。

5. 心理评估

心理量表评估：SSS 量表 42 分，PHQ-9 量表 12 分，GAD-7 量表 10 分，PHQ-15 量表 6 分。提示轻度躯体化症状，中轻度焦虑状态，给予口服氟哌噻吨美利曲辛片对症改善症状，同时给予心理疏导、指导戒烟。

6. 依据心肺评估、无创心排、心理评估结果调整西医药物处方（表 17-4）

表 17-4　调整的西医药物处方

药名	用量	用法	
阿司匹林肠溶片	100 mg	qn	po
瑞舒伐他汀钙片	10 mg	qn	po
氯吡格雷片	75 mg	qn	po
单硝酸异山梨酯片	20 mg	bid	po
琥珀酸美托洛尔缓释片	95 mg	qd	po
沙库巴曲缬沙坦钠片	50 mg	bid	po
呋塞米片	20 mg	qd	po
螺内酯片	20 mg	qd	po
达格列净片	10 mg	qd	po
二甲双胍片	0.5 g	tid	po
甘精胰岛素	22 IU	qd	ih
氟哌噻吨美利曲辛片	1 片	qd	po

注：qn. 每晚；bid 每天 2 次；qd. 每天 1 次；tid. 每天 3 次；po. 口服。

7. 结合心肺运动试验及无创动态心排制定运动处方（在心脏康复中心）

（1）运动强度：36 ~ 46 W，靶心率 101 次 / 分左右，自我用力指数 13 ~ 15（轻度用力）。

（2）运动形式：有氧运动 + 无氧运动。

（3）运动频率：有氧运动每周 5 ~ 7 次，无氧运动每周 3 ~ 5 次。

（4）运动时间：30 ~ 40 分钟，热身 5 ~ 10 分钟，步行 10 ~ 20 分钟（3.3 ~ 4.0 km/h），功率自行车 10 ~ 20 分钟（36 ~ 46 W），有氧保健操（如八段锦）10 ~ 20 分钟。

8. 营养评估

患者身高 173 cm，体重 85 kg，BMI28.4 kg/m^2（偏重）。日常轻体力活动，静息基础代谢值 2038 千卡 / 天，预计基础代谢值 1723 千卡 / 天，给予制订食谱并不断调整，控盐、控糖，调整膳食结构，适当补充膳食纤维和益生菌，制订运动管理计划，检测血压、血糖，定期随访。（给予控制体重、饮食结构、饮水、戒烟戒酒、运动指导）

9. 随访管理处方

患者出院后定期电话随诊，嘱其坚持治疗，胸闷偶有发作，情绪相对稳定，鼓励患者定期自测血压，血压波动在 120 ～ 132/70 ～ 85 mmHg。

十三、治疗结果

2019 年 12 月 24 日复查 NT-proBNP 示 802.42 pg/mL。患者持续坚持服药治疗，活动时胸闷、气短、乏力、汗出基本消失，情绪相对稳定，坚持规律自测血压，血压波动在 120 ～ 130/70 ～ 80 mmHg。

十四、病情反复

患者于 2021 年 3 月 8 日劳累后再次出现胸闷、气短、乏力伴汗出，无胸痛及放射痛，持续 10 分钟左右，活动后加重，经休息后不能彻底缓解，反复发作，再次就诊，心电图提示 ST-T 改变，NT-proBNP2169.09 pg/mL（2021 年 3 月 8 日），血压 194/101 mmHg，舌质暗，苔略厚，脉濡涩。考虑患者病情反复，再次给予综合评估。

十五、重新全面评估、优化五大处方、全面管理高血压

1. 调整中医药物处方（表 17-5）

表 17-5 调整中医药物处方

证型	胸痹心痛、痰瘀痹阻证			
治法	治以健脾祛湿、活血化瘀，方药为瓜蒌薤白半夏汤合血府逐瘀汤加减			
方组	瓜蒌 20 g	薤白 15 g	白术 15 g	当归 10 g
	茯苓 20 g	远志 15 g	桔梗 10 g	红花 10 g
	丹参 15 g	牛膝 20 g	甘草 10 g	川芎 10 g
	赤芍 15 g	—	—	—
用法	每日 1 次，浓煎 200 mL，早晚各 100 mL，温服			

2. 再次心肺运动试验联合无创动态心排评估

心肺运动结果提示：运动中可见 ST-T 改变，结合冠脉造影结果，冠心病明确，合并心力衰竭、糖尿病，继续琥珀酸美托洛尔缓释片，血压明显升高，故加量沙库巴曲缬沙坦钠片治疗心力衰竭。

无创心排提示：前负荷高，继续呋塞米、螺内酯减轻前负荷。

3. 再次心理评估、调整心理处方

心理量表评估：SSS 量表 30 分↓，PHQ-9 量表 0 分↓，GAD-7 量表 3 分↓，PHQ-15 量表 5 分↓。提示：轻度躯体化症状，轻度焦虑状态消失，继续给予口服氟哌噻吨美利曲辛片对症改善症状，同时给予心理疏导、指导戒烟。

4.PWA 脉搏检测、呼吸睡眠筛查

（1）PWA 检测报告：中心动脉压 132/85 mmHg；外周血压 142/83 mmHg；PWV8.4 m/s。提示动脉硬化，血压不达标。

（2）呼吸睡眠初筛提示：轻度睡眠呼吸暂停低通气综合征。

5. 再次依据心肺评估、无创心排、心理评估结果、PWA 脉搏检测、呼吸睡眠筛查，调整西医药物处方（表 17-6）

表 17-6　再次调整西医药物处方

药名	用量	用法	
阿司匹林肠溶片	100 mg	qn	po
瑞舒伐他汀钙片	10 mg	qn	po
氯吡格雷片	75 mg	qn	po
单硝酸异山梨酯片	20 mg	bid	po
琥珀酸美托洛尔缓释片	95 mg	qd	po
沙库巴曲缬沙坦与内片	200 mg	bid	po
呋塞米片	20 mg	qd	po
螺内酯片	20 mg	qd	po
达格列净片	10 mg	qd	po
二甲双胍片	0.5 g	tid	po
甘精胰岛素	28 IU	qd	ih
氟哌噻吨美利曲辛片	1 片	qd	po

注：qn. 每晚；bid 每天 2 次；qd. 每天 1 次；tid. 每天 3 次；po. 口服。

6. 调整运动处方（在心脏康复中心）

（1）运动强度：65 ～ 75 W，靶心率 95 次 / 分左右，自我用力指数 13 ～ 15（轻度用力）。

（2）运动形式：有氧运动 + 无氧运动。

（3）运动频率：有氧运动每周 5 ～ 7 次，无氧运动每周 3 ～ 5 次。

（4）运动时间：30 ～ 50 分钟，热身 5 ～ 10 分钟，步行 20 ～ 30 分钟。（3.3 ～ 4.0 km/h），功率自行车 10 ～ 20 分钟（36 ～ 46 W），有氧保健操（如八段锦）10 ～ 20 分钟。

7. 再次营养测评

营养评估：身高 173 cm，体重 85 kg，BMI28.4 kg/m^2（偏重），日常轻体力活动，静息基础代谢值 2038 千卡 / 天，预计基础代谢值 1723 千卡 / 天。

给予制订食谱并不断调整，控盐、控糖，调整膳食结构，适当补充膳食纤维和益生菌，制订运动管理计划，检测血压、血糖，定期随访。调整营养处方，继续给予控制体重、饮食结构、饮水、戒烟、戒酒、运动指导。

十六、治疗结果

（1）患者临床症状基本消失。

（2）24 小时动态血压提示：24 小时血压平均值为 128/75 mmHg；白昼血压平均值为 127/75 mmHg；夜间血压平均值为 132/74 mmHg。

（3）2021 年 3 月 19 日复查 NT-proBNP：1438.32 pg/mL ↓。

（4）患者持续坚持服药治疗，活动时胸闷、气短、乏力、汗出基本消失，情绪相对稳定，坚持规律自测血压，血压波动在 120 ～ 135/70 ～ 80 mmHg。

（5）继续随访管理处方。

十七、思考

随着社会不断进步，高血压患者合并冠心病、心力衰竭、糖尿病、脑血管等多种疾病的风险增加，患者面临工作、经济、社会、心理等多方面压力，长期血压控制不理想，并发症多，靶器官受损。该患者合并了冠心病、心力衰竭、糖尿病、心理问题，合并心、脑、眼底靶器官受损，给予全面评估，制定五大处方，综合制定高血压全面管理策略，并不断调整治疗方案，使患者临床症状改善，高血压得到有效控制，得到靶器官更好的保护，这取得了一定治疗效果。未来我们将不断评估，进一步调整药物、运动、心理、饮食、随访处方，更好地管理高血压。

药物处方是基石：定期检查，调整药物处方，及时治疗各种并发症。

运动处方是核心：依据心肺运动试验、运动心排量评估和体能评估，制定不同的运动处方（运动时间、运动强度、运动形式）。

心理处方是灵魂：敢于正视疾病，消除恐惧、担心，拒绝焦虑、抑郁。

营养处方是基础：合理的膳食结构，健康的生活方式。

管理处方是未来：持续全面康复治疗，乐享幸福明天。

参考文献：

[1]《心肺血管病杂志》编辑部．中国心血管健康与疾病报告 2019[J]. 心肺血管病杂志，2020，39（9）：1145-1156.

[2] 国家心血管病中心，国家基本公共卫生服务项目基层高血压管理办公室，国家基层高血压管理专家委员会．国家基层高血压防治管理指南 2020 版 [J]. 中国医学前沿杂志（电子版），2021，13（4）：26-37.

（王银娜）

第十八章 心力衰竭病例

病例 1　冠状动脉旁路移植术后反复心力衰竭

患者，男性，66 岁。入院时间 2020 年 6 月 19 日。

一、主诉

发作性喘促、胸闷 5 天，加重 1 天。

二、现病史

5 天前因劳累出现喘促、胸闷，伴心慌、气短、乏力，伴咳嗽、咳白痰，伴鼻塞、流清涕，不伴发热，伴双下肢水肿，1 天前上述症状加重，发作频繁，遂来我院就诊。入院症见：喘促、胸闷、心慌、气短、乏力、双下肢水肿、咳嗽、咳白痰、鼻塞、流清涕，纳眠差，大便正常，小便量少。

三、既往史

于 14 年前因急性前壁心肌梗死行药物保守治疗，7 年前因冠脉三支病变行冠状动脉旁路移植术，6 年来多次因心力衰竭在我院住院治疗，3 年前发现频发室性期前收缩、短阵室性心动过速。

四、个人史

无抽烟、饮酒史。

五、基础检查

体温 36.1℃，血压 102/55 mmHg，脉搏 59 次 / 分，呼吸 20 次 / 分。形体中等，颈静脉不充盈，肝颈静脉回流征阴性，肝区无叩击痛。双肺呼吸音粗，未闻及干、湿性啰音，心脏扩大，心率 59 次 / 分，心律齐，心音低，各瓣膜听诊区未闻及杂音，双下肢轻度水肿。

六、心电图检查

静息心电图提示：窦性心律，Ⅱ、Ⅲ、aVF、V_4、V_5、V_6导联 ST-T 改变。

七、实验室检查

NT-proBNP 385.33 pg/mL。

八、影像学及其他检查

（1）心脏彩超提示：LA42 mm，LV67 mm，RA28 mm，RV21 mm，IVS8 mm，IVPW10 mm，EF28%，FS13%，节段性室壁运动异常；室间隔、前壁及心尖部肌壁变薄，心尖部圆顿，考虑室壁瘤形成，左房、左室增大，二尖瓣腱索钙化，二尖瓣中度反流，主动脉瓣及三尖瓣轻度反流；左心功能减低（收缩 + 舒张）。

（2）动态心电图结果回示：窦性心律，最慢心率 46 次 / 分，最快心率 110 次 / 分，平均心率为 74 次 / 分，室性期前收缩有 3562 个，5 阵室速，ST-T 改变。

（3）6 分钟步行试验：6 分钟步行距离为 490 米。

九、心脏康复专科评估

1. 无创心排量监测评估

无创动态心排量结果提示：左心做功指数 2.8，前负荷率 50.1%，舒张末期容积 139 mL，低排正常阻力血流循环状态。

2. 心理评估

对本例患者进行心理测评，结果：

SSS 量表 26 分，PHQ-15 量表 1 分，PHQ-9 量表 0 分，GAD-7 量表 2 分，心理评估提示目前状态为正常状态。

十、诊断

中医诊断：心力衰竭病，心肺气虚证。

西医诊断：①心力衰竭，心功能Ⅳ级（NYHA 分级）；②冠状动脉粥样硬化性心脏病，不稳定性心绞痛，前壁心肌梗死，冠状动脉搭桥术后状态，心尖部室壁瘤形成，室性期前收缩，阵发性室性心动过速。

十一、治疗方案

讨论：医疗技术的不断进步，器械与药物的不断创新，心力衰竭指南的不断完善，国家医疗政策改革的不断深入，心力衰竭中心及心力衰竭专病中心的不断成立，医护人员对心力衰竭防治的不断重视，使得心力衰竭急重症期救治成功率越来越高，慢病期管理越来越规范，给心力衰竭患者带来了希望与信心——避开诱发因素、延缓进程、逆转病变、改善预后，提高生活质量！恰逢我们心脏康复中心人员、设备及路径部署后正式开启，我们决定开始探索心力衰竭的康复之路！

我们开始了对患者进行一项项评估、制定处方、监督实施的综合管理。因此，我们为患者制定的是心脏康复五大处方全面进行康复管理的治疗方案。

（一）院内康复管理方案

1. 药物处方

中药处方：舌质淡暗，苔白厚，脉细涩，综合舌质脉象，辨证属于心力衰竭——痰瘀痹阻证，治则为祛湿化痰、活血化瘀。方用瓜蒌薤白半夏汤加减：瓜蒌 15 g，薤白 15 g，清半夏 9 g，白术 20 g，茯苓 30 g，薏苡仁 20 g，炒紫苏子 10 g，厚朴 10 g，麸炒山药 20 g，桂枝 12 g，红花 20 g，丹参 20 g，桔梗 15 g，牛膝 30 g，炙甘草 10 g。3 剂，水煎服，日 1 剂。

西药处方：阿司匹林肠溶片，阿托伐他汀钙片，比索洛尔片，沙库巴曲缬沙坦钠片，单硝酸异山梨酯片，呋塞米片，托拉塞米片，螺内酯片，地高辛片，氯化钾缓释片，芪苈强心胶囊，盐酸伊伐布雷定片。

2. 运动处方

运动形式：有氧运动 + 无氧运动。

运动强度：靶心率 79 次 / 分，自我用力指数 13 ～ 15（轻度用力）。

运动频率：有氧运动每周 5 ～ 7 次，无氧运动每周 3 ～ 5 次。

运动时间：有氧运动 30 ～ 40 分钟，其中热身 5 ～ 10 分钟，步行 20 ～ 30 分钟，相当于 1460 ～ 2190 米；有氧保健操（如八段锦）10 ～ 20 分钟。

3. 心理处方

本例患者心理量表评估结果：SSS 量表 26 分，PHQ-15 量表 1 分，PHQ-9 量表 0 分，GAD-7 量表 2 分，心理评估提示目前状态为正常状态。因此暂不应用心理专科药物，必要时进行心理疏导。

4. 营养处方

患者平素饮食规律，居家为轻度体力活动，故继续给予心力衰竭膳食周食谱。

（二）回顾近六年患者住院情况（表 18-1 ~ 表 18-7）

表 18-1　回顾近六年来患者住院次数

年度	住院次数
2015 年	3 次
2016 年	5 次
2017 年	3 次
2018 年	2 次
2019 年	2 次
2020 年	1 次

注：2016—2019 年住院频率逐年降低。

表 18-2　六年来 24 小时动态心电图连续评估

时间	最快心率（次 / 分）	最慢心率（次 / 分）	平均心率（次 / 分）	室性期前收缩（个）	室速（阵）
2016-11-28	109	46	69	5556	6
2016-12-29	96	46	67	2253	1
2017-1-11	98	44	63	428	1
2018-8-9	95	45	64	1418	0
2019-9-11	109	42	66	724	2
2020-6-24	110	46	74	3562	5
2020-7-7	95	40	64	1802	0

表 18-3　四年来无创心排连续评估

时间	SV（mL/min）	CO（L/min）	CI（L/min）	EDFR
2020-6-19	90.7	6.2	3.2	50.1
2019-9-9	70.6	4.7	2.4	71.4
2019-4-22	84.1	5.5	2.7	55.7
2018-12-8	62.8	3.8	1.9	98.8
2017-11-18	45.4	2.8	1.4	69.2

表 18-4　六年来心脏彩超连续评估

心脏超声变化	LV（mm）	LA（mm）	EF（%）	FS（%）
2015-3-31	69	42	38	18
2015-4-27	71	45	33	16
2015-12-4	69	42	30	15
2016-2-26	71	43	40	20
2016-7-8	72	42	26	12
2016-11-25	70	45	43	22
2016-12-16	66	43	37	18
2016-12-30	67	43	37	18
2017-7-9	67	43	34	17
2017-7-18	62	42	30	14
2017-11-13	62	41	39	19
2018-7-31	55	38	25	12
2018-12-13	65	33	38	19
2019-4-22	66	42	34	16
2019-9-10	60	39	25	12
2020-6-19	67	42	28	13

表 18-5　六年来 NT-proBNP 数值连续评估

时间	数值（pg/mL）
2015-3-31	1272.47
2015-12-3	933.73
2016-11-7	1102.28
2016-11-24	1020.05
2016-11-30	621.36
2016-12-16	1208.15
2016-12-19	395.15
2016-12-30	356.64
2017-3-19	＜100
2017-7-9	681.82

续表

时间	数值（pg/mL）
2017-11-12	＜ 100
2018-8-9	752.66
2018-12-7	＜ 200
2019-4-22	＜ 200
2019-9-9	377.77
2020-6-19	＜ 200

表 18-6　四年来无创心排连续评估

时间	SV（mL/min）	CO（L/min）	CI（L/min）	EDFR
2020-6-19	90.7	6.2	3.2	50.1
2019-9-9	70.6	4.7	2.4	71.4
2019-4-22	84.1	5.5	2.7	55.7
2018-12-8	62.8	3.8	1.9	98.8
2017-11-18	45.4	2.8	1.4	69.2

表 18-7　五年来 6 分钟步行试验数据连续评估

时间	2016-7-13	2017-11-22	2018-12-15	2019-4-22	2019-9-9	2020-6-19
距离（米）	321	440	424	468	522	490

十二、思考

从过去到现在，从国外到国内，大家对心力衰竭防治普遍偏重于诊断和治疗，而对心力衰竭的预防与管理，医护人员不重视、患者不配合、家人不支持，使心力衰竭致残率、死亡率居高不下，五年生存率不如恶性肿瘤！随着心脏康复中心的不断建设完善，我们给予患者全面而精准的心力衰竭管理方式，加之患者有愈来愈好的生活习惯和依从性，患者的住院次数也愈来愈少，精神与性格愈来愈好，每次来复查都笑容满面，充满信心。

对于心力衰竭防治来说，预防、诊断、治疗、管理形成闭环，才能达到延缓进程、逆转病变、改善预后、提高患者生存质量的目的。前提是医护人员、患者本人、患者家属之间的信任和支持，连续评估、阶段评定，从心脏康复的角度做好全程管理。

（郝秀梅）

病例2　扩张型心肌病心力衰竭（1）

患者，男性，50岁。首次入院时间2015年9月15日，再次入院时间2018年9月27日，第三次入院时间2019年4月9日。

一、主诉

喘促、不能平卧10余天，加重2天。

二、现病史

入院10余天前因受凉后开始出现咳嗽、咳黄痰、喘促、呼吸困难，胸闷、夜间不能平卧，伴尿少，10余天来上述症状逐渐加重，轻度日常活动即诸症明显加重，活动耐量明显减低，遂来就诊。

三、既往史

高血压病史10年，最高血压达180/100 mmHg，未诊治；发现心电图异常3年，具体情况不详，未诊治。

四、个人史

生于河南省，无疫区、疫情、疫水接触史，吸烟20年，平均30支/日，饮酒20年，平均5两/日。

五、基础检查

体温36.5℃，呼吸22次/分，脉搏75次/分，血压150/90 mmHg。形体正常，颈静脉充盈，肝颈静脉回流征阴性，肝区无叩击痛，双肺呼吸音粗，双肺可闻及湿性啰音和哮鸣音，心浊音界扩大，心率75次/分，律齐，心音可，各瓣膜听诊区未闻及杂音，舌质暗，苔白，脉细涩。

六、心电图检查

静息心电图提示：窦性心律，广泛导联ST-T改变，QRS波群电压增高。

动态心电图示：阵发心房颤动。

七、实验室检查

NT-proBNP：3384.36 pg/mL（2015-9-15），1477.84 pg/mL（2018-9-28），2306.35 pg/mL（2019-4-10）。

八、影像学检查

（1）胸部 DR 提示：心影中度增大。

（2）心脏彩超提示（2015-9-15）：LV65 mm，LA47 mm，RV21 mm，IVS12 mm，IVPW11 mm。左房、左室大，室间隔稍增厚，二、三尖瓣轻度反流；左心功能减低（收缩+舒张），左室收缩功能 EF43%、FS21%。

心脏彩超提示（2018-9-28）：LV74 mm，LA45 mm，RV22 mm，IVS11 mm，IVPW11 mm。左房、左室、右房增大，二、三尖瓣重度反流，肺动脉压增高；左心收缩功能减低，左室收缩功能 EF36%、FS17%。

心脏彩超提示（2019-4-10）：LV60 mm，LA46 mm，RV21 mm，IVS10 mm，IVPW10 mm。左房、左室大，二尖瓣重度反流，三尖瓣轻度反流。左心功能减低，左室收缩功能 EF41%、FS20%。

（3）冠状动脉造影示（2019-4-12）：冠状动脉未见明显狭窄。

九、心脏康复专科评估

1. 无创动态心排量测定联合心肺运动试验结果

（1）无创动态心排量结果

2018 年 9 月 28 日：心房无效收缩，前负荷增高，每搏输出量、心输出量、心肌收缩力、左心做功指数偏低，前负荷、外周血管阻力偏高，提示低排高阻血流循环状态。

2018 年 10 月 10 日：心房无效收缩，每搏输出量、心输出量、心肌收缩力、左心做功指数偏低，外周血管阻力偏高，前负荷、心率未见异常。提示低排高阻血流循环状态。

2019 年 4 月 10 日：心房无效收缩，前负荷增高，每搏输出量、心肌收缩力、心室射血时间偏低，心率偏快，前负荷偏高，心输出量、左心做功指数、外周血管阻力未见异常。提示血流循环状态未见异常。

（2）心肺运动试验结果

试验结果显示：①患者运动过程中出现胸闷，运动心电图阳性；② VO_2 LT823 mL/min，VO_2 peak904 mL/min，VO_2/kg LT8.5 mL/（min・kg），VO_2/kg peak10.35 mL/（min・kg），METs LT3.0，METs peak3.5，HR LT 105 次 / 分，Power LT128 W。

2. 心理评估

本例患者采用毛氏量表进行心理测评。SSS 量表 32 分；PHQ-15 量表 7 分；PHQ-9 量表 5 分；GAD-7 量表 1 分。

十、诊断

中医诊断：心力衰竭病，心肺气虚，血瘀饮停证。

西医诊断：①急性心力衰竭，心脏扩大，心功能Ⅲ级（NYHA分级）；②心律失常，心房扑动，心房颤动；③扩张型心肌病；④高血压3级（极高危层）。

十一、治疗方案

讨论：扩张型心肌病是一类以左心室或双心室扩大伴收缩功能障碍为特征的心肌病，是一种异质性心肌病，在我国发病率为13/10万～84/10万，扩张型心肌病不同患者临床表现差异较大，主要表现有心力衰竭、心律失常、猝死等，有症状患者可表现如下。活动时呼吸困难、活动耐力下降；夜间阵发性呼吸困难、端坐呼吸等左心功能不全症状；食欲下降、腹胀及下肢水肿等右心功能不全症状；合并心律失常，表现为心悸、头晕、黑蒙甚至猝死；持续性顽固性低血压。扩张型心肌病的治疗目的是阻止基础病因介导心肌损害，有效控制心力衰竭和心律失常，预防猝死和栓塞，提高患者的生活质量和生存率。

（一）院内康复管理方案

1. 一般治疗

严格戒烟、戒酒，避免对心脏有害药物；治疗高血压、高血脂；控制体重。

2. 药物处方

中药处方：舌质暗，苔白，脉结代，综合舌质脉象，辨证属于心力衰竭之心肺气虚、血瘀饮停证，治则补益心肺、活血化瘀，方用保元汤合葶苈大枣泻肺汤加减：人参9 g，黄芪20 g，当归10 g，生白术15 g，白术20 g，茯苓20 g，桃仁15 g，红花15 g，赤芍15 g，葶苈子20 g，大枣15 g。

西药处方：利伐沙班片，瑞舒伐他汀片，琥珀酸美托洛尔缓释片，沙库巴曲缬沙坦钠片，呋塞米片，螺内酯片，芪苈强心胶囊。

3. 运动处方

运动形式：有氧运动+无氧运动。

运动强度：44～54 W，靶心率105次/分，自我用力指数11～12（轻度用力）。

运动频率：有氧运动每周4～5次，无氧运动每周3～5次。

运动时间：有氧运动20～30分钟，其中热身5～10分钟，步行10～15分钟（3.5～4.2 km/h），相当于0.8～1.2千米；功率自行车10～20分钟（34～44 W）；有氧保健操（如八段锦）10～20分钟。

抗阻运动：①上肢抗阻训练胸推举5～10个，肘屈伸左、右各10～20个；②下肢抗阻训练，膝屈、伸各10～20个，坐站训练30秒大于15个；③核心力量训练，平板支撑10～30秒。

4. 心理处方

本例患者毛氏心理量表评估结果示：SSS 量表 32 分；PHQ-15 量表 7 分；PHQ-9 量表 5 分；GAD-7 量表 1 分。目前状态属于轻度躯体化，因此暂不应用心理专科药物，患者为中壮年患者，心理精神压力较大，对病情存在消极情绪，予积极心理疏导，建立信心。

5. 营养处方

膳食调查显示本例患者平素饮食不规律，体力活动偏少，过度饮酒、吸烟，过度饮水、饮茶；身高 168 cm，体重 71 kg，BMI23.2 kg/m^2；经过计算得出患者每日所需总热量为 1760 千卡，故给予心力衰竭膳食周食谱，予饮水指导。

6. 复查指标结果

（1）NT-proBNP ＜ 100 pg/mL（2021-1-20）。

（2）动态心电图示：平均心率 60 次 / 分，最低心率 43 次 / 分，最快心率 113 次 / 分，室早总数 9，共有房颤 126 分钟。窦性心律，阵发性房颤，ST-T 改变。

（3）心脏彩超（2021-1-20）示：LV51 mm，LA38 mm，RV20 mm，IVS10 mm，IVPW10 mm。左房稍大，二、三尖瓣轻度反流；左心功能减低，左室收缩功能 EF61%、FS30%。

（二）院外康复管理方案

患者在我科就诊期间，全程接受了心脏康复的全面管理，取得了很好的临床效果，心力衰竭较前好转，住院频率减少，成功戒烟、戒酒，合理饮水、饮茶，规律健康运动，而且给患者最大的感受是身体素质明显提高，活动耐力提高，恢复了正常生活和工作，患者本人及家人都提高了自信心和生活的幸福感。

十二、思考

心脏康复是什么呢？ 1964 年，世界卫生组织（WHO）将心脏康复定义为“保证使心脏病患者恢复到适当的体力、精神和社会适应能力，从而使患者通过自己的努力能在社会上重新恢复尽可能正常的位置，并能自主生活”。《中国心脏康复与二级预防指南（2018 版）》定义：心脏康复 / 二级预防是一门融合生物医学、运动医学、营养医学、心身医学、行为医学的专业防治体系，是指以医学整体评估为基础，将心血管病预防管理措施系统化、结构化、数字化和个体化，通过五大核心处方 [药物处方、运动处方、营养处方、心理处方（含睡眠管理）、危险因素管理和戒烟处方] 的联合干预，为心血管疾病患者在急性期、恢复期、维持期以及整个生命过程中提供的生理、心理和社会的全面与全程管理服务和关爱。

此例扩张型心肌病心力衰竭患者与那些没有进行康复管理的患者相比，服药依从性良好，日常运动能力增强，回归正常生活，病情一直稳定。患者规律来院复查，医疗费用减少，取得了良好的康复效果。患者心脏功能与结构改善，体力与精神优化，降低心力衰竭原因住院率，改善患者生活质量。因此，所有的患者都需要全方位的康复与管理。早康复，早受益。

（黄培培）

病例 3　青年扩张型心肌病心力衰竭

患者，男性，31 岁。首次入院时间 2018 年 4 月 20 日。

一、主诉

阵发憋闷、喘息 1 周，加重 3 天。

二、现病史

患者入院前 1 周开始出现憋闷、喘息，伴气短、乏力，纳差，活动时加重，活动耐量进行性下降，未予以重视，未正规就诊。入院前 3 天，患者诉憋闷、喘息发作较前频繁，性质同前，症状较前加重，同时出现夜间阵发性呼吸困难，难以平卧入睡，为求进一步综合诊治，急来我院就诊，门诊查心电图示窦性心动过速，不完全性室内传导阻滞，ST-T 改变，以“心力衰竭病”收入我科。入院症见：憋闷、喘息、气短、乏力，纳眠差，二便正常。

三、既往史

高血压病史 14 年，血压最高达 160/120 mmHg，未服药治疗，未监测血压。否认心脏病、糖尿病、脑血管疾病病史。无肝炎、结核、疟疾病史，预防接种史不详，无手术史、外伤史、输血史、献血史，无食物过敏史，头孢类抗生素过敏。

四、个人史

生于洛阳市，长期居住于洛阳，无疫区、疫情、疫水接触史，无牧区、矿山、高氟区、低碘区居住史，无化学性物质、放射性物质、有毒物质接触史，无吸毒史，无吸烟史，偶饮酒。无冶游史。

五、基础检查

体温 36.5℃，脉搏 102 次 / 分，呼吸 20 次 / 分，血压 150/120 mmHg。

发育正常，营养良好，体型肥胖，神志清晰，体位自主，面容与表情痛苦，查体合作。呼吸运动正常，无肋间隙增宽或变窄，语颤正常，无胸膜摩擦感、皮下捻发感，叩诊音呈清音，双肺呼吸音粗，未闻及干、湿性啰音，无胸膜摩擦音，语音共振正常。心前区无隆起，心尖搏动位置正常，心浊音界无扩大，心率 102 次 / 分，律齐，各瓣膜听诊区未闻及杂音，无心包摩擦音。无脉搏短绌，无奇脉，搏动强度正常，动脉弹性正常。颈静脉怒张，肝颈静脉回流征阳性，无肝区叩击痛，双下肢轻度水肿。

六、辅助检查

心电图：心率 102 次 / 分，窦性心动过速，不完全性室内传导阻滞，ST-T 改变。

七、实验室检查

（1）血常规：白细胞 6.9×10^9/L，中性粒细胞百分比 62.4%；红细胞 4.9×10^{12}/L；血红蛋白 152 g/L，血小板计数 157×10^9/L。

（2）肝、肾功能：ALT50 U/L，AST41 U/L；总蛋白 56.5 g/L；白蛋白 36.5 g/L；球蛋白 20.0 g/L；白球比 1.82；总胆红素 31.7mmol/L；直接胆红素 11.4 mmol/L；间接胆红素 20.3 mmol/L；尿素 10.77 mmol/L；肌酐 137 mmol/L；尿酸 707 mmol/L。

（3）电解质水平：钠 140.5 mmol/L，钾 4.15 mmol/L，氯 100.2 mmol/L，钙 2.32 mmol/L。

（4）血糖血脂水平：空腹血糖 6.49 mmol/L。

（5）甲状腺功能：三碘甲状腺原氨酸 0.95 ng/mL，甲状腺素 8.89 μg/dL，游离甲状腺素 1.77 ng/dL，游离三碘甲状腺原氨酸 2.88 pg/mL，促甲状腺素 4.960 μIU/mL。

（6）CRP、ESR 在正常范围。

（7）心肌损伤标志物：Myo78.33 ng/mL，CK-MB6.36 ng/mL，cTnI0.26 ng/mL，D-Dimer 403.12 ng/mL。

八、影像学检查

（1）肾上腺 CT 及肾动脉 CTA 提示：多囊肾。

（2）心脏超声提示：LV71 mm，LA55 mm，RV26 mm，IVS9 mm，IVPW6 mm，EF29%，FS14%。全心增大，二、三尖瓣重度反流，肺动脉增宽，肺动脉压增高，左心功能减低，心包积液。

（3）冠状动脉造影提示：①冠脉分布呈右优势型。② LCA 开口起源分布正常。LM 内膜光滑，未见明显狭窄及夹层病变，前向血流 TIMI3 级。LAD 内膜光滑，主干及分支未见明显狭窄及夹层病变，近、中、远段可见瘤样扩张，前向血流 TIM1 3 级。LCX 内膜光滑，近、中、远段可见瘤样扩张，主干及分支未见明显狭窄及夹层病变，前向血流 TIMI 3 级。③ RCA 开口未见异常，内膜光滑，近、中、远段可见瘤样扩张，主干及分支未见明显狭窄及夹层病变，前向血流 TIMI 3 级。

九、心脏康复专科评估

1. 运动能力评估

无创动态心排量测定联合心肺运动试验结果提示如下。

（1）无创动态心排量结果提示：患者评估过程中在功率 50 W（心率 120 次 / 分）时，心排每搏输出量出现了明显下降，并出现胸闷症状，停止运动后，患者的心排量出现上升。

（2）心肺运动结果提示：①患者运动过程中出现双下肢无力，达到无氧阈，运动心电图阳性；② VO_2 LT 1336 mL/min，VO_2 peak 1405 mL/min，VO_2/kg LT 16.5 mL/（min · kg），VO_2/kg peak 17.35 mL/（min · kg），METs LT 4.7，METs peak 5.4，HR LT 128 次 / 分，Power LT 128 W。

（3）6 分钟步行试验结果提示：6 分钟步行试验距离为 435 m。

2. 心理评估

本例患者采用毛氏量表进行心理测评，结果为：SSS 量表 37 分；PHQ-15 量表 9 分；PHQ-9 量表 5 分；GAD-7 量表 2 分。

十、诊断

中医诊断：心力衰竭病，心肺气虚证。

西医诊断：①扩张型心肌病（特发性），急性心力衰竭，心功能Ⅳ级；②高血压 3 级，极高危层（原发性）；③冠状动脉瘤样扩张（Ⅰ型）；④高尿酸血症。

十一、治疗方案

讨论：依据患者的病情，结合患者的年龄及家人的殷切期望，我们心力衰竭治疗单元与患者和家属从疾病的风险、治疗的困难、可能的预后、经济的负担、长期的配合等几方面做了耐心的沟通，取得一致意见后，我们决定直接给予“后金三角”治疗方案，以期尽快恢复青年的心功能。

（一）院内康复管理方案

1. 药物处方

中药处方：舌质淡，有齿痕，苔白脉滑涩，综合舌质脉象，辨证属于心力衰竭病之水饮凌心证，治则为温阳利水、振心安神，苓桂术甘汤合柴胡龙骨牡蛎汤加减：茯苓 20 g，白术 20 g，桂枝 15 g，柴胡 12 g，清半夏 12 g，党参 15 g，生姜 9 g，生龙骨 25 g，生牡蛎 25 g，瓜蒌 15 g，枳壳 15 g，炙甘草 12 g。5 剂，水煎服，日 1 剂。

西药处方：阿司匹林肠溶片，瑞舒伐他汀钙片，酒石酸美托洛尔片，呋塞米片，螺内酯片，沙库巴曲缬沙坦钠片。

2. 运动处方

运动形式：有氧运动 + 无氧运动。

运动强度：38 ~ 55 W，靶心率 105 次 / 分，自我用力指数 10 ~ 12（轻度用力）。

运动频率：有氧运动每周 5 ~ 7 次，无氧运动每周 3 ~ 5 次。

运动时间：有氧运动 30 ~ 50 分钟，其中热身 5 ~ 10 分钟，步行 10 ~ 15 分钟（3.5 ~ 4.2 km/h），相当于 0.8 ~ 1.2 千米；功率自行车 10 ~ 20 分钟（38 ~ 55 W）；有氧保健操（如八段锦）10 ~ 20 分钟。

抗阻运动：①上肢抗阻训练，胸推举 5 ~ 10 个，肘屈伸左、右各 10 ~ 20 个；②下肢抗阻训练，膝屈、伸各 10 ~ 20 个，坐站训练 30 秒大于 15 个；③核心力量训练，平板支撑 10 ~ 30 秒。

3. 心理处方

本例患者毛氏心理量表评估结果示：SSS 量表 37 分；PHQ-15 量表 9 分；PHQ-9 量表 5 分；GAD-7 量表 2 分。目前状态属于轻度躯体化，因此暂不应用心理专科药物，必要时进行心理疏导。

4. 营养处方

膳食调查显示本例患者平素饮食规律，轻度体力活动；身高 180 cm，体重 85 kg，BMI26.2 kg/m^2；经过计算得出患者每日所需总热量为 1850 千卡，故给予膳食周食谱。

5. 体外反搏

根据心肺运功试验和无创心排量测定提示的缺血阈，在给予患者体外反搏治疗过程中严密观察血压、心率、反搏波的变化，随时调整充排气时间和反搏压力，制定了患者急性期的体外反搏处方：压力 0.025 ~ 0.035 MPa，40 分钟 / 次，2 次 / 日。

（二）院外康复管理方案

住院期间，患者全程接受了心脏康复的全面管理，在整个住院期间该患者共进行了 12 次运动疗法，52 次体外反搏（约 34 小时），取得了很好的临床效果，胸闷、心慌偶发，程度明显减轻。患者最大的感受是身体素质明显提高，活动耐力提高，自信心和生活幸福感提高。我院在患者出院前为其再次进行了无创动态心排联合心肺运动试验评估，并根据评估结果重新制定了心脏康复评估，为患者重新制定了院外康复管理方案。

十二、长程管理

长程随访管理主要通过 Q-Tel 健康管理系统进行。患者病情一直稳定，未再发病住院。患者主要指标对比见表 18-8 ~表 18-14。

表 18-8 心脏超声

日期	LV	LA	RV	IVS	VIP/W	EF	FS
2018-4-21	71	55	26	9	6	29%	14%
2018-5-3	69	47	21	11	10	40%	20%
2019-1-30	57	37	20	10	10	58%	31%
2019-6-21	55	38	21	12	11	55%	29%
2D19-12-22	56	38	20	12	11	60%	33%
2020-6-12	60	40	21	12	11	55%	29%
2020-12-5	58	38	18	13	11	57%	30%

表 18-9 无创心排

时间	SV	CO	CI	EDFR
2018-4-21	60.8	5	2.5	65.3
2018-5-3	87.9	5.3	2.6	50.3
2019-1-30	83.9	5.4	2.7	52.9
2019-6-21	79.2	5.1	2.5	72.3
2020-6-12	54.2	4.2	2	63.1

表 18-10 NT-proBNP

检测时间	2018-4-21	2018-5-3	2019-1-30	2019-6-21	2019-12-22	2020-6-12	2020-12-5
NT-proBNP（pg/mL）	8145.29	1091.46	546.23	222.87	199.66	< 100	< 100

表 18-11 6 分钟步行距离

时间	2018-4-21	2018-5-3	2019-1-30	2019-6-21	2019-12-22	2020-12-5
步行距离（米）	435	445	521	480	515	501

表 18-12　心肺运动试验

时间	2018-4-21	2019-6-21	2020-6-12
VO_2 LT	1336	1470	1112
VO_2 peak	1405	1603	1457
VO_2 Pre	46%	51%	46%
VO_2/kg LT	16.50	17.49	12.61
VO_2/kg peak	17.35	19.08	16.37
METs LT	4.7	5.0	3.6
METs peak	5.0	5.8	4.5
HR LT	102	111	109
Power LT	128	117	104

表 18-13　心理量表评分

时间	2018-4-21（分）	2019-6-21（分）	2020-6-12（分）
躯体化症状自评量表	32	22	20
PHQ-15	9	1	0
PHQ-9	5	0	0
GAD-7	2	0	0

表 18-14　体重

时间	2018-4-21（kg）	2019-6-21（kg）	2020-6-12（kg）
体重	85	87	90

十三、思考

此例扩张型心肌病患者与那些没有进行康复管理的患者相比，服药依从性良好，日常运动能力增强，回归正常生活，病情一直稳定，患者规律来院复查，医疗费用减少，取得了良好的康复效果，过程可能是曲折的，但结果是良好的。因此，所有的心力衰竭患者都需要全方位的康复与管理。早康复，早受益。在心血管疾病最后的战场上，我们要帮助患者打赢与心力衰竭的战争。我们不仅要打赢心力衰竭急性期的战斗，面对漫长的维持期各种各样随时而来的挑战，还需要应用心脏康复的全面战术打赢一场场的战役，最终赢得战争的胜利！

心脏康复 / 预防是一门融合心血管医学、运动医学、营养医学、心理医学、行为医学的专业治疗体系，是指以医学整体评估为基础，通过五大核心处方[药物处方、运动处方、营养处方、心理处方（含睡眠管理）、危险因素管理和戒烟处方]的联合干预，为心血管疾病患者在急性期、恢复期、维持期以及整个生命过程中提供的生理、心理和社会的全面与全程管理服务和关爱。

（梁钰芩）

病例4　扩张型心肌病心力衰竭（2）

患者，男，63岁。首次入院时间2017年12月6日。

一、主诉

活动时胸闷、气短半年，加重2天。

二、现病史

半年前患者无明显诱因开始出现活动时胸闷、心慌，伴气短、乏力，无恶心、头晕、咳嗽、咳痰等症，无胸痛及放射痛，每次持续3～5分钟，常于上楼、上坡、持重物、快步走时发作，长期口服阿司匹林肠溶片、比索洛尔片、丹参滴丸治疗，症状缓解不明显，半年来自觉活动耐量逐渐减少，近2天上述症状明显加重，伴干咳，坐起后减轻，遂前来就诊。入院症见：活动时胸闷、心慌、气短、乏力、干咳，平卧后加重，夜眠差，纳食少，餐后腹胀、口苦，二便正常。

三、既往史

7年前因胸闷，行冠脉造影，自诉排除冠心病；否认高血压史、糖尿病病史、高脂血症史、脑血管疾病史，前列腺肥大病史4年，肝囊肿病史4年，附睾囊肿术后病史16年；无外伤史、献血史，无食物、药物过敏史。

四、个人史

否认吸烟史、饮酒史，无有毒物质、放射性物质、化学性物质接触史，无疫区、疫情、疫水接触史。

五、基础检查

体温36.4℃，脉搏84次/分，呼吸21次/分，血压135/80 mmHg。

发育正常，营养良好，体型匀称，神志清晰，体位自主，面容与表情痛苦，查体合作。双肺呼吸音清晰，无干性啰音，两肺底有少量湿性啰音，无胸膜摩擦音，语音共振正常。心前区无隆起，心尖博动位置在左侧第五肋间锁骨中线处，心浊音界扩大，心率84次/分，律齐，各瓣膜听诊区未闻及杂音，无心包摩擦音。舌体略大，舌质瘀暗，脉沉涩。

六、心电图检查

静息心电图提示：窦性心律，Ⅱ、Ⅲ、aVF导联可见病理性Q波。

七、实验室检查

（1）血常规：白细胞 6.4×10^9/L，中性粒细胞百分比61.1%；红细胞 4.8×10^{12}/L；血红蛋白1549 g/L，血小板计数 278×10^9/L。

（2）肝、肾功能：ALT14 U/L，AST20 U/L；总蛋白74.0 g/L；白蛋白50.0 g/L；球蛋白24.0 g/L；白球比2.08；总胆红素20.4 mmol/L；直接胆红素4.2 mmol/L；间接胆红素16.2 mmol/L；尿素4.73 mmol/L；肌酐52 mmol/L；尿酸370 mmol/L。

（3）电解质水平：钠142.1 mmol/L，钾3.86 mmol/L，氯103.6 mmol/L，钙2.42 mmol/L。

（4）血糖血脂水平：空腹血糖4.99 mmol/L；糖化血红蛋白4.75%；TC6.22 mmol/L，TG1.89 mmol/L，HDL-C 1.60 mmol/L，LDL-C3.47 mmol/L。

（5）甲状腺功能：甲状腺素7.78 ng/dL；三碘甲状腺原氨酸1.04 pg/mL；促甲状腺素1.760 μIU/mL。

（6）CRP0.08 mg/dL，ESR8 mm/h，ASO59 IU/mL，RF16 IU/mL，CHY11.1 μmol/L。

（7）心肌损伤标志物：Myo30.81 ng/mL，CK-MB4.01 ng/mL，cTnI0.11 ng/mL。D-Dimer＜200 ng/mL；NT-proBNP438.16 pg/mL。

八、影像学检查

（1）胸部DR片提示：心影增大。

（2）颈部血管超声：左侧颈动脉窦部内膜增厚。

（3）下肢血管超声：双下肢动脉轻度硬化并粥样斑块形成，左侧大隐静脉曲张。

（4）心脏彩超+左心功能测定：LV60 mm，LA42 mm，RV20 mm，EF47%，FS24%。左房、左室增大，二、三尖瓣中度反流，左心功能减低（收缩+舒张）。

九、心脏康复专科评估

1. 运动能力评估

无创动态心排量测定联合心肺运动试验结果提示如下。

（1）无创动态心排量结果提示：患者评估过程中在功率60 W（心率107次/分）时，心排每搏输出量出现了平台区，并出现胸闷、气短症状，运动中未见心输出量持续下降。

（2）心肺运动试验结果提示：①患者运动过程中出现双下肢无力，达到无氧阈，运动心电图阴性；② VO_2 LT792 mL / min，VO_2 peak 1043 mL / min，VO_2/kg LT 11.82 mL /（min・kg），VO_2/kg peak 15.57 mL /（min・kg），METs LT 3.4，METs peak 43.4，HR LT 106 次 / 分，Power LT 59 W。

2. 心理评估

本例患者采用毛氏量表进行心理测评，结果：SSS 量表 24 分；PHQ-15 量表 3 分；PHQ-9 量表 0 分；GAD-7 量表 0 分。

3. 营养评估

本例患者身高 170 cm，体重 67 kg，BMI23.2 kg/m^2，可以计算出患者每日所需总热量 = 理想体重（实际身高 -105）× 每日每公斤体重所需热量 =1625 千卡，制定营养处方。

4. 烟草依赖评估

无烟酒史。

十、诊断

中医诊断：心力衰竭，气虚血瘀、心阳不足证。

西医诊断：①扩张型心肌病，心脏扩大，心功能Ⅲ级；②胆结石；③肾结石；④前列腺肥大；⑤结肠息肉。

十一、治疗方案

讨论：该患者为扩张型心肌病，依据 2016 年 ESC 心力衰竭指南给予规范的药物治疗，而传统药物治疗是否能够最大程度改善患者的症状与预后？因此我们为患者制定的是心脏康复五大处方全面进行康复管理的治疗方案。

（一）院内康复管理方案

1. 药物处方

中药处方：舌质淡暗，苔白，脉沉细，综合舌质脉象，辨证属于心力衰竭病，治以补益心肺、活血化瘀，方选保元汤和葶苈大枣泻肺汤加减：人参 10 g，黄芪 20 g，茯苓 20 g，猪苓 20 g，桃仁 15 g，红花 15 g，桂枝 10 g，白术 15 g，白芍 15 g，赤芍 10 g，甘草 10 g，川芎 10 g，大枣 5 枚，泽泻 15 g，车前子 20 g（包煎），葶苈子 15 g。每日 1 次，浓煎 200 mL，早晚各 100 mL，温服。

西药处方：阿司匹林肠溶片，瑞舒伐他汀钙片，螺内酯片，美托洛尔片，贝那普利片。

2. 运动处方

运动形式：有氧运动 + 无氧运动。

运动强度：44 ~ 59 W，靶心率 106 次 / 分。

运动频率：有氧运动每周 5 ~ 7 次，无氧运动每周 3 ~ 5 次。

运动时间：有氧运动 30 ~ 40 分钟，其中热身 5 ~ 10 分钟，步行 10 ~ 20 分钟（3.5 ~ 4.2 km/h）；功率自行车 20 ~ 30 分钟（44 ~ 59 W）；有氧保健操（如八段锦）10 ~ 20 分钟。

3. 心理处方

本例患者毛氏心理量表评估结果示：SSS 量表 24 分；PHQ-15 量表 3 分；PHQ-9 量表 0 分；GAD-7 量表 0 分。目前状态基本正常，因此暂不应用心理专科药物，必要时进行心理疏导。

4. 营养处方

膳食调查显示本例患者平素饮食规律，轻度体力活动；身高 170 cm，体重 67 kg，BMI23.2 kg/m^2；经过计算得出患者每日所需总热量为 1625 千卡，故给予心力衰竭膳食食谱。

（二）院外康复管理方案

住院期间，患者全程接受了心脏康复的全面管理，共进行了 12 次运动疗法，其取得了很好的临床效果，胸闷基本消失。患者最大的感受是排除了因患有扩张型心肌病、心力衰竭而对运动的恐惧，身体素质明显提高，活动耐力提高，自信心和生活幸福感提高，我院在患者出院 4 个月后为其再次进行了无创动态心排联合心肺运动试验评估，并根据评估结果重新制定了心脏康复评估，为患者重新制定了院外康复管理方案。

此次无创动态心排量测定联合心肺运动试验结果提示如下。

①无创动态心排量结果提示：患者评估过程中在功率 58 W（心率 100 次 / 分）时，心排每搏输出量出现了平台区，运动中排血灌注偏低。②心肺运动试验结果提示：a. 患者因双下肢酸困停止试验，未再出现胸闷症状，运动心电图阳性；b. VO_2 LT1103 mL/min，VO_2 peak1295 mL/min，VO_2/kg LT 16.97 mL/（min·kg），VO_2/kg peak 19.92 mL/（min·kg），METs LT2.8，METs peak 4.8，HR LT 99 次 / 分，Power LT 58 W。

1. 药物处方

中药处方：舌质淡暗，苔略白，脉沉细，胸闷消失，乏力改善，故中药守前方给予熬制膏方，每天 10 mL 持续口服。

西药处方：同前。

2. 运动处方

运动形式：有氧运动 + 无氧运动。

运动强度：靶心率 99 次 / 分，强度 43 ～ 58。

运动频率：有氧运动每周 5 ～ 7 次，无氧运动每周 3 ～ 5 次。

运动时间：有氧运动，其中热身运动 5 ～ 10 分钟，慢步行 10 ～ 20 分钟（4.8 ～ 5.5 km/h），快走 10 ～ 15 分钟（4.8 ～ 5.8 km/h），整理运动（如八段锦）10 ～ 20 分钟。

抗阻运动：①上肢抗阻训练，胸推举 5 ～ 10 个，肘屈伸左、右各 10 ～ 20 个；②下肢抗阻训练，膝屈、伸各 10 ～ 20 个，坐站训练 30 秒大于 15 个；③核心力量训练，平板支撑 10 ～ 30 秒。

3. 心理处方

本例患者毛氏心理量表评估结果示：SSS 量表 24 分；PHQ-15 量表 3 分；PHQ-9 量表 0 分；GAD-7 量表 0 分。躯体化症状未见明显异常，嘱其适当心理调适。

4. 营养处方

患者平素饮食规律，居家为轻度体力活动，故继续给予心力衰竭膳食食谱。

5. 管理处方

长程随访管理主要通过 Q-Tel 健康管理系统进行。截至 2020 年，本例患者先后共进行了 2 次心肺评估，包括首次住院（2017-12-6）、随访第一次复查（2018-4-18）。患者病情一直稳定，未再出现活动时胸闷、气短。患者心肺运动试验主要指标对比见表 18-15。

表 18-15　2 次心肺运动试验指标对比

指标	2017-12-6	2018-4-18
VO_2 LT	792	1103
VO_2 peak	1043	1295
VO_2 %Pre	54%	69%
VO_2/kg LT	11.82	16.97
VO_2/kg peak	15.57	19.92
VO_2/kg %Pre	54%	69%
METs LT	3.4	4.8

续表

指标	2017-12-6	2018-4-18
METs peak	4.4	5.8
HR LT	106	99
Power LT	59	58

十二、对本病例的思考

扩张型心肌病是一种原因未明的原发性心肌疾病。本病的特征为左或右心室或双侧心室扩大，并伴有心室收缩功能减退，伴或不伴充血性心力衰竭。室性或房性心律失常多见。病情呈进行性加重，死亡可发生于疾病的任何阶段。其治疗如下。

1. 治疗原则

保持正常休息，必要时使用镇静剂，心力衰竭时低盐饮食；防治心律失常和心功能不全；有栓塞史者做抗凝治疗；有多量胸腔积液者，做胸腔穿刺抽液；严重患者可考虑人工心脏辅助装置或心脏移植，可以行心脏再同步治疗；对症支持治疗。

2. 心力衰竭治疗

（1）必须十分强调休息及避免劳累，有心脏扩大、心功能减退者更应注意，宜长期休息，以免病情恶化。

（2）有心力衰竭者采用强心药、利尿药和扩血管药。由于心肌损坏较广泛，洋地黄类、利尿药有益；在低肾小球滤过时，氢氯噻嗪可能失效。此时，需用袢利尿药如呋塞米，扩血管药如血管紧张素转换酶抑制剂。用时须从小剂量开始，注意避免低血压。心力衰竭稳定时用 β 受体阻滞剂有利于改善预后。

（3）有心律失常，尤其有症状者需用抗心律失常药或电学方法治疗，对快速室性心律与高度房室传导阻滞而有猝死危险者治疗应积极。

（4）对预防栓塞性并发症可用口服抗凝药或抗血小板聚集药。

（5）对长期心力衰竭，内科治疗无效者应考虑心脏移植，术后积极控制感染，改善免疫抑制，纠正排斥，1 年后患者生存率可达 85% 以上。

3. 特殊治疗

扩张型心肌病的心脏移植治疗可延长生命，心脏移植后，预后大为改观。扩张型心肌病是一个终身的需要长程管理的疾病，无论是传统的药物治疗、心脏再同步治疗或是人工心脏辅助装置或心脏移植，都是扩张型心肌病的治疗措施，随着疾病发展的进程，病情逐渐加重，活动耐力逐渐下降，给患者的情绪、生活及工作带来巨大障碍。该病是伴随患者终身的疾病，需要长期治疗与管理，传统的医学模式并不能满足患者长程管理的需求，近些年来我们应用心脏康复的模式，进行全面长程管理实践。

心脏康复是什么呢？1964年，世界卫生组织（WHO）将心脏康复定义为“保证使心脏病患者恢复到适当的体力、精神和社会适应能力，从而使患者通过自己的努力能在社会上重新恢复尽可能正常的位置，并能自主生活”。《中国心脏康复与二级预防指南(2018版)》定义：心脏康复/二级预防是一门融合生物医学、运动医学、营养医学、心身医学、行为医学的专业防治体系，是指以医学整体评估为基础，将心血管病预防管理措施系统化、结构化、数字化和个体化，通过五大核心处方[药物处方、运动处方、营养处方、心理处方（含睡眠管理）、危险因素管理和戒烟处方]的联合干预，为心血管疾病患者在急性期、恢复期、维持期以及整个生命过程中提供的生理、心理和社会的全面和全程管理服务和关爱。

此例扩张型心肌病患者，治疗后活动耐量明显提高，完全克服不敢运动的心理障碍，服药依从性良好，日常运动能力增强，回归正常生活，病情一直稳定。患者规律来院复查，医疗费用减少，康复效果良好，治疗结果良好。因此，所有的扩张型心肌病患者都需要全方位的康复与管理。

药物处方是基石：定期检查，调整药物处方，及时治疗各种并发症。

运动处方是核心：依据心肺运动试验、运动心排量评估和体能评估，制定不同的运动处方（运动时间、运动强度、运动形式）。

心理处方是灵魂：敢于正视疾病，消除恐惧、担心，拒绝焦虑、抑郁。

营养处方是基础：合理的膳食结构，健康的生活方式。

管理处方是未来：持续全面康复治疗，乐享幸福明天。

（王银娜）

病例5　难治性心力衰竭

患者，女性，57岁。首次入院时间2017年5月27日。

一、主诉

胸闷憋气3年，加重伴双下肢水肿1周。

二、现病史

患者3年前因活动后胸闷、憋气于外院诊断为“风湿性心脏病”（以下简称风心病），行主动脉瓣、二尖瓣机械瓣膜置换术及三尖瓣成形术，术后患者规律口服华法林钠片、盐酸曲美他嗪片、卡托普利片治疗。入院1个月前，患者曾因活动后憋气，伴夜间阵发性呼吸困难至外院就诊，予对症减轻心脏负荷治疗2周后，症状较前好转，遂离院。入院1周前，患者一般体力活动后再次出现胸闷、憋气，持续时间较前延长，休息状态下仍间断发作，伴双下肢中度可凹陷性水肿，出现夜间阵发性呼吸困难，遂来诊。

三、既往史

患者否认高血压、糖尿病、冠心病、高脂血症等病史，无外伤史、献血史，无食物、药物过敏史。

四、个人史

无吸烟、饮酒史。

五、基础检查

体温36.4℃，呼吸20次/分，脉搏90次/分，血压120/75 mmHg。

神清，精神差，端坐呼吸，双下肺可闻及湿性啰音，心尖部可闻及开瓣音，主动脉瓣听诊区可闻及金属音及舒张期杂音，三尖瓣听诊区可闻及收缩期杂音，颈静脉充盈，双下肢中度可凹陷性水肿。舌质淡，苔白腻，脉沉。

六、辅助检查

（1）静息心电图提示：窦性心律，ST–T改变。

（2）NT–proBNP > 10 000 pg/mL。

（3）全血细胞分析：未见明显异常。

（4）生化检查：天冬氨酸氨基转移酶44 U/L，血肌酐67 μmol/L，尿素氮8.34 mmol/L，直接胆红素14.00 μmol/L，总胆红素27.60 μmol/L。

（5）心脏彩超：主动脉瓣及二尖瓣机械瓣置换，三尖瓣成形术后改变。主动脉瓣机械瓣瓣周漏，左心功能减低，右房增大（49 mm × 50 mm），右室增大（横径34 mm），三尖瓣中度反流，EF37%。

（6）腹部超声：未见明显异常。

（7）胸部DR片提示：心影增大。

七、入院诊断

中医诊断：心力衰竭，气虚痰阻证。

西医诊断：①慢性心功能不全急性加重，心功能Ⅳ级；②风湿性心脏病，主动脉瓣及二尖瓣机械瓣置换术后，三尖瓣成形术后。

八、治疗

1. 药物治疗

于患者入院后予其口服华法林钠片 1.5 mg（1 次 / 日），以行抗凝治疗（根据 INR 调整剂量，结果波动在 2.0 ～ 3.0）。予盐酸贝那普利 2.5 mg（1/4 片，1 次 / 日），以抑制 RAAS 系统激活，改善心功能治疗。予盐酸曲美他嗪片 20 mg、3 次 / 日，改善心肌能量代谢。予螺内酯 20 mg（1 次 / 日，口服）及托拉塞米注射液 20 mg（1 次 / 日）、静脉点滴利尿、减轻心脏负荷，同时定期监测电解质情况。治疗 11 天后患者胸闷憋气症状较入院好转，夜间可平卧安睡，无咳嗽、咳痰，无阵发性呼吸困难。查体：双肺未闻及干、湿性啰音，心尖部可闻及开瓣音，主动脉瓣听诊区可闻及金属音及舒张期杂音，三尖瓣听诊区可闻及收缩期杂音，双下肢无水肿。加用富马酸比索洛尔片 1.25 mg（1/4 片，1 次 / 日，口服），以抑制心室重构、改善心功能。

中医方面，该患者辨病属于“心力衰竭病”范畴，结合中西医结合慢性心力衰竭治疗专家共识意见，辨证当属气虚痰浊证。患者以体力劳动为生，平素起居无节，以妄为常，日久则真气耗伤，气机不畅。气虚则津液不行，停聚而致痰湿水饮内生，痰饮水湿阻于心肺，心失所养，肺失宣降，发为“心力衰竭病”。肺主一身之气，肺为贮痰之器，若肺气亏虚，则痰浊内阻，气机不畅，使肺气郁而不宣，则可见喘息气促、咳嗽咳痰、胸闷憋气；痰饮内阻，凌心射肺，故喘息不能卧；气虚，故见气短、乏力；肺气失宣，三焦不通，水液不行，痰湿水饮内生，且其性重浊，易趋于下位，则见肢体水肿；三焦气化不利，膀胱水液不行，则见尿少；结合患者舌质淡、苔白腻、脉沉等，四诊合参，辨证属气虚痰浊证。中医治疗以补心益气，化痰泄肺为法，以党参 15 g、黄芪 15 g、茯苓 20 g 补心益气，瓜蒌 10 g、浙贝母 10 g、竹茹 10 g、桑白皮 10 g 化痰泄肺，每日 1 剂，水煎 100 mL，口服，日 2 次。4 剂后患者憋气症状较前好转，尿量较前增加多，体重较前减轻，白腻苔转为薄白苔，下肢水肿消失。但患者仍感乏力，常喜叹息，此为心气不足、肺气亏虚之象，故治疗应去化痰之品，辅以益气养阴、温阳化气之品，故原方去竹茹、浙贝母，加太子参 30 g，五味子 10 g，麦冬 10 g，益气养阴，加附子 15 g，桂枝 15 g，薤白 10 g，温通心阳，每日 1 剂，水煎 100 mL，口服 2 次。7 剂后患者乏力感较前进一步好转，未见频繁叹息，嘱改为芪苈强心胶囊 4 粒，每日 3 次口服，长期维持治疗。

2. 心理评估

患者入院第 1 天胸闷、憋气等症状较为严重，夜间不能平卧入睡，且情绪不佳。入院匹兹堡睡眠质量指数量表评估得分 12 分，睡眠质量评价为一般水平。焦虑自评量表评分 52 分，抑郁自评量表 40 分，考虑患者处于焦虑状态，对患者进行心理疏导及健康教育，同时对患者进行积极宣教（内容包括对疾病和康复的认识、长短期治疗方案、心理适应、并发症的告知与指导等）。通过合理情绪疗法改变患者的错误认知，从而其悲观情绪消除，患者充分认识到目前疾病情况处于好转当中，通过积极治疗可以恢复到患者预期的生活状态。同时与患者积极沟通治疗方案的进行及调整情况，树立其信心，让患者有参与感，调动治疗的积极性和参与性。住院过程中，可感受到患者情绪逐渐好转，更加主动积极配合治疗。入院第 11 天，患者匹兹堡睡眠质量指数量表得分 5 分，评价等级睡眠质量很好。复测焦虑自评量表得分 45 分，焦虑状态较前缓解，心理评估及治疗有效。

3. 营养处方

患者 3 年前行瓣膜置换术后进食量及食欲较术前有减少和降低，3 年内体重下降约 5 kg。入院前 1 周进食明显减少，进食后反复出现恶心、呕吐情况，每日进少量流食。入院时患者身高 155 cm，体重 45 kg，（BMI）20 kg/m^2，微型营养评估记录得分 20 分，存在营养不良危险。入院第 1 ～ 3 天嘱患者低盐低脂清淡饮食（钠盐摄入小于 2 g/d），患者恶心呕吐情况逐渐好转，请营养科会诊制定个体化饮食方案，包括蛋白质、脂肪、糖类及微量元素均衡摄入，同时配合中药益气健脾治疗。住院期间体重 43 kg。入院第 11 天，患者恶心呕吐情况已完全消失，可定时定量进餐，普通饮食，餐后无明显不适，微型营养评估记录表得分 26 分，体重 44 kg，BMI19.5 kg/m^2，离院时已形成稳定、个体化的饮食方案。出院 2 周后随访，患者体重 46 kg，BMI 20.4 kg/m^2，可规律进食，无恶心呕吐等不适。

4. 运动训练

根据患者入院后症状及各项测评，待其病情平稳后制定个体化 I 期康复方案。参考国外运动医学方案，该患者肌力Ⅴ级，肌张力正常，无肌肉萎缩。

入院第 1 ～ 3 天：床上协助进餐、洗漱、排便，在协助下坐起，20 ～ 30 分钟 / 次，每日 2 ～ 3 次，患者能完成。患者憋气症状逐渐好转，病情稍稳定后进行床上四肢运动，床上八段锦，调息调神（表 18–16）。活动后心率增加小于 20 次 / 分。生活质量评估（Borg 评分）12 分（表 18–17）。

表 18–16 运动处方流程

运动项目	运动方案
四肢运动	踝关节背伸，腓肠肌有紧绷感，背伸时保持呼气动作。直腿抬高 30°，缓慢放下，抬高时保持呼气动作。双臂向头侧抬高，抬高时保持呼气动作。分别做 6 ～ 8 次 / 组，2 次 / 日
床上八段锦	宁神静坐，手抱昆仑，指敲玉枕，微摆天柱，手摩精门，左右轱辘，托案攀足，任督运作。2 组 / 日
调息调神	自然腹式呼吸。鼻吸气，舌顶上腭；口呼气，舌放平。做到均匀绵长，舒适轻松。10 次 / 组，4 组 / 日

表 18-17　Borg 评分标准

Borg 评分（分）	自我理解的用力程度
6 ~ 8	非常非常轻
9 ~ 10	很轻
11 ~ 12	轻
13 ~ 14	有点用力
15 ~ 16	用力
17 ~ 18	很用力
19 ~ 20	非常非常用力

入院第 4 ~ 7 天：继续四肢运动，可自行至洗手间洗漱，累计步行 100 ~ 300 米 / 天。活动后心率增加小于 20 次 / 分。Borg 评分 7。进行八段锦学习，配合调息调神，2 式 / 日，活动时间 40 分钟 / 日。活动后心率增加小于 20 次 / 分。Borg 评分 8 分。

入院第 7 天：继续四肢运动及八段锦学习，累计步行 300 米 / 日。活动后心率增加小于 20 次 / 分。Borg 评分 9 分。患者无明显不适主诉，无憋气、恶心等症状，夜间可完全平卧，心功能评定（NYHA 分级）为Ⅱ级。进行 6 分钟步行试验，训练前患者无明显不适，测心率 86 次 / 分，血压 104/63 mmHg。心电监测下进行，运动过程最高心率 102 次 / 分，运动全程无明显不适。6 分钟步行试验能够完成，全程 300 米，评级Ⅱ级。训练完成测心率 96 次 / 分，血压 125/51 mmHg。训练结束后患者一般状况良好，稍感乏力，无明显不适。Borg 评分 12 分。

入院第 7 ~ 11 天，继续四肢运动，累计步行 300 ~ 500 米 / 日。八段锦运动，调息调神，8 式 / 次，2 次 / 天。活动后心率增加 10 ~ 13 次 / 分。Borg 评分 10 分。

入院第 11 天进行 6 分钟步行试验。试验前患者无明显不适，心率 88 次 / 分，血压 110/48 mmHg，心电监测下进行，运动过程最高心率 124 次 / 分，全程 450 米，评级Ⅳ级。训练完成测心率 106 次 / 分，血压 140/58 mmHg。训练过程中患者一般状况良好，稍感乏力，无明显不适，Borg 评分 8 分。

综合治疗 11 天后，患者胸闷、憋气症状基本消失，乏力感较前明显减轻，正常进食无恶心、呕吐，无咳嗽、咳痰，双下肢无水肿。双肺啰音消失，双下肢无水肿。复查 NT-proBNP4536 pg/mL，较前下降。生化检查提示 AST、ALT、DBIL、TBIL 未见异常。复查超声心动：主动脉瓣及二尖瓣机械瓣置换，三尖瓣成形术后改变。主动脉瓣机械瓣瓣周漏，左心功能减低，右房增大（47 mm × 54 mm），右室横径 30 mm。三尖瓣中度反流，EF56%。患者一般状态较入院明显好转，水肿等体征消失，饮食、睡眠等明显好转。复查 BNP 较前下降，超声心动图提示心室内径较前缩小，射血分数较前升高。

5. 结果（表 18-18）

表 18-18　治疗前后对比

项目	入院	治疗中期	治疗后期
症状及体征			
端坐呼吸	有	无	无
肺部啰音	双下肺湿性啰音	无	无
下肢水肿	中度	轻度→无	无
NT-proBNP（pg/mL）	大于 10000	8567	4536
心脏彩超 EF（%）	37	—	56
右室内径（mm）	34	—	30
PSQI（分）	12	—	5
SAS（分）	52	—	45
SDS（分）	40	—	30
MNA（分）	20	—	26
BMI	20	—	19.5
BW（kg）	45	—	44
Borg（分）	12	8	10
6 分钟步行试验（米）	不能配合	300	450
舌象脉象	舌质淡，苔白腻，脉沉	—	舌淡红，苔薄白，脉沉

九、思考

心血管疾病每年正在以 10% ~ 20% 的趋势增长，心力衰竭是多种心血管疾病发展的终末阶段。研究提示，心脏康复可以改善患者症状、延缓疾病发展、降低死亡率及再住院率，同时可以改善患者运动耐量，提高患者的生存质量，控制医疗成本的支出等。中西医结合心脏康复治疗对于冠心病患者的症状改善及功能恢复也是毋庸置疑，临床治疗中通过对心力衰竭患者进行中西医结合康复治疗取得了有效成果。

风湿性心脏病患者早期多无明显症状，中后期大多易发展成为联合瓣膜病，并伴发心力衰竭。

本例患者以慢性心功能不全急性加重为主症入院，结合症状、体征及辅助检查，考虑为慢性心功能不全急性加重，心功能Ⅳ级（NYHA分级）。患者近期因心力衰竭反复加重入院，休息时症状仍间断发作，考虑为难治性终末期心力衰竭阶段，预后较差。结合患者外院治疗经验，考虑给予常规药物治疗病情可以得到控制，但离院后可能病情再次复发加重，第一阶段拟予Ⅰ期心脏康复治疗改善患者心肺功能（参考冠心病运动康复危险分层。同时超声心动提示三尖瓣中度反流合并主动脉瓣瓣周漏，EF值降低，提示心脏泵血功能较差，患者存在恶性心律失常等急性心血管疾病风险，应在严密心电监测下进行运动），后期专科医院进一步干预瓣膜异常情况。在本例难治性心力衰竭康复治疗中，除了药物治疗、心理治疗、营养治疗外，运动治疗方案，尤其突出以八段锦为主的中医运动治疗的特点。

（王云振）

病例6　急性心肌梗死后心力衰竭

患者，男性，80岁。首次入院时间2020年5月21日。

一、主诉

胸闷、胸痛、恶心、呕吐13小时。

二、现病史

13小时前患者无明显诱因出现胸闷、胸痛，位于心前区，范围弥散，与呼吸、体位无关，无向他处放射，伴恶心、呕吐，呕吐胃内容物3次，无咖啡色样物体，感觉呼吸困难，休息后无好转，持续胸闷、胸痛，无大汗淋漓、濒死感，无晕厥、黑蒙，无头痛，无一侧肢体乏力、麻木，无发热、畏冷，无多汗、易饥、多食、易怒。1小时前患者至当地医院就诊，行心电图：三度房室传导阻滞，Ⅱ、Ⅲ、AVF导联ST段抬高0.2 mV，诊断为“急性心肌梗死”，予口服“阿司匹林肠溶片300 mg，氯吡格雷片300 mg”，急送至我院，门诊拟“急性心肌梗死”收入院。发病以来，患者精神疲乏，现症见胸闷、胸痛、恶心、呕吐。

三、既往史

糖尿病病史20年，现注射门冬胰岛素30 R治疗。无高血压史、脑血管疾病史，1982年患者曾因“消化道出血”住院治疗，自述已治愈，未再次因消化道不适就医。无手术史、外伤史、输血史、献血史，对磺胺过敏。

四、个人史

无吸毒史，无吸烟、饮酒史。

五、基础检查

体温36.8℃，脉搏46次/分，呼吸20次/分，血压115/70 mmHg。

体型匀称，无颈静脉充盈，双肺呼吸音粗，未闻及干、湿性啰音，心界正常，心率46次/分，律不齐，各瓣膜听诊闻及杂音。肝脏肋下未触及，双下肢无水肿。舌质暗、苔薄白、脉结代。

六、心电图检查

心电图：三度房室传导阻滞，Ⅱ、Ⅲ、aVF导联ST段抬高0.2 mV。

七、实验室检查

NT-proBNP 1415.29 pg/mL；D-Dimer＜200 ng/mL；心肌损伤标志物：Myo 420.86 ng/mL，CK-MB 48.01 ng/mL，cTnI 33.62 ng/L。

八、入院诊断

中医诊断：真心痛，痰浊痹阻证。

西医诊断：①冠状动脉粥样硬化性心脏病，急性下壁心肌梗死，心功能Ⅰ级（killip分级）；②心律失常，三度房室传导阻滞；③2型糖尿病。

九、急性期的救治

血运重建。术后心电图：二度Ⅱ型房室传导阻滞，Ⅱ、Ⅲ、aVF导联ST段抬高回落。

十、实验室及影像学检查

胸部CT（2020-5-26）：两肺感染、两侧胸腔积液、心包少量积液；心脏彩超：LV51 mm，EF59%，左室壁活动幅度稍减低欠协调。

血常规（2020-5-21）：WBC15.1×10^9/L。

NT proBNP（2020-5-22）：1967.39 pg/mL；糖化血红蛋白：9.01%。其他实验室检查：肝肾功能、甲状腺功能等指标均正常。

十一、补充诊断

①肺炎；②胸腔积液。

十二、心脏康复专科评估

1. 运动能力评估

无创动态心排量测定、6 分钟步行试验结果如下。

（1）无创动态心排量（2020-5-27）结果提示：前负荷率增高为 68.1（正常值 0 ～ 67），外周血管阻力增高为 2528（正常值 1337 ～ 2483）。

（2）6 分钟步行试验（2020-6-11）结果提示：350 米。

（3）静态肺功能：肺通气功能正常，小气道功能正常。

2. 心理评估

本例患者采用毛氏量表进行心理测评，结果显示：SSS 量表 27 分；PHQ-15 量表 1 分；PHQ-9 量表 1 分；GAD-7 量表 1 分。

3. 营养评估

本例患者身高 176 cm，体重 71 kg，BMI 22.9 kg/m^2，可以计算出患者每日所需总热量 = 理想体重（实际身高 -105）×25 千卡（每日每公斤体重所需热量）=1875 千卡。制订饮食计划时，按照维持体重逐级减少的目标来设计。

十三、治疗方案

（一）院内康复管理方案

1. 药物处方

中药处方：舌质瘀暗，苔腻，脉细涩，综合舌质脉象，辨证属于真心痛病之痰浊痹阻证，治则为通阳泄浊、豁痰开结。方药如下：瓜蒌 15 g，薤白 15 g，麸炒白术 10 g，茯苓 15 g，丹参 15 g，红花 15 g，半夏 9 g，甘草 6 g，桔梗 10 g，枳实 10 g，炒神曲 10 g，陈皮 10 g，木香 10 g。5 剂，水煎服，日 1 剂。

西药处方：阿司匹林肠溶片，硫酸氯吡格雷片，氟伐他汀钠缓释片，美托洛尔缓释片，氯化钾缓释片，呋塞米片，螺内酯片，沙库巴曲缬沙坦钠片，芪参益气滴丸，那屈肝素钙针，头孢西丁。

2. 运动处方

运动强度：靶心率 92 次 / 分，自我用力指数 13 ～ 15（轻度用力）。

运动频率：有氧运动每周 5 ～ 7 次，无氧运动每周 3 ～ 5 次。

运动时间：20 ~ 30分钟，其中热身5 ~ 10分钟，步行10 ~ 20分钟，相当于800 ~ 1200米。

注意事项：①若运动过程中发生胸闷痛、严重呼吸困难等，应立即停止运动，并及时告知医师；②建议餐后2小时开始运动。若有糖尿病病史，应注意低血糖反应的发生，运动时间应与药物达峰时间错开；③运动过程中注意补充水分，运动结束后先进行5 ~ 10分钟整理活动，避免受凉；④请遵医嘱运动，避免出现运动损伤；⑤必要时随时联系本人的主管医师或康复医师。

3. 心理处方

本例患者毛氏心理量表评估结果示：SSS量表27分；PHQ-15量表1分；PHQ-9量表1分；GAD-7量表1分。目前状况属于轻度躯体化，因此暂不应用心理专科药物，目前进行心理疏导。

4. 营养处方

膳食调查显示本例患者平素饮食规律，轻度体力活动；身高176 cm，体重71 kg，BMI 22.9 kg/m^2；经过计算得出患者每日所需总热量为1875千卡，故给予糖尿病膳食周食谱。

（二）院外康复管理方案

门诊康复12个月，之后进入家庭康复期。

十四、长程管理

（1）患者病情好转出院，出院前各项检查。

2020年6月5日，胸部CT显示：左肺感染较前吸收好转，已无胸腔积液、心包积液。

2020年6月10日，WBC 5.9×10^9/L。

2020年6月11日，动态心电图显示：平均心率63次/分，无房室传导阻滞。

（2）长程随访管理主要通过Q-Tel健康管理系统进行随访管理。

随访一：2020年6月18日，钾5.07 mmol/L，NT-proBNP 605.88 pg/mL。

随访二：2020年7月14日，6分钟步行试验结果为400 m，静态肺功能示肺通气功能正常，小气道功能正常。

调整运动方案如下。

运动强度：靶心率90次/分，自我用力指数13 ~ 15（轻度用力）。

运动频率：有氧运动每周5 ~ 7次，无氧运动每周3 ~ 5次。

运动时间：30 ~ 40分钟，其中热身5 ~ 10分钟，步行20 ~ 30分钟，相当于800 ~ 1200米。

随访三：2020年9月8日复查以下检查。①心脏彩超显示，LV从51 mm回缩至48 mm；EF 60%；左室壁活动幅度稍减低欠协调。②动态心电图：未见房室传导阻滞，平均心率56次/分，继续美托洛尔缓释片23.75 mg（每日1次，口服）。③动态血压：平均动脉压95/60 mmHg，继续沙库巴曲缬沙坦钠片25 mg（每日2次，口服）。④无创动态心排量测定联合6分钟步行试验：无创动态心排量结果提示，前负荷正常59.8（0 ~ 67），外周血管阻力正常1969（1337 ~ 2483）；6分钟步行试验结果提示为440 m。⑤静态肺功能：肺通气功能正常，小气道功能正常。

调整运动方案如下。①运动形式：有氧运动。②运动强度：靶心率80次/分，自我用力指数13 ~ 15（轻度用力）。③运动频率：有氧运动每周5 ~ 7次，无氧运动每周3 ~ 5次。④运动时间：30 ~ 40分钟，其中热身5 ~ 10分钟，步行20 ~ 30分钟，相当于1200 ~ 1500米。

十五、思考

心力衰竭是各种心脏疾病的严重表现或晚期阶段，我国的心力衰竭患病率在过去的15年间大幅上升了44%，心血管急危重症技术发展日新月异，冠脉介入治疗挽救了无数心肌梗死患者，同时很多研究表明近1/4的患者会在心梗后1年内发生心力衰竭。与未发生心力衰竭的患者相比，心梗后发生心力衰竭的患者死亡风险显著增高。心梗后心力衰竭患者的管理应遵循心力衰竭指南及相关疾病指南，需要多学科合作，以患者为中心，涉及住院前、住院中、出院后的多个环节，包括急性期的救治、早期发现心力衰竭、慢性心力衰竭治疗的启动和优化、合并症的诊治、有计划和针对性的长期随访、运动康复、生活方式的干预、健康教育、患者自我管理、精神心理支持、社会支持等，对于改善患者的生活质量、延缓疾病的恶化、降低再住院率具有重要意义。该病例心肌梗死后合并心力衰竭患者，PCI手术期后及时治疗心力衰竭，评估后给予急性期治疗及慢性期综合管理后，患者回归正常生活。

（韦要杰）

病例7　“多病共存”患者心力衰竭

患者，女性，68岁。

一、主诉

阵发性憋闷、喘息1周，加重3天。

二、现病史

患者入院前1周开始出现活动后憋闷、喘息，无夜间阵发性呼吸困难，无胸痛及放射痛，休息可缓解，未予以重视，未正规就诊。此次入院前3天，患者诉憋闷、喘息发作较前频繁，性质同前，症状较前加重，伴夜间阵发性呼吸困难，活动耐量进行性下降，为求进一步综合诊治，急来我院就诊，门诊行心电图：房颤率，室性期前收缩，ST-T 改变，门诊以“心力衰竭病”收入我科。入院症见：憋闷、喘息，纳眠差，二便正常。

三、既往史

冠心病病史 2 年，2017 年 12 月 15 日因“冠心病”于洛阳市某医院住院治疗，2017 年 12 月 18 日行冠脉造影提示：前降支中间动脉近段弥漫性狭窄，最重 90%，回旋支远段弥漫性狭窄，最重 60%，右冠脉无狭窄，于前降支中间动脉狭窄处行冠脉支架治疗，出院后患者坚持服用阿司匹林肠溶片、氯吡格雷片、阿托伐他汀钙片、富马酸比索洛尔片、呋塞米及螺内酯等冠心病二级预防药物，间断发作心前区不适；高血压病史 10 余年，血压最高达 160/80 mmHg，未规律服用降压药物，自诉血压控制尚可；糖尿病病史 7 余年，目前口服格列本脲片控制血糖，未规律监测血糖；否认脑血管疾病病史。

四、基础检查

体温 36.8℃，脉搏 140 次 / 分，呼吸 20 次 / 分，血压 100/80 mmHg。

呼吸运动正常，叩诊音清音，双肺呼吸音粗，无干、湿性啰音。心前区无隆起，心尖搏动位置正常，心浊音界无扩大，心率 150 次 / 分，心律绝对不齐，心音强弱不等，可闻及期前收缩，各瓣膜听诊区未闻及杂音，无心包摩擦音。脉搏短绌，双下肢水肿。

五、心电图

心电图显示：房颤率，室性期前收缩，ST-T 改变。

六、实验室检查

NT-proBNP 3750.36 pg/mL；凝血功能检查结果为 PT20.8 s，PT-INR1.70；肝功能检查结果为直接胆红素 27.1 μmol/L，总胆红素 50.0 μmol/L，γ-谷氨酰转肽酶 78 U/L，碱性磷酸酶 232 U/L；血脂：TC2.60 mmol/L，HDL-C0.65 mmol/L；空腹血糖 2.82 mmol/L；糖化血红蛋白 10.16%。

七、影像学检查

心脏彩超：全心增大（LV62 mm，LA46 mm，RV27 mm，IVS9 mm，IVPW9 mm），主动脉老年性退行性变并轻度反流，二、三尖瓣重度反流，肺动脉中度反流，肺动脉压增高，左心功能减低（EF 43%、FS 21%）。

八、动态心电图

房颤律，平均心率是 89 次 / 分，分析的心搏数为 129 145 个。最慢心率是 56 次 / 分，发生于 02：38。最快心率是 126 次 / 分，发生于 13：59。室性期前收缩有 1663 个，其中有 8893 个单发室性期前收缩，1385 次成对室性期前收缩，有 63 阵室性二联律和 33 阵室性三联律。

九、心脏康复专科评估

1. 无创心排

2018年3月5日，SV48.7 mL；CO4.4 L/min；EDFR122.8；SVR1533 dyns · sec/cm^5。

2. 6分钟步行试验

2018年3月21日，6分钟步行距离365 m。

3. 心理量表

SSS-CH 35分；PHQ-15 4分；PHQ-9 6分；GAD-7 3分。

4. 营养评估

本例患者身高165 cm，体重75 kg，BMI27.5 kg/m^2，可以计算出患者每日所需总热量=理想体重（实际身高-105）× 每日每公斤体重所需热量=1500千卡。

十、初步诊断

①急性心力衰竭，心功能Ⅳ级（NYHA分级）；②冠状动脉粥样硬化性心脏病，不稳定性心绞痛，冠状动脉支架植入后状态；③心律失常，永久性心房颤动，室性期前收缩；④高血压病2级（极高危层）；⑤2型糖尿病。

十一、治疗方案

讨论：患者冠心病支架术后2年，血管较差，此次入院后查心电图心房颤动伴室性期前收缩，双下肢水肿，以急性心力衰竭收治入院，病情较为复杂，根据检查及专业评估，为患者制定心脏康复五大处方全面进行康复管理。

1. 药物处方

中药处方：舌质淡暗，苔薄白，脉结代，综合舌质脉象，辨证属于心力衰竭病之心肺气虚证，治则为补益心肺、活血化瘀之法，方用自拟方加减：黄芪15 g，党参15 g，白术15 g，大枣10 g，茯苓15 g，当归10 g，川芎15 g，红花10 g，葶苈子10 g，黑顺片6 g，生姜10 g，酸枣仁10 g，炙甘草10 g。水煎服，日1剂。

西药处方：阿司匹林肠溶片，硫酸氢氯吡咯雷片，阿托伐他汀钙片，富马酸比索洛尔片，呋塞米片，螺内酯片，氯化钾缓释片，盐酸二甲双胍片，格列美脲片，低分子量肝素钙注射液。

2. 运动处方

于患者稳定期给予运动处方。

3. 心理处方

本例患者毛氏心理量表评估结果示：SSS 量表 35 分；PHQ-15 量表 4 分；PHQ-9 量表 6 分；GAD-7 量表 3 分。目前情况属于轻度躯体化，轻度抑郁状态，给予曲唑酮，必要时进行心理疏导。

4. 营养处方

膳食调查显示本例患者平素饮食规律，轻度体力活动；身高 162 cm，体重 61 kg，BMI23.2 kg/m^2；经过计算得出患者每日所需总热量为 1710 千卡，故给予冠心病膳食周食谱。

5. 戒烟处方

患者为女性，无吸烟史。

6. 体外反搏

体外反搏处方（稳定期）：压力 0.030 ~ 0.035 MPa，40 分钟 / 次，1 次 / 日。

十二、长程随访管理

主要通过 Q-Tel 健康管理系统进行随访管理。截至 2020 年，对本例患者先后共进行了三次随访，包括首次住院（2018-3-5）、门诊第一次随访复查（2018-10-16）、门诊第二次随访复查（2019-7-2）。患者病情一直稳定，未再发病住院。患者主要指标对比见表 18-19 ~ 表 18-22。

表 18-19　心脏彩超评估结果对比

日期	LV（mm）	LA（mm）	RV（mm）	IVS（mm）	IVPW（mm）	EF(%)	FS(%)
2018-3-5	62	46	27	9	9	43	21
2018-10-16	62	49	22	9	9	49	25
2019-7-3	48	45	20	10	10	61	33

表 18-20 NT-proBNP 数值对比

检测时间	2018-3-4	2018-3-26	2018-10-16	2019-7-2
NT-proBNP（pg/mL）	3750.36	1578.21	2726.66	272.72

表 18-21 无创心排评估结果对比

时间	SV（mL）	CO（L/min）	SVRdyns · sec/cm^5	EDFR
2018-3-5	48.7	4.4	1533	122.8
2018-3-14	50.3	4.3	1872	63.8
2018-10-17	50	4.3	1625	132.5
2019-7-3	54.6	4.9	1332	78.6

表 18-22 6 分钟步行试验数据对比

时间	2018-7-21	2019-7-3
步行距离（米）	365	375

十三、思考

此患者本次入院为急性心力衰竭，该病具有高患病率、高再住院率、高死亡率的特点。20 世纪 70 年代末以前，运动被列为心力衰竭患者的禁忌，随着对心力衰竭患者运动康复认识的演变，发现运动康复对于慢性心力衰竭具有以下作用：提高运动耐力；改善内皮功能；降低交感神经张力；提高骨骼肌力度和耐力；改善骨骼肌相关氧化酶活性；运动也可以提高心排出量、改善左室重构、改善左室射血分数、改善左室舒张末容积、降低血浆中神经激素、改变骨骼肌组织学特点、抗炎作用等。此患者为冠心病心力衰竭合并心房颤动，病情复杂，通过心脏康复长程管理，心功能得到一定程度的恢复，心脏康复是心力衰竭治疗的重要一环，心脏康复事业任重而道远！

（刘园园）

第十九章 冠心病病例

病例 1　冠心病不稳定型心绞痛

患者，男性，57 岁。首次入院时间 2018 年 6 月 13 日。

一、主诉

反复胸闷痛一年，加重 1 个月。

二、现病史

2 年前患者开始出现胸闷痛、气短，伴有乏力，可放射至后背，每次持续 10 余分钟，常发作于劳累后，比如爬楼或快步走，胸闷痛位于胸骨体后方及心前区，手掌大小范围，呈压迫性，无放射痛，持续 2 ～ 3 分钟，休息或含服速效救心丸几分钟后缓解。患者未重视治疗，只是在邻居建议下自行购买速效救心丸，偶有服用。近 1 个月来，患者胸痛发作频繁，程度较前明显加重，发作时伴有心悸不适，遂前来就诊。入院症见：胸闷痛、心慌、气短、乏力，夜眠可，纳食一般，小便正常，大便不干。

三、既往史

既往心肌缺血病史 1 年，否认高血压史、糖尿病史、高脂血症史、脑血管疾病史，无手术史、外伤史、献血史，无食物、药物过敏史。

四、个人史

吸烟史 40 年，平均 40 支 / 天，近半年来主动控制在 30 支 / 天，有戒烟意愿。无饮酒史。

五、基础检查

体温 36.4℃，脉搏 20 次 / 分，呼吸 59 次 / 分，血压 120/75 mmHg。

发育正常，营养良好，体型匀称，神志清晰，体位自主，面容与表情痛苦，查体合作。双肺呼吸音清晰，无干、湿性啰音，无胸膜摩擦音，语音共振正常。心前区无隆起，心尖搏动位置正常，心浊音界无大，心率 59 次 / 分，律齐，各瓣膜听诊区未闻及杂音，无心包摩擦音。舌体略大，舌质瘀暗，脉沉涩。

六、心电图检查

静息心电图提示：窦性心律，Ⅱ、Ⅲ、aVF、V_2、V_3、V_4 导联 ST–T 改变。

七、实验室检查

（1）血常规：白细胞 7.5×10^9/L，中性粒细胞百分比 69%；红细胞 4.8×10^{12}/L；血红蛋白 152 g/L，血小板计数 200×10^9/L。

（2）肝、肾功能：ALT15 U/L，AST34 U/L；总蛋白 71.5 g/L；白蛋白 41.1 g/L；球蛋白 30.4 g/L；白球比 1.35；总胆红素 11.9 mmol/L；直接胆红素 3.6 mmol/L；间接胆红素 8.3 mmol/L；尿素 3.65 mmol/L；肌酐 79 mmol/L；尿酸 454 mmol/L。

（3）电解质水平：钠 141.1 mmol/L，钾 4.17 mmol/L，氯 103.9 mmol/L，钙 2.38 mmol/L。

（4）血糖、血脂水平：空腹血糖 4.51 mmol/L；糖化血红蛋白 5.3%；TC：3.6 mmol/L，TG：0.79 mmol/L，HDL–C 1.18 mmol/L，LDL–C1.73 mmol/L。

（5）甲状腺功能：游离甲状腺素 1.3 ng/dL；促甲状腺素 2.79 μIU/mL；游离三碘甲状腺原氨酸 3.24 pg/mL。

（6）CRP、ESR 在正常范围。

（7）心肌损伤标志物：Myo40.12 ng/mL，CK–MB 28.43 ng/mL，cTnI 0.45 ng/mL. D–Dimer＜200 ng/mL。

八、影像学检查

（1）胸部平扫提示：肺气肿。

（2）心脏彩超提示：主动脉瓣、二尖瓣轻度反流；三尖瓣中度反流；左室舒张功能减低，左心功能测值在正常范围（EF：60%）。

（3）冠状动脉血管成像（CTA）示：前降支狭窄 60% ~ 70%；

九、心脏康复专科评估

1. 运动能力评估

无创动态心排量测定联合心肺运动试验结果如下。

（1）无创动态心排量结果提示：患者评估过程中在功率 52 W（心率 118 次 / 分）时，心排每搏输出量出现了明显下降，并出现胸闷症状，停止运动后，患者的心排量出现上升。

（2）心肺运动试验结果提示：①患者运动过程中出现胸闷痛症状，运动心电图阳性；② VO_2 LT567 mL/min，VO_2 peak647 mL/min，VO_2/kg LT 9.30 mL/（min·kg），VO_2/kg peak 10.61 mL/（min·kg），METs LT 2.7，METs peak 3.4，HR LT 108 次 / 分，Power LT 44 W。

2. 心理评估

本例患者采用毛氏量表进行心理测评，结果所示：SSS 量表 30 分；PHQ-15 量表 5 分；PHQ-9 量表 0 分；GAD-7 量表 5 分。

3. 营养评估

本例患者身高 162 cm，体重 61 kg，BMI 23.2 kg/m^2，可以计算每日所需总热量 = 理想体重（实际身高 -105）× 每日每公斤体重所需热量 =1710 千卡。

4. 烟草依赖评估

本例患者采用“尼古丁依赖测试表”对患者进行烟草依赖测试，患者得分为 4 分，属于中度烟草依赖。

十、诊断

中医诊断：胸痹心痛病，气虚血瘀，心阳不足证。

西医诊断：冠状动脉粥样硬化性心脏病，不稳定性心绞痛。

十一、治疗方案

讨论：目前冠心病治疗方案主要有药物治疗和血管重建治疗包括经皮冠状动脉支架植入术（PCI），但本例患者冠脉病变程度不符合支架手术，而传统药物治疗是否能够最大程度改善患者的症状与预后仍是个问题。因此我们为患者制定的是心脏康复五大处方全面进行全面康复管理的治疗方案。

（一）院内康复管理方案

1. 药物处方

中药处方：查舌质淡暗，苔薄白，脉细涩，综合舌质脉象，辨证属于胸痹心痛病之气虚血瘀、心阳不足证，治则为温补阳气、振奋心阳，方用肾气丸加减：黑顺片 6 g，牡丹皮 10 g，泽泻 10 g，茯苓 15 g，麸炒山药 15 g，酒萸肉 15 g，熟地黄 15 g，黄芪 15 g，党参 15 g，炙甘草 6 g，当归 10 g，麸炒白术 15 g，陈皮 10 g，升麻 10 g，北柴胡 10 g，龙骨 15 g，牡蛎 15 g，补骨脂 10 g。5 剂，水煎服，日 1 剂。

西药处方：阿司匹林肠溶片，氯吡格雷片，瑞舒伐他汀片，单硝酸异山梨酯缓释片，美托洛尔片。

2. 运动处方

运动形式：有氧运动 + 无氧运动。

运动强度：34 ~ 44 W，靶心率 108 次 / 分，自我用力指数 10 ~ 13（轻度用力）。

运动频率：有氧运动每周 5 ~ 7 次，无氧运动每周 3 ~ 5 次。

运动时间：有氧运动 30 ~ 50 分钟，其中热身 5 ~ 10 分钟，步行 10 ~ 15 分钟（3.5 ~ 4.2 km/h），相当于 0.8 ~ 1.2 千米；功率自行车 10 ~ 20 分钟（34 ~ 44 W）；有氧保健操（如八段锦）10 ~ 20 分钟。

抗阻运动：①上肢抗阻训练，胸推举 5 ~ 10 个，肘屈伸左、右各 10 ~ 20 个；②下肢抗阻训练，膝屈、伸各 10 ~ 20 个，坐站训练 30 秒大于 15 个；③核心力量训练，平板支撑 10 ~ 30 秒。

3. 心理处方

本例患者毛氏心理量表评估结果示：SSS 量表 30 分；PHQ-15 量表 5 分；PHQ-9 量表 0 分；GAD-7 量表 5 分，属于轻度躯体化，因此暂不应用心理专科药物，必要时进行心理疏导。

4. 营养处方

膳食调查显示本例患者平素饮食规律，轻度体力活动；身高 162 cm，体重 61 kg，BMI23.2 kg/m^2；经过计算得出每日所需总热量为 1710 千卡，故给予冠心病膳食周食谱。

5. 戒烟处方

患者烟草依赖测试提示得分为 4 分，属于中度烟草依赖。因此给出戒烟建议为推迟早上吸第一支烟的时间。早起饭后，烟民会非常想吸烟，如果推迟吸早起第一支烟，吸烟的量就会减少。晚上睡觉前，最好戒掉最后一支烟，尤其不能在卧室里吸烟。避开吸烟这几个兴奋点，戒烟成功率就比较高。久而久之，当吸烟者体会到戒烟给心脏和血液系统带来的益处，就更容易坚持下去。

6. 体外反搏

根据心肺运动试验和无创心排量测定提示的缺血阈，在给予患者体外反搏治疗过程中严密观察血压、心率、反搏波的变化，随时调整充排气时间和反搏压力，制定了患者急性期的体外反搏处方：压力 0.025 ~ 0.035 MPa，40 分钟 / 次，2 次 / 日。

（二）院外康复管理方案

住院期间，患者全程接受了心脏康复的全面管理，在整个住院期间该患者共进行了 12 次运动疗法，52 次体外反搏（约 34 小时），取得了很好的临床效果，胸闷、心慌偶发，程度明显减轻，而且给患者最大的感受是自觉身体素质明显提高，活动耐力提高，对生活提高了自信心和幸福感，出院前为患者再次进行了无创动态心排联合心肺运动试验评估，并根据评估结果重新制定了心脏康复评估，为患者重新制定了院外康复管理方案。

无创动态心排量测定联合心肺运动试验结果提示：

（1）无创动态心排量结果提示：患者评估过程中每搏输出量未再出现明显下降。

（2）心肺运动试验结果提示：①患者因双下肢酸困停止试验，未再出现胸闷症状，运动心电图阳性；② VO_2 LT593 mL/min，VO_2 peak657 mL/min，VO_2/kg LT9.72 mL/（min・kg），VO_2/kg peak10.77 mL/（min・kg），METs LT2.8，METs peak3.2，HR LT103 次 / 分，Power LT52 W。

1. 药物处方

中药处方：查舌质淡暗，苔略厚，脉细涩，胸闷痛基本消失，乏力明显改善，故将熟地黄 15 g 改为生地黄 15 g，10 剂，水煎服，日 1 剂。

西药处方：同前。

2. 运动处方

运动形式：有氧运动 + 无氧运动。

运动强度：靶心率 103 次 / 分，自我用力指数 10 ~ 13（轻度用力）。

运动频率：有氧运动每周 5 ~ 7 次，无氧运动每周 3 ~ 5 次。

运动时间：有氧运动，其中热身运动 5 ~ 10 分钟，慢步行 10 ~ 20 分钟（3.8 ~ 4.2 km/h），快走 10 ~ 15 分钟（4.5 ~ 4.8 km/h）；整理运动（如八段锦）10 ~ 20 分钟。

抗阻运动：①上肢抗阻训练，胸推举 5 ~ 10 个，肘屈伸左、右各 10 ~ 20 个；②下肢抗阻训练，膝屈、伸各 10 ~ 20 个，坐站训练 30 秒大于 15 个；③核心力量训练，平板支撑 10 ~ 30 秒。

3. 心理处方

本例患者毛氏心理量表评估结果示：SSS 量表 26 分；PHQ-15 量表 3 分；PHQ-9 量表 0 分；GAD-7 量表 3 分；躯体化症状未见明显异常，嘱其适当心理调适。

4. 营养处方

患者平素饮食规律，居家为轻度体力活动，故继续给予冠心病膳食周食谱。

5. 戒烟处方

患者已经戒烟 1 周，嘱其继续坚持，重视随访。

6. 体外反搏

体外反搏处方（稳定期）：压力 0.030 ~ 0.035 MPa，60 分钟 / 次，1 次 / 日。

十二、长程管理

长程随访管理主要通过 Q–Tel 健康管理系统进行随访管理。截至 2020 年，本例患者先后共进行了四次心肺评估，包括首次住院（2018–6–13）、出院前复查（2018–6–30）、门诊第一次随访复查（2018–11–1）、门诊第二次随访复查（2019–6–12）。患者病情一直稳定，未再发病住院。患者心肺运动试验主要指标对比见表 19–1。

表 19–1　4 次心肺运动试验指标对比

项目	2018–6–13	2018–6–30	2018–11–1	2019–6–12
VO_2 LT	567	593	797	740
VO_2 %peak	647	657	1240	845
VO_2 %Pre	34%	35%	65%	45%
VO_2/kg LT	9.30	9.72	12.85	12.34
VO_2/kg peak	10.61	10.77	20.00	14.08
METs LT	2.7	2.8	3.7	3.5
METs peak	3.4	3.2	5.9	4.6
HR LT	108	103	103	115
Power LT	44	52	66	71

十三、思考

冠状动脉粥样硬化性心脏病是多种原因引起的冠状动脉粥样硬化，导致血管狭窄甚至堵塞，以及（或）因冠状动脉功能性改变导致心肌缺血缺氧或坏死而引起的心脏疾病。除了传统内科药物治疗之外，手术介入治疗是目前主流的治疗方式，它能够及时开通狭窄堵塞的血管，疏通冠状动脉，挽救濒死的心肌细胞，在很大程度上改善患者心功能。冠心病是一个终身的需要长程管理的疾病，无论是单纯的药物溶栓或者是手术介入的治疗，都是冠心病急重症期的治疗措施，而冠心病是伴随患者终身的疾病，需要长期治疗与管理，传统的医学模式仅仅是药物治疗，并不能满足患者需要长程管理的模式，对于冠心病的治疗与管理近些年来我们应用心脏康复的模式，进行全面长程管理实践。

心脏康复是什么呢？ 1964 年，世界卫生组织（WHO）将心脏康复定义为“保证使心脏病患者恢复适当的体力、心理和社会适应能力，并使患者通过自己的努力，尽可能在社会上重新回归尽可能正常的位置，并能自主生活”。《中国心脏疾病康复与二级预防指南（2018版）》定义：心脏康复/二级预防是一门融合心生物医学、运动医学、营养医学、心身医学、行为医学的专业防治体系，是指以医学整体评估为基础，将心血管病预防管理措施系统化、结构化、数字化和个体化，通过五大核心处方[药物处方、运动处方、营养处方、心理处方（含睡眠管理）、危险因素管理和戒烟处方]的联合干预，为心血管疾病患者在急性期、恢复期、维持期以及整个生命过程中提供的生理、心理和社会的全面和全程管理服务和关爱。

此例冠心病不稳定型心绞痛患者，与那些没有进行康复管理的患者相比，服药依从性良好，成功戒烟，日常运动能力增强，回归正常生活，病情一直稳定。患者规律来院复查，医疗费用减少，康复效果良好，过程可能是曲折的，但结果却是良好的。因此，所有的冠心病患者都需要全方位的康复与管理。早康复，早受益。冠心病的康复管理落地基层，需要我们不断地探索，造福患者。

（王二放）

病例2　PCI术后亚急性期心肌梗死

患者，男性，51岁。首次入院时间2020年1月4日。

一、主诉

发作性胸闷25天，再发加重1天。

二、现病史

25天前患者突发胸闷，伴有大汗出、恶心，无胸痛，持续5小时不缓解，就诊于县人民医院，心电图示："窦性心律，下壁ST段抬高"，诊断为"急性下壁心梗"，给予"尿激酶10支静脉溶栓"症状好转，后急往洛阳市其他医院治疗，冠状造影示：右冠近中段长段狭窄病变，最重狭窄95%以上，右冠中段狭窄60%～70%，右冠血管扭曲，左主干正常，前降支轻度病变，回旋支远段90%以上狭窄。于"右冠近中段"植入支架1枚，后好转出院。出院后规律口服"阿司匹林肠溶片、氯吡格雷片、阿托伐他汀钙片、贝那普利片、比索洛尔片"治疗。近20天多次出现胸闷、心前区刺痛症状，与活动无明显相关，时常担心支架断裂、移位，畏惧活动，活动量极少，夜休差，自述有时可听到血流经支架声音，饮食减少，1天前开始胸闷加重，遂就诊并入住我科。

三、既往史

否认高血压史、糖尿病史、高脂血症史、脑血管疾病史，无手术史、外伤史、献血史，无食物、药物过敏史。

四、个人史

无吸烟、饮酒史。

五、基础检查

体温 36.5℃，脉搏 59 次 / 分，呼吸 20 次 / 分，血压 108/71 mmHg，BMI25.5 kg/m^2。

发育正常，营养良好，体型匀称，神志清晰，体位自主，面容与表情痛苦，查体合作。双肺呼吸音清晰，无干、湿性啰音，无胸膜摩擦音，语音共振正常。心前区无隆起，心尖搏动位置正常，心浊音界无大，心率 59 次 / 分，律齐，各瓣膜听诊区未闻及杂音，无心包摩擦音。舌质暗红、苔薄白、脉细涩。

六、心电图检查

静息心电图提示：窦性心律，大致正常心电图。

七、实验室检查

（1）血常规：白细胞 6.2×10^9/L，中性粒细胞百分比 58.4%；红细胞 4.7×10^{12}/L；血红蛋白 145 g/L，血小板计数 185×10^9/L。

（2）肝、肾功能：ALT42 U/L，AST34 U/L；总蛋白 68.8 g/L；白蛋白 44 g/L；球蛋白 24.8 g/L；白球比 1.77；总胆红素 8.4 mmol/L；直接胆红素 2.4 mmol/L；间接胆红素 6.0 mmol/L；尿素 3.65 mmol/L；肌酐 79 mmol/L；尿酸 454 mmol/L。

（3）电解质水平：钠 142.2 mmol/L，钾 3.82 mmol/L，氯 107.3 mmol/L，钙 2.29 mmol/L。

（4）血糖、血脂水平：空腹血糖 5.71 mmol/L；糖化血红蛋白 5.3%；TC3.21 mmol/L，TG1.01 mmol/L，HDL-C0.86 mmol/L，LDL-C1.69 mmol/L。

（5）甲状腺功能：游离甲状腺素 1.3 ng/dL；促甲状腺素 2.79 μIU/mL；游离三碘甲状腺原氨酸 3.24 pg/mL。

（6）CRP、ESR 在正常范围。

（7）心肌损伤标志物：Myo ＜ 25 ng/mL，CK-MB ＜ 2.5 ng/mL，cTnI0.19 ng/mL。D-Dimer ＜ 200 ng/mL。

八、影像学检查

（1）胸部 DR：未见明显异常。

（2）心脏彩超提示：二、三尖瓣轻度反流；左室舒张功能减低，左心功能测值在正常范围（EF：66%）。

九、心脏康复专科评估

1. 运动能力评估

无创动态心排量测定联合心肺运动试验结果如下。

（1）无创动态心排量结果提示：患者评估过程中在功率 75 W（心率 108 次 / 分）时，心排每搏输出量出现了明显下降，并出现胸闷症状，停止运动后，患者的心排量出现上升。

（2）心肺运动试验结果提示：①患者运动过程中出现胸闷痛症状，运动心电图阳性；② VO_2 LT 567 mL / min，VO_2 peak 647 mL / min，VO_2/kg LT 9.30 mL /（min · kg），VO_2/kg peak 10.61 mL /（min · kg），METs LT 2.7，METs peak 3.4，HR LT 98 次 / 分，Power LT 42 W。

2. 心理评估

本例患者采用毛氏量表进行心理测评，结果所示：SSS 量表 26 分；PHQ–15 量表 5 分；PHQ–9 量表 1 分；GAD–7 量表 5 分。

3. 营养评估

本例患者身高 165 cm，体重 70 kg，BMI25.7 kg/m^2，可以计算每日所需总热量 = 理想体重（实际身高 –105）× 每日每公斤体重所需热量 =1810 千卡。

4. 烟草依赖评估

本例患者采用“尼古丁依赖测试表”对患者进行烟草依赖测试，患者得分为 6 分，属于中度烟草依赖。

十、诊断

中医诊断：胸痹心痛病，气虚血瘀证。

西医诊断：冠状动脉粥样硬化性心脏病，不稳定型心绞痛，心肌梗死亚急性期，冠状动脉支架植入术后。

十一、治疗方案

讨论：目前冠心病治疗方案主要有药物治疗和血管重建治疗包括经皮冠状动脉支架植入术（PCI），此患者已急诊行 PCI 术，术后规律服用抗血小板、调脂等西药治疗，目前患者有胸闷、心前区刺痛、活动能力下降、夜休差的症状。那么患者胸闷、心前区刺痛的原因是什么？是 RCA 支架植入后再发 / 残余心绞痛？还是 LCX 远段 90% 狭窄病变导致的心绞痛？还是心理障碍？患者活动能力下降、夜休差，我们继续给予传统的抗心绞痛药物及镇静药物。患者胸闷、心前区刺痛均与活动无关，同时患者运动负荷心电图均无活动相关动态变化，结合患者心理量表，我们考虑患者存在不完全血运重建和（或）微血管病变等导致的心绞痛、术后运动耐量下降及产生焦虑抑郁等精神心理问题，且患者服用“阿司匹林肠溶片、氯吡格雷片、阿托伐他汀钙片、贝那普利片、比索洛尔片”等药物未解决上述症状，因此我们为患者制定的是心脏康复五大处方全面进行康复管理的治疗方案。

（一）院内康复管理方案

1. 药物处方

中药处方：查舌质淡暗，苔薄白，脉细涩，综合舌质脉象，辨证属于胸痹心痛病——气虚血瘀、心阳不足证，治则温补阳气、振奋心阳，方用肾气丸加减：黑顺片 6 g，牡丹皮 10 g，泽泻 10 g，茯苓 15 g，麸炒山药 15 g，酒萸肉 15 g，熟地黄 15 g，黄芪 15 g，党参 15 g，炙甘草 6 g，当归 10 g，麸炒白术 15 g，陈皮 10 g，升麻 10 g，北柴胡 10 g，龙骨 15 g，牡蛎 15 g，补骨脂 10 g。5 剂，水煎服，日 1 剂。

西药处方：阿司匹林肠溶片，氯吡格雷片，阿托伐他汀片，单硝酸异山梨酯缓释片，比索洛尔片，贝那普利片。

2. 运动处方

运动形式：有氧运动 + 无氧运动。

运动强度：34 ~ 44 W，靶心率 98 次 / 分，自我用力指数 10 ~ 13（轻度用力）。

运动频率：有氧运动每周 5 ~ 7 次，无氧运动每周 3 ~ 5 次。

运动时间：有氧运动 30 ~ 50 分钟，其中热身 5 ~ 10 分钟，步行 10 ~ 15 分钟（3.5 ~ 4.2 km/h），相当于 0.8 ~ 1.2 千米；功率自行车 10 ~ 20 分钟（34 ~ 44 W），有氧保健操（如八段锦）10 ~ 20 分钟。

抗阻运动：①上肢抗阻训练，胸推举 5 ~ 10 个，肘屈伸左、右各 10 ~ 20 个；②下肢抗阻训练，膝屈、伸各 10 ~ 20 个，坐站训练 30 秒大于 15 个；③核心力量训练，平板支撑 10 ~ 30 秒。

3. 心理处方

本例患者毛氏心理量表评估结果示：SSS 量表 26 分；PHQ-15 量表 5 分；PHQ-9 量表 0 分；GAD-7 量表 5 分，属于轻度躯体化，因此暂不应用心理专科药物，目前进行心理疏导。

4. 营养处方

膳食调查显示本例患者平素饮食规律，轻度体力活动；身高 165 cm，体重 70 kg，BMI25.7 kg/m^2；经过计算得出每日所需总热量为 1810 千卡，故给予冠心病膳食周食谱。

5. 戒烟处方

患者烟草依赖测试提示得分为 6 分，属于中度烟草依赖。因此给出戒烟建议为：推迟早上吸第一支烟的时间。早起饭后，烟民会非常想吸烟，如果推迟吸早起第一支烟，吸烟的量就会减少。晚上睡觉前，最好戒掉最后一支烟，尤其不能在卧室里吸烟。避开吸烟这几个兴奋点，戒烟成功率就比较高。久而久之，当吸烟者体会到戒烟给心脏和血液系统带来的益处，就更容易坚持下去。

6. 体外反搏

根据心肺运功试验和无创心排量测定提示的缺血阈，在给予患者体外反搏治疗过程中严密观察血压、心率、反搏波的变化，随时调整充排气时间和反搏压力，制定了患者急性期的体外反搏处方：压力 0.025 ～ 0.035 MPa，40 min/ 次，2 次 / 日。

（二）院外康复管理方案

住院期间，患者全程接受了心脏康复的全面管理，在整个住院期间该患者共进行了12 次运动疗法，52 次体外反搏（约 34 小时），取得了很好的临床效果，胸闷、心慌偶发，程度明显减轻，而且给患者最大的感受是自觉身体素质明显提高，活动耐力提高，对生活提高了自信心和幸福感，出院前为患者再次进行了无创动态心排联合心肺运动试验评估，并根据评估结果重新制定了心脏康复评估，为患者重新制定了院外康复管理方案。

无创动态心排量测定联合心肺运动试验结果提示：

（1）无创动态心排量结果提示：患者评估过程中每搏输出量未再出现明显下降。

（2）心肺运动试验结果提示：①患者因双下肢酸困停止试验，未再出现胸闷症状，运动心电图阳性；② VO_2 LT 593 mL / min，VO_2 peak 657 mL / min，VO_2/kg LT 9.72 mL /（min・kg），VO_2/kg peak 10.77 mL /（min・kg），METs LT 2.8，METs peak 3.2，HR LT 103 次 / 分，Power LT 52 W。

1. 药物处方

中药处方：查舌质淡暗，苔略厚，脉细涩，胸闷痛基本消失，乏力明显改善，故将熟地黄 15 g 改为生地黄 15 g，10 剂，水煎服，日 1 剂。

西药处方：阿司匹林肠溶片，氯吡格雷片，瑞舒伐他汀片，单硝酸异山梨酯缓释片，美托洛尔片。

2. 运动处方

运动形式：有氧运动 + 无氧运动。

运动强度：靶心率 103 次 / 分，自我用力指数 10 ～ 13（轻度用力）。

运动频率：有氧运动每周 5 ～ 7 次，无氧运动每周 3 ～ 5 次。

运动时间：有氧运动，其中热身运动5～10分钟，慢步行10～20分钟(3.8～4.2 km/h)，快走10～15分钟（4.5～4.8 km/h），整理运动（如八段锦）10～20分钟。

抗阻运动：①上肢抗阻训练，胸推举5～10个，肘屈伸左、右各10～20个；②下肢抗阻训练，膝屈、伸各10～20个，坐站训练30秒大于15个；③核心力量训练，平板支撑10～30秒。

3. 心理处方

本例患者毛氏心理量表评估结果示：SSS量表26分；PHQ-15量表3分；PHQ-9量表0分；GAD-7量表3分；躯体化症状未见明显异常，嘱其适当心理调适。

4. 营养处方

患者平素饮食规律，居家为轻度体力活动，故继续给予冠心病膳食周食谱。

5. 戒烟处方

患者已经戒烟1周，嘱其继续坚持，重视随访。

6. 体外反搏

体外反搏处方（稳定期）：压力0.030～0.035 MPa，60分钟/次，1次/日。

十二、思考

经皮冠状动脉介入治疗（PCI）已成为冠心病患者最重要的血运重建手段。PCI术后部分患者存在不完全血运重建和（或）微血管病变等导致的心绞痛、术后运动耐量下降及产生焦虑抑郁等精神心理问题，不仅严重影响生活质量，也给家庭及社会带来巨大经济负担和劳动力损失。为了改善患者PCI术后预期，国内外均广泛开展心脏康复。2016年的《经皮冠状动脉介入治疗术后运动康复专家共识》指出：有研究表明，PCI术后运动康复可显著降低总死亡率、心血管疾病相关死亡率、再住院率、再次血管重建发生率及减少相关功能障碍和情绪异常等临床预后，提高日常生活质量（IA）。该患者为一例心肌梗死患者，PCI手术期未行心脏康复，术后频繁胸闷、胸痛，存在心理障碍及活动量减少，精确评估后给予心脏康复治疗，胸闷、胸痛症状消失，活动能力上升，回归正常生活。

（韦要杰）

病例 3　家族性高胆固醇血症致反复心绞痛

患者，男性，60 岁。于 2020 年 11 月 27 日入院。

一、主诉

“发作性胸痛 10 年，加重 1 天。

二、现病史

10 年前开始出现胸痛，之后多次因胸痛在外院住院治疗，上述症状反反复复，先后 5 次行 PCI 术共植入支架 8 枚。1 天前胸痛再发，伴有气短、乏力，饭后加重，位于心前区及胸骨后，范围弥散，呈压榨感，每次发作 3 分钟左右，活动后加重，休息后不能完全缓解，需含服硝酸甘油 1 分钟左右缓解，发作频繁，每天发作 3 ~ 5 次，遂来我院入住我科，入院症见：胸痛、上腹部胀满不适，饭后胸痛发作频繁。

三、既往史

冠心病病史 10 余年，长期服用阿司匹林肠溶片、硫酸氢氯吡格雷片、瑞舒伐他汀钙片、琥珀酸美托洛尔缓释片、单硝酸异山梨酯片、地尔硫䓬片等药物治疗。2020 年冠脉造影：右冠开口至中段支架通畅，支架内轻度内膜增生，后侧支中段次全闭塞，远端隐约显影。左主干开口 70% 左右狭窄，前降支近中段支架内 80% 左右狭窄，中段至远段大致正常，到 LAD 近中段原支架内轻度内膜增生，LAD 中段远段轻度病变；回旋支长段弥漫性病变，多处狭窄 80% ~ 90%，中远段 60% ~ 70% 狭窄。于左主干至前降支植入支架 2 枚，10 年期间先后 5 次 PCI 术共植入支架 8 枚。

高血压病史 10 年，最高血压达 220/100 mmHg，平时服用缬沙坦胶囊控制血压，血压控制在 110 ~ 140/70 ~ 80 mmHg。

脑梗死病史 2 年，经治疗未留下明显后遗症。

高脂血症、家族性高胆固醇血症多年，具体年限不详，目前服用他汀类、依折麦布，注射依洛优单抗治疗，近来胆固醇控制明显好转。

右肾结石病史 2 年。

四、基础检查

体温 36.4℃，脉搏 70 次 / 分，呼吸 20 次 / 分，血压 128/75 mmHg。心律齐、心脏各瓣膜听诊区未闻及病理性杂音。

五、实验室检查

入院时心梗三项、D-Dimer、NT-proBNP 无异常；血脂四项：TC2.44 mmol/L，

TG0.97 mmol/L，LDL-C1.06 mmol/L，HDL-C1.14 mmol/L。

六、心电图检查

心电图：窦性心律，轻度 ST-T 改变。

七、影像学检查

心脏彩超：LV48 mm，LA36 mm，RV28 mm，RA31 mm，IVS10 mm，IVPW9 mm，EF63%，FS34%，左房稍大，三尖瓣轻度反流，二尖瓣后叶钙化并轻度反流，左室舒张功能减低。

双下肢血管彩超：双下肢动脉内中膜增厚并斑块形成，双侧足背动脉血流速度减低，右下肢浅静脉曲张，右下肢股总静脉瓣及股隐静脉瓣功能不全。

八、心脏康复专科评估

心肺运动试验结果：①患者因双下肢酸困停止试验，未再出现胸闷症状，运动心电图阳性；② VO_2 LT 786 mL / min，VO_2 peak 929 mL / min，VO_2/kg LT 13.09 mL /（min·kg），VO_2/kg peak 15.48 mL /（min·kg），METs LT 3.7，METs peak 5.9，HR LT 86 次 / 分，Power LT68 W。

毛氏心理量表：SSS 量表 52 分；PHQ-15 量表 12 分；PHQ-9 量表 7 分；GAD-7 量表 6 分；中度躯体化症状，予舍曲林、曲唑酮口服，嘱其适当心理调适。

九、诊断

①冠状动脉粥样硬化性心脏病，不稳定型心绞痛；②高血压病 3 级（极高危层）；③家族性高胆固醇血症。

十、治疗方案

如何有效缓解患者的病情？

我们分析本例病例的特点：①家族性高胆固醇血症导致患者冠脉病变进展迅速，10 年间反复发作心绞痛甚至心梗，5 次行 PCI 术，已植入冠脉支架 8 枚，主治医师告知再发病将不能行支架植入术，建议冠脉搭桥。②患者心理负担较为沉重，从心理量表的评分可以看出来。除了治疗患者躯体疾病，心理疾病是当下急需解决的问题。③患者长期患病，长期来往于医院和家庭，经过多年的治疗，主治医师已将患者治疗冠心病的口服药物调整得非常合理，似乎不能再进一步优化。④患者仍反复发作心绞痛，是否应该行冠脉搭桥术，患者暂时拒绝。⑤患者心脏病和胃病同时发生，每次饮食后必犯心绞痛，导致不敢进食，符合中医心胃同病的范畴，中医治疗有一定缓解病情的优势。

基于本例病例的特点，给患者制定了心脏康复管理的治疗方案。

1. 药物处方

西药处方：阿司匹林肠溶片，硫酸氢氯吡格雷片，依折麦布，瑞舒伐他汀钙片，单硝酸异山梨酯片，地尔硫䓬片，琥珀酸美托洛尔缓释片，缬沙坦胶囊，盐酸舍曲林片，盐酸曲唑酮片，依洛尤单抗注射液。

长期的患病使得患者心理压力倍增，结合患者心理量表评估，故在原有治疗方案基础上加用盐酸舍曲林片、盐酸曲唑酮片改善心理状态。患者使用瑞舒伐他汀钙片、依折麦布、依洛尤单抗，目前血脂控制良好，保持目前血脂水平，继续原方案，抗血小板及改善冠脉血供药物皆不再调整。

中医分析病情如下：

临床表现：胸闷痛反复发作、胃脘部胀满，伴有气短、乏力，活动后及饭后明显加重或诱发，喜暖畏寒，失眠，舌质暗，舌体胖大、舌苔厚腻略黄。

中医辨证分析：患者胸闷痛反复发作，发病时伴有气短、乏力，活动后发作，发作频繁，病程较久，且有胃脘部不适，舌体胖大，舌苔厚腻略黄，考虑为脾胃虚弱不能运化痰湿所致，血行受阻，痰瘀痹阻心脉而发为此病。

治法：患者舌苔厚腻略黄，痰湿较重，先以宽胸散寒、祛湿化痰为法立方，随后再议健脾益气扶正固本长久之法。选方：枳实薤白桂枝汤合枳实消痞丸加减。

中药处方：枳实 15 g，厚朴 15 g，半夏 10 g，黄连 6 g，桂枝 10 g，干姜 10 g，白术 15 g，茯苓 15 g，瓜蒌 15 g，薤白 10 g，丹参 30 g，降香 10 g，砂仁 3 g，麦芽 15 g，神曲 15 g，内金 15 g。水煎服，日 1 剂，水煎 400 mL。

分早晚两次温服。

患者服药后胃脘部胀满首先改善，随后胸闷痛等症状饭后加重逐渐改善，舌苔渐退，活动后仍有加重，原方加黄芪 15 g，党参 15 g 以益气健脾，患者症状逐渐消失，遂以香砂六君子合瓜蒌薤白半夏汤加减善后以作巩固。

2. 运动处方

包括主动运动和被动运动。

主动运动：根据患者心肺运动试验结果制定个体化的运动方案。

被动运动：体外反搏治疗。

体外反搏治疗是将 3 副充气套囊包裹在小腿、大腿、臀部。在心电 R 波的触发下，气囊在舒张期自小腿、大腿、臀部序贯充气，从而增加舒张期血压和冠状动脉血流，也可改善心、脑等重要脏器血流灌注。同时挤压下半身静脉系统，促进静脉血回流。

3. 心理处方

根据患者心理量表评估给予盐酸舍曲林片及盐酸曲唑酮片调节心理状态，充分理解并指导患者保持乐观、平和的心情，正确对待自己的病情，缓解患者的焦虑和担忧。

4. 营养处方

制定以富含蔬菜、水果、粗杂粮(全谷物食品)、豆类及其制品、奶类、禽类、鱼类、瘦肉和坚果为主要食物来源，具有低盐、低饱和脂肪酸、高B族维生素、高矿物质、高膳食纤维特点的饮食结构。

5. 戒烟戒酒

吸烟和二手烟暴露是心血管病主要的可预防因素之一。吸烟可损害血管内皮功能，使机体处于炎症状态，导致动脉粥样硬化、斑块不稳定和血栓形成。过量饮酒与高血压、心房颤动（房颤）及出血性脑卒中的发病和死亡风险增加密切相关。给患者每天做戒烟戒酒宣教。

除了戒烟戒酒，其他生活方式干预，忌劳累、节饮食、慎起居、避风寒。

经过近半个月的住院治疗，患者自从服用中药后，上腹部胀满首先解除，饭后发作次数明显减少，逐渐饭后不再发作。自觉心绞痛的发作频率逐渐下降直至消失，上腹部胀满消失，睡眠也明显改善，另外，体外反搏治疗效果甚佳，自觉每次做完体外反搏治疗，身体轻松、活动耐量明显增加，除了症状好转，心情也舒畅，变得乐观许多。出院前已可以正常饮食、正常活动不引起心绞痛。目前患者已出院4个月，随访至今，患者症状一直未再发作。

十一、思考

第一，中医对于心绞痛的认识，古已有之，根据人体的功能状态，在整体观念的指导下采用辨证论治，制定个体化的治疗，有着丰富的经验及极好的疗效。中西医结合治疗是一个不错的选择，是未来解决疑难病症的有效方式。

第二，冠心病需要一个全面的管理，单纯的药物治疗已经不切合实际，综合治疗才是优选，也是必然趋势。

第三，体外反搏治疗机制上可行、实践上疗效佳、患者满意度高、表现优异，且是一种无创、安全的非药物疗法，是治疗冠心病，尤其是难治性心绞痛患者的有力武器。

第四，家族性高胆固醇血症的认识进一步加深。

家族性高胆固醇血症是一种常染色体遗传病，其主要表现为血清LDL-C水平的异常升高以及由此引起的早发动脉粥样硬化及冠心病的发生。

目前公认的4个最主要致病基因为低密度脂蛋白受体（LDLR）、载脂蛋白B、前蛋白转化酶枯草溶菌素9（PCSK-9）和低密度脂蛋白受体衔接蛋白（LDLRAP 1）基因。

家族性高胆固醇血症（FH）诊断标准：家族性高胆固醇血症（FH）确诊主要依赖于家族史、早发冠心病史、体格检查时发现黄色瘤和角膜环、血清TC、LDL-C水平升高及基因检测，同时需排除甲状腺疾病、肾功能不全等引起的继发性高胆固醇血症。

筛查对象：①早发ASCVD患者；②有早发冠心病家族史；③成人血清LDL-C ≥

3.8 mmol/L，儿童血清 LDL-C ≥ 2.9 mmol/L；④黄色瘤或脂性角膜弓。

排除继发性高胆固醇血症，进一步询问病史和体格检查。

临床诊断标准：成人符合下列 3 条中 2 条即可诊断。①未经治疗的血清 LDL-C ≥ 4.7 mmol/L；②皮肤 / 腱黄色瘤或脂性角膜弓（＜ 45 岁）；③一级亲属中有 FH 或早发 ASCVD 患者。

儿童 FH 的临床诊断标准：未经治疗的血清 LDL-C ≥ 3.6 mmol/L，且一级亲属中有 FH 或早发冠心病。

FH 的治疗流程：①最大耐受量的强效他汀类药物；② LDL-C 未达标→他汀类药物 + 依折麦布 10 mg/d；③ LDL-C 未达标→他汀类药物 + 依折麦布 10 mg/d+PCSK9 抑制剂；④ LDL-C 未达标→必要时在上述基础上考虑血浆置换。

参考文献：

[1] 北京高血压防治协会，北京糖尿病防治协会，北京慢性病防治与健康教育研究会，等．基层心血管病综合管理实践指南 2020[J]. 中国医学前沿杂志（电子版），2020，12（8）：1-73.

（赵燕峰）

病例 4　搭桥术后反复发作心绞痛

患者，男性，76 岁，首次入院时间 2017 年 7 月 28 日。

一、主诉

阵发性心前区疼痛 5 年，再发加重 1 天。

二、现病史

5 年前无明显诱因开始出现心前区疼痛，伴胸闷、气短、乏力，向后背部放射疼痛，持续 5 分钟左右，休息或含服硝酸异山梨酯可缓解，就诊于心内科门诊后坚持服用阿司匹林肠溶片、阿托伐他汀钙片等冠心病二级预防药物，仍间断发作心前区疼痛。2014 年 12 月就诊于洛阳某医院，行冠脉造影检查后建议行冠脉搭桥治疗，随即就诊于郑州某医院心内科，行冠脉搭桥治疗，术后患者坚持服用冠心病二级预防药物，心前区疼痛发作次数较前明显减少。随后半年内，患者心前区疼痛发作较前频繁，于 2017 年 6 月就诊于洛阳某医院行冠脉 CTA；随即该患者前往郑州某医院行冠脉造影术和心脏 SPECT-CT 检查，结果均未见明显异常。患者仍有频繁心绞痛发作，睡眠差，夜间伴有惊醒，遂前来就诊。入院症见：胸闷痛、心慌、气短、乏力，夜眠差，纳食一般，小便正常，大便不干。

三、既往史

冠心病病史5年，高血压病史10余年，否认糖尿病史、高脂血症史、脑血管疾病史，无手术史、外伤史、献血史，无食物、药物过敏史。

四、个人史

吸烟30余年，每日5支左右，戒烟10余年，无饮酒史。

五、基础检查

体温36.4℃，呼吸20次/分，脉搏59次/分，血压120/75 mmHg。

发育正常，营养良好，体型匀称，神志清晰，体位自主，面容与表情痛苦，查体合作。双肺呼吸音清晰，无干、湿性啰音，无胸膜摩擦音，语音共振正常。心前区无隆起，心尖搏动位置正常，心浊音界无大，心率59次/分，律齐，各瓣膜听诊区未闻及杂音，无心包摩擦音。舌体略大，舌质瘀暗，脉沉涩。

六、心电图检查

静息心电图提示：窦性心律，Ⅱ、Ⅲ、aVF、V_4、V_5、V_6导联ST-T改变。

七、实验室检查

（1）血常规：白细胞6.9×10^9/L，中性粒细胞百分比72.1%；红细胞4.3×10^{12}/L；血红蛋白127 g/L，血小板计数108×10^9/L。

（2）肝、肾功能：ALT40 U/L，AST30 U/L；总蛋白69.0 g/L；白蛋白43.0 g/L；球蛋白26.0 g/L；白球比1.65；总胆红素16.4 mmol/L；直接胆红素4.7 mmol/L；间接胆红素11.7 mmol/L；尿素5.58 mmol/L；肌酐81 mmol/L；尿酸333 mmol/L。

（3）电解质水平：钠137.2 mmol/L，钾4.22 mmol/L，氯100.1 mmol/L，钙2.42 mmol/L。

（4）凝血四项：PT12.2 s；PT-INR1.06 s；APTT26.9s；FIB2.63 g/L；TT13.9 s。

（5）CRP0.54 mg/L。尿粪常规未见异常。

（6）心肌损伤标志物：Myo < 25 ng/mL，CK-MB3.48 ng/mL，cTnI < 0.1 ng/mL。

（7）D-Dimer < 200 ng/mL。

八、影像学检查

（1）2017年6月21日就诊于洛阳某医院，查冠脉CTA提示：①右冠状动脉近、中、远段多发钙化斑块、混合斑块，局部管腔显示不清；左主干、前降支近中段非钙化斑块、多发钙化斑块，局部管腔显示不清；对角支钙化斑块；左旋支多发钙化斑块，局部管腔显示不清，钝缘支钙化斑块；②静脉桥：升主动脉－右冠远段，管腔通畅；动脉桥：左乳内动脉－前降支远段，局部管腔显示不清，考虑固定物伪影可能性大。

（2）2017 年 6 月 28 日前往郑州某医院进行冠脉造影术。

（3）2017 年 6 月 29 日 SPECT-CT 提示：静息及负荷状态下，心尖部及前壁心尖部心肌缺血；左室整体收缩及舒张功能均正常。

（4）入院心脏彩超提示：主动脉瓣、二尖瓣轻度反流；三尖瓣重度反流；左室舒张功能减低，左心功能测值在正常范围（EF：60%）。

九、心脏康复专科评估

1. 运动能力评估

心肺运动试验结果提示：①静态肺功能提示患者可能存在轻度混合型肺通气功能障碍，小气道功能障碍；②患者运动过程中未出现胸闷痛症状，运动心电图阳性；③ VO_2 LT 594 mL / min，VO_2 peak 647 mL / min，VO_2/kg LT 9.89 mL /（min · kg），VO_2/kg peak 13.35 mL /（min · kg），METs LT 2.8，METs peak 3.7，HR LT 90 次 / 分，Power LT 45 W。

2. 心理评估

本例患者采用毛氏量表进行心理测评，结果所示：SSS 量表 41 分；PHQ-9 量表 9 分；GAD-7 量表 7 分。

3. 营养评估

本例患者身高 160 cm，体重 60 kg，BMI23.4 kg/m^2，可以计算每日所需总热量 = 理想体重（实际身高 -105）× 每日每公斤体重所需热量 =1650 千卡。

十、诊断

中医诊断：胸痹心痛病，气虚血瘀证。

西医诊断：①冠状动脉粥样硬化性心脏病，不稳定性心绞痛，冠脉搭桥术后；②高血压病Ⅱ级（极高危层）。

十一、治疗方案

讨论：临床中有冠心病患者即使是经过“最佳”治疗，仍有许多问题无法解决。本例患者依从性高，已进行血管重建治疗并坚持长期规范药物治疗，但仍有反复心绞痛发作，此时什么治疗方案能够最大程度改善患者的症状与预后？我们为患者制定了心脏康复五大处方进行全面康复管理的治疗方案。

（一）院内康复管理方案

1. 药物处方

中药处方：查舌质淡暗，苔白，脉涩，属于胸痹心痛病，辩证为气虚血瘀证，中医治以益气活血化瘀，方用保元煎和血府逐瘀汤加减，药物组成：炙黄芪 50 g，党参 40 g，川芎 20 g，当归 20 g，丹参 20 g，醋延胡索 20 g，北柴胡 10 g，麸炒白术 20 g，煨木香 10 g，桔梗 15 g，牛膝 30 g，葛根 30 g，炒白芍 10 g，炙甘草 10 g。3 剂，日 1 剂，水煎留汁 400 mL，早晚各 200 mL，煎服。

3 日后心绞痛发作较前减少，胸闷、乏力较前减轻，查舌质淡，苔白略腻，脉涩，患者出现舌苔略腻，考虑为补气太过，气有余化火所致，在原方基础上加减变化，将炙黄芪减量为 30 g，党参为 30 g，改炒白术为生白术，继服。

西药处方：阿司匹林肠溶片，阿托伐他汀钙片单硝酸异山梨酯片，美托洛尔片，苯磺酸左旋氨氯地平片，尼可地尔片。

2. 运动处方

运动形式：有氧运动 + 无氧运动。

运动强度：35 ~ 45 W，靶心率 90 次 / 分，自我用力指数 10 ~ 13（轻度用力）。

运动频率：有氧运动每周 5 ~ 7 次，无氧运动每周 3 ~ 5 次。

运动时间：有氧运动 30 ~ 40 分钟，其中热身 5 ~ 10 分钟，步行 10 ~ 15 分钟（3.0 ~ 3.8 km/h），相当于 0.8 ~ 1.0 千米；功率自行车 10 ~ 20 分钟（35 ~ 45 W），有氧保健操（如八段锦）10 ~ 20 分钟。

抗阻运动：①上肢抗阻训练，胸推举 5 ~ 10 个，肘屈伸左、右各 10 ~ 20 个；②下肢抗阻训练，膝屈、伸各 10 ~ 20 个，坐站训练 30 秒大于 15 个。

3. 心理处方

本例患者毛氏心理量表评估结果示：SSS 量表得分 41 分，PHQ9 得分 9 分，GAD7 得分为 7 分，提示轻度焦虑抑郁，故给予心理疏导，并配合氟哌噻吨美利曲辛片（每早 1 片）对症治疗。

4. 营养处方

膳食调查显示本例患者平素饮食规律，轻度体力活动；身高 160 cm，体重 60 kg，BMI23.2 kg/m^2；经过计算得出每日所需总热量为 1650 千卡，故给予冠心病膳食周食谱。

5. 戒烟处方

患者已成功戒烟，无复吸倾向，因此采取强化患者保持戒烟成果。

6. 体外反搏

对于存在运动禁忌的患者，如不稳定性心绞痛、体位性低血压、静息心电图显示严重心肌缺血改变，合并肢体活动障碍（偏瘫、严重骨关节疾病），可先行增强型体外反搏治疗，待情况好转无运动禁忌时再开始运动训练。该患者因双侧膝关节退行性病变导致运动时关节疼痛不适，首先为患者制定了体外反搏处方：压力为 0.030 MPa，40 分钟 / 次，日 2 次。

住院期间，患者全程接受了心脏康复的全面管理，经过三天系统的心脏康复，患者自诉心绞痛发作次数由原来的一天 2 次减到 2 天发作一次，发作时间由原来的 5 分钟左右变为 2 分钟左右一次，疼痛程度较前明显减轻。患者继续坚持上述康复方案，一个疗程（14 天）后，患者诉未再发作心绞痛，偶感胸闷、乏力，耐力较前明显提高，生活质量较前明显改善，好转出院。

（二）院外康复管理方案

患者于 2017 年 8 月 30 日来院复查，见患者精神佳，面色可，自诉心绞痛出院半个多月未再发作，偶感胸闷，尤其感觉明显下肢力量较前增强，耐力较前明显提高，现在上坡、上楼明显轻松多了，经常会和家人一起在附近公园走动锻炼。给患者进行了门诊心肺运动试验复查评估，并根据评估结果为患者重新制定了院外康复管理方案，主要调整了运动处方和心理处方。

1. 运动处方

运动形式：有氧运动 + 无氧运动。

运动强度：49 ～ 59 W，靶心率 117 次 / 分，自我用力指数 12 ～ 13（轻度用力）。

运动频率：有氧运动每周 5 ～ 7 次，无氧运动每周 3 ～ 5 次。

运动时间：有氧运动 20 ～ 40 分钟，其中热身 5 ～ 10 分钟，步行 10 ～ 20 分钟（3.5 ～ 4.2 km/h），相当于 0.8 ～ 1.0 千米；功率自行车 10 ～ 20 分钟（49 ～ 59 W），有氧保健操（如八段锦）10 ～ 20 分钟。

抗阻运动：①上肢抗阻训练，胸推举 5 ～ 10 个，肘屈伸左、右各 10 ～ 20 个；②下肢抗阻训练，膝屈、伸各 10 ～ 20 个，坐站训练 30 秒大于 15 个。

2. 院外心理处方

门诊心理量表评估提示：躯体化症状自评量表为 33 分，PHQ-9 得分 6 分，GAD-7 得分为 3 分，故把氟哌噻吨美利曲辛片减量为半片，日 1 次，嘱注意调畅情志，必要时门诊进行心理疏导。

（三）长程管理

长程随访管理主要通过 Q-Tel 健康管理系统进行随访管理。截至 2019 年，本例患者先后共进行了三次心肺评估，包括首次住院（2017-7-29）、门诊第一次随访复查（2017-8-30）、门诊第二次随访复查（2018-1-15）。患者病情一直稳定，未再发病住院。患者主要指标对比见表 19-2 ~ 表 19-3。

表 19-2　心肺运动试验结果对比

项目	2017-7-29	2017-8-30	2018-1-15
VO_2 LT	594	757	729
VO_2 peak	801	872	933
VO_2 %Pre	57%	61%	66%
VO_2/kg LT	9.89	12.40	12.15
VO_2/kg peak	13.35	14.30	15.55
METs LT	2.8	3.5	3.5
METs peak	3.7	4.0	4.6
HR LT	90	117	103
Power LT	46	59	56

表 19-3　心理量表测试结果对比

项目	2017-7-29	2017-8-30	2018-1-15
SSS	41	33	37
PHQ-9	9	6	9
GAD-7	7	3	4
氟哌噻吨美利曲辛片用量	早一片	早半片	早一片

十二、思考

大量的临床研究证实，冠状动脉搭桥手术并不能完全解决缺血问题，只能缓解或部分解决，同时，导致冠心病的机制仍存在，仍有病情进展可能，并且存在桥血管再次闭塞的问题，因而心脏康复是搭桥术后反复心绞痛患者的不可或缺的选择。

心脏康复是全面、全程、专业的疾病管理指导与服务。运动康复是心脏康复的核心，有独特的，药物和介入/搭桥不可替代的、独立的、优效的治疗效果。心理康复是心脏康复的灵魂，起着引领作用，运用得当，往往事半功倍。

中医的整体观念、养生观念、治未病观念等与西方心脏康复理念一致，中医在心脏康复中是不可或缺的，在心脏康复中起着引领作用。

中西医结合心脏康复医学模式是一个不断探索的过程，其内涵更为广泛，程序更为丰富，作为心血管病全面干预的系统工程和中西医结合研究的切入点。在心脏康复标准流程的基础上，创新心脏康复的模式，将八段锦、五禽戏、太极拳等中医导引术引入到心脏康复治疗中，中西医结合，开展具有“本土情怀”和“全球化视野”心脏康复工作。五大处方、体外反搏、中医外治法、中医导引术、五音疗法、药食同源、养生观念……都需要我们不断去探索。具有中国特色的心脏康复一定是多元化的、获益最优的，也是最容易被患者接受、能够事半功倍的。

（王二放）

第二十章 先天性心脏病病例

病例 1　卵圆孔未闭型先天性心脏病

患者，男性，68 岁。首次入院时间 2019 年 11 月 27 日。

一、主诉

活动时胸闷、气短半年，加重 1 周。

二、现病史

半年前患者无明显原因出现活动后气喘、胸闷、气短、乏力，无胸痛及放射痛，活动后加重，无恶心呕吐及意识障碍，于 2019 年 9 月在中心医院住院治疗，查食道超声提示为：卵圆孔未闭，经治好转出院，半年来上述症状持续存在。近 2 天患者上述症状反复发作，气喘、胸闷、乏力明显，遂于 2019 年 11 月 27 日入院。

三、入院症见

活动时气喘、胸闷、乏力，心烦、着急，纳眠差，小便正常，大便干。

四、既往史

心房颤动病史 9 年，下肢静脉曲张病史 30 余年，无外伤史、献血史，无食物、药物过敏史。

五、个人史

否认吸烟史、饮酒史，无有毒物质、放射性物质、化学性物质接触史，无疫区、疫情、疫水接触史。

六、体格检查

体温 36.5℃，脉搏 64 次 / 分，呼吸 20 次 / 分，血压 109/83 mmHg。心前区无隆起，心尖搏动位置正常，心浊音界扩大，心率 67 次 / 分，心律绝对不齐，心音强弱不等，各瓣膜听诊区未闻及杂音，无心包摩擦音。

七、心电图

房颤心律 ST-T 改变。

八、实验室检查

（1）血常规：白细胞 5.4×10^9/L，中性粒细胞百分比 62.1%；红细胞 4.9×10^{12}/L；血红蛋白 154 g/L，血小板计数 268×10^9/L。

（2）肝、肾功能：ALT 19 U/L，AST 21 U/L；总蛋白 73.0 g/L；白蛋白 51.0 g/L；球蛋白 21.0 g/L；白球比 2.08；总胆红素 21.4 mmol/L；直接胆红素 4.3 mmol/L；间接胆红素 17.1 mmol/L；尿素 4.83 mmol/L；肌酐 62 mmol/L；尿酸 373 mmol/L。

（3）电解质水平：钠 143.1 mmol/L，钾 3.96 mmol/L，氯 104.6 mmol/L，钙 2.32 mmol/L。

（4）血糖、血脂水平：空腹血糖 5.19 mmol/L；糖化血红蛋白 4.5%；TC 5.22 mmol/L，TG 1.99 mmol/L，HDL-C1.70 mmol/L，LDL-C 3.27 mmol/L。

（5）甲状腺功能：甲状腺素 7.68 ng/dL；三碘甲状腺原氨酸 1.14 pg/mL；促甲状腺素 1.860 μIU/mL。

（6）CRP0.18 mg/dL，ESR12 mm/h，ASO58 IU/mL，RF17 IU/mL，CHY13.1 μ mol/L。

（7）心肌损伤标志物：Myo ＜ 25 ng/mL，CK-MB4.77 ng/mL，cTnI ＜ 0.10 ng/mL D-Dimer ＜ 200 ng/mL；NT-proBNP2235.71 pg/mL。

九、辅助检查

（1）经食道心脏超声：卵圆孔宽约 1.0 mm、长约 12 mm，静息状态下房水平卵圆窝处探及少量左向右分流；提示卵圆孔未闭。

（2）经胸心脏超声：LV42 mm，LA38 mm，RV30 mm，RA44 mm，EF68%，FS38%。提示左房、右房增大，主动脉瓣（反流面积 4.7 cm^2）、二尖瓣中度反流（反流面积 5.3 cm^2），三尖瓣重度反流（反流面积 9.2 cm^2），肺动脉压增高（33 mmHg）。

十、临床诊断

中医诊断：心力衰竭病，心肺气虚证。

西医诊断：①先天性心脏病，卵圆孔未闭，心脏扩大，三尖瓣关闭不全，心功能Ⅱ级；②心律失常，心房颤动。

十一、开启康复之路

我们给予患者充分评估，制定了以五大处方为基础的康复管理方案，主要包括药物处方、运动处方、营养处方、心理处方、管理处方。

1. 药物处方

（1）中药处方（表 20–1）

表 20–1　中药处方

<table>
<tr><td>证型</td><td colspan="4">心力衰竭病、心肺气虚证</td></tr>
<tr><td>治法</td><td colspan="4">治以补益心肺活血化瘀，方药为保元汤和葶苈大枣泻肺汤加减</td></tr>
<tr><td rowspan="4">方组</td><td>人参 10 g</td><td>黄芪 20 g</td><td>茯苓 20 g</td><td>白术 15 g</td></tr>
<tr><td>桃仁 15 g</td><td>红花 15 g</td><td>桂枝 10 g</td><td>川芎 10 g</td></tr>
<tr><td>白芍 15 g</td><td>赤芍 10 g</td><td>甘草 10 g</td><td>葶苈子 15 g</td></tr>
<tr><td>大枣 5 枚</td><td>泽泻 15 g</td><td>车前子 20 g（包煎）</td><td>猪苓 20 g</td></tr>
<tr><td>用法</td><td colspan="4">每日一次，浓煎 200 mL，早晚各 100 mL 温服。</td></tr>
</table>

（2）西药处方（表 20–2）

表 20–2　西药处方

<table>
<tr><td>药名</td><td>用量</td><td colspan="2">用法</td></tr>
<tr><td>利伐沙班片</td><td>15 mg</td><td>qd</td><td>po</td></tr>
<tr><td>阿托伐他汀钙片</td><td>20 mg</td><td>qn</td><td>po</td></tr>
<tr><td>酒石酸美托洛尔片</td><td>12.5 mg</td><td>bid</td><td>po</td></tr>
</table>

2. 运动处方

无创动态心排：心率 109 次 / 分时出现每搏输出量平台期，建议以 99 ~ 109 次 / 分的心率制定运动处方。

结合心肺运动试验联合无创动态心排评估，制定运动处方如下。

运动强度：51 ~ 61 W，靶心率 102 次 / 分左右，自我用力指数 13 ~ 15（轻度用力）。

运动形式：有氧 + 无氧运动。

运动频率：有氧运动每周 5 ~ 7 次，无氧运动每周 3 ~ 5 次。

运动时间：30 ~ 50 分钟，其中热身 5 ~ 10 分钟，步行 10 ~ 20 分钟（4.0 ~ 4.5 km/h），功率自行车 20 ~ 30 分钟（51 ~ 61 W），有氧保健操（如八段锦）10 ~ 20 分钟。

3. 心理处方

心理量表评估：SSS 量表 32 分；PHQ-9 量表 1 分；GAD-7 量表 3 分；PHQ-15 量表 2 分。

提示：轻度躯体化症状障碍，常关注健康问题，因先天性心脏病，担心疾病加重，恐惧运动，结合检查及心肺运动评估结果、营养评估，指导患者运动、饮食，给予心理疏导。

4. 营养处方

营养评估：身高 169 cm；体重 69.8 kg；BMI24.2 kg/m^2（偏重）。日常轻体力活动。静息基础代谢值为 1685（千卡 / 天），预计基础代谢值为 1589（千卡 / 天），RQ 值为 0.91，提示患者高代谢，主要有糖类氧化功能。

膳食指导：控盐，调整饮食膳食结构；适当补充膳食纤维和益生菌；制订运动管理计划。

5. 随访管理处方

患者出院后定期电话随访，嘱其坚持治疗，定期复查。定期评估，依据评估不断调整五大处方。

十二、随访管理

1. 动态心电图提示（2020 年 8 月随访）

心房颤动，总心搏 111 029 次，平均心率 80 次 / 分。

2. 化验室检查（2020 年 8 月随访）

（1）血常规：白细胞 3.6×10^9/L，中性细胞百分比 63.1%；红细胞 5.3×10^{12}/L；血红蛋白 165 g/L，血小板计数：98×10^9/L。

（2）肝、肾功能：ALT29 U/L，AST25 U/L；总蛋白 76.6 g/L；白蛋白 46.8 g/L；球蛋白 29.8 g/L；白球比 1.57；总胆红素 36.2 mmol/L；直接胆红素 12.1 mmol/L；间接胆红素 24.1 mmol/L；尿素 5.46 mmol/L；肌酐 94.0 mmol/L；尿酸 433 mmol/L。

（3）电解质水平：钠 137.5 mmol/L，钾 4.37 mmol/L，氯 103.6 mmol/L，钙 2.29 mmol/L。

（4）血糖、血脂水平：空腹血糖 4.83 mmol/L；TC3.06 mmol/L，TG0.77 mmol/L，HDL-C1.64 mmol/L，LDL-C1.46 mmol/L。

（5）甲状腺功能：正常。

（6）CRP0.18 mg/dL，ESR12 mm/h，ASO58 IU/mL，RF17 IU/mL，CHY13.1 μmol/L。

（7）凝血四项：INR1.37。

（8）心肌损伤标志物：Myo27.16 ng/mL，CK-MB $<$ 2.5 ng/mL，cTnI $<$ 0.10 ng/mL。D-Dimer $<$ 200 ng/mL；NT-proBNP：2010.42 pg/mL。

3. 辅助检查

心脏超声：LV40 mm，LA37 mm，RV29 mm，RA42 mm，EF66%，FS35%。提示左房、右房增大，主动脉瓣、二尖瓣中度反流，三尖瓣重度反流（8.9 cm^2），肺动脉压增高（33 mmHg），较 2019 年 11 月无明显改变。

十三、重新全面评估、优化五大处方

1. 运动处方

结合心肺运动试验联合无创动态心排评估，制定运动处方如下。

运动强度：40 ~ 55 W，靶心率 110 次 / 分左右，自我用力指数 13 ~ 15（轻度用力）。

运动形式：有氧 + 无氧运动。

运动频率：有氧运动每周 5 ~ 7 次，无氧运动每周 3 ~ 5 次。

运动时间：30 ~ 50 分钟，其中热身 5 ~ 10 分钟，步行 30 ~ 40 分钟（4.2 ~ 5.0 km/h，较前增加），功率自行车 20 ~ 30 分钟（40 ~ 55 W），有氧保健操（如八段锦）10 ~ 20 分钟。

2. 药物处方（表 20-3，表 20-4）

表 20-3　西药处方（2020 年 8 月随访）

药名	用量	用法	
利伐沙班片	15 mg	qd	po
阿托伐他汀钙片	20 mg	qn	po
酒石酸美托洛尔片	12.5 mg	bid	po
呋塞米片	20 mg	qd	po
氯化钾缓释片	0.5	tid	po

表 20-4　中药处方（2020 年 8 月随访）

证型	心力衰竭病、心肺气虚证			
治法	治以补益心肺、活血化瘀，保元汤和葶苈大枣泻肺汤加减			
方组	人参 10 g	黄芪 20 g	茯苓 20 g	白术 15 g
	桃仁 15 g	红花 15 g	桂枝 10 g	川芎 10 g
	白芍 15 g	赤芍 10 g	甘草 10 g	葶苈子 15 g
	大枣 5 枚			
用法	每日一次，浓煎 200 mL，早晚各 100 mL 温服			

3. 心理处方（2020 年 8 月随访）

心理量表评估：SSS 量表 29 分↓，PHQ-9 量表 1 分，GAD-7 量表 1 分↓，PHQ-15 量表 1 分↓，提示轻度躯体化症状障碍，仍注健康问题，适度运动，给予心理疏导。

4. 营养处方（2020 年 8 月随访）

营养评估：身高 169 cm，体重 64 kg，BMI22.7 kg/m^2（正常），日常轻体力活动。静息基础代谢值为 1623（千卡 / 天），预计基础代谢值为 1529（千卡 / 天），RQ 值为 0.86，提示患者高代谢，饮食结构由三大营养物质混合供能，继续制定营养处方；控盐，调整饮食膳食结构，适当补充膳食纤维和益生菌，制订运动管理计划。

5. 随访管理

持续随访 2 年，患者长期坚持治疗，目前回归正常生活及工作，我们将继续给予定期评估，依据评估不断调整五大处方。

十四、思考

卵圆孔未闭是先天性心脏病的一种，卵圆孔一般在生后第 1 年闭合，若大于 3 岁的幼儿卵圆孔仍不闭合称卵圆孔未闭，成年人中有 20% ~ 25% 的卵圆孔不完全闭合。卵圆孔未闭是目前成年人中最为常见的先天性心脏异常，在正常人群中约 4 人中即可检出 1 人患有此病。长期以来人们认为卵圆孔未闭一般不引起两房间的分流，对心脏的血流动力学并无影响，因而认为“无关紧要”。

卵圆孔未闭的临床表现：①单纯的房间隔缺损在儿童期多无症状；②随着年龄的增长，活动后呼吸困难为主要表现，继之可出现各种心律失常；③可因右室容量负荷加重而出现右心力衰竭；④晚期可因重度肺动脉高压出现右向左分流而有青紫，形成艾森曼格综合征。

随着医疗技术的不断进步，越来越多的先心病患者得到诊断和及时的手术治疗，生存年限大幅提高。随着疾病的进展，成人及老年患者由于存在不同的病理改变、不同临床表现、不同的治疗、不同的合并症，疾病的控制及达标率存在很大差异，影响日常生活及工作，并给患者带来巨大的经济及心理负担。对于先心病患者的长程管理，在常规的药物治疗过程中，增加心脏康复治疗，更好地改善患者的症状，解除患者的运动顾虑，科学指导患者的活动，改善生活质量，能更好地让患者知晓疾病、治疗疾病，从而回归日常工作及幸福生活。

先天性心脏病是特殊的治疗领域，大多数患者需要长期甚至终身的治疗，对于先天性心脏病的系统康复治疗，我们刚刚开始，希望能够引起大家的重视，以促进先心病患者的防治，给予患者更好的医疗服务！

（王银娜）

第二十一章 心理疾病病例

病例 1　焦虑引起的继发性高血压

心理因素通常是高血压的帮凶，但有时候也扮演高血压元凶的角色！下面的病例可以提供线索。

患者，女性，55 岁，入院时间 2020 年 4 月 26 日。

一、主诉

阵发性胸闷、气短 2 年，加重 2 天。

二、现病史

患者 2 年前活动后出现胸闷、心慌、气短、乏力，休息几分钟后可逐步缓解，2 年来上述症状反复发作，未进一步诊治，2 天前患者觉胸闷、气短加重，为求系统治疗，特来我院门诊就诊，行心电图提示 ST–T 改变，门诊以“胸痹心痛”收入院，入院症见：胸闷、气短、乏力、口苦、纳差，夜寐欠安，大便干结，小便可。

三、基础检查

脉搏 68 次 / 分，呼吸 18 次 / 分，血压 134/83 mmHg，BMI19 kg/m^2。

体型适中，双肺呼吸音清，双肺未闻及干、湿性啰音。心前区无隆起，心率 68 次 / 分，律齐，心音可，各瓣膜听诊区未闻及病理性杂音。腹软，全腹无压痛、反跳痛，肝、脾肋下未触及，脐周及肋脊角未闻及血管杂音。双下肢无凹陷性水肿。

四、既往史

高血压病史 2 年，最高血压 160/100 mmHg，长期口服贝尼地平，血压控制尚可。否认吸烟、饮酒史。无高血压家族史。

五、初步诊断

①冠心病；②高血压病 2 级（高危层）。

六、入院后检查

心脏评估：①心电图，窦性心律 ST-T 改变，心梗三项、D-Dimer、NT-proBNP 未见明显异常；②心脏彩超，主动脉瓣少量反流、二尖瓣轻度反流左室舒张功能减低；③冠脉 CTA，前降支近端管壁钙化、中段不完全心肌桥。

肾脏评估：肾功能、电解质示血钾 3.91 mmol/L、肾小球滤过率 120 mL/min。

脑血管评估：头颅 MRI 未见明显异常。

动脉硬化评估：左侧颈动脉斑块；PWV7.3 m/s；血脂、血糖：TG0.97 mmol/L，LDL-C1.06 mmol/L 空腹血糖 4.98 mmol/L，糖化血红蛋白 4.5%。

七、病因查找

肾血管性高血压：此患者腹部查体未闻及血管杂音，血压容易控制，暂不考虑肾血管性高血压。

原发性醛固酮增多症：典型表现为高血压伴低血钾，而患者血钾正常，不考虑原发性醛固酮增多症。

库欣综合征：该患者无向心性肥胖、痤疮、紫纹等体貌特征，不支持库欣综合征。

嗜铬细胞瘤：典型表现为阵发性血压升高，头痛、心悸、多汗、面色苍白，该患者无上述表现，不考虑嗜铬细胞瘤。

患者睡觉有打鼾病史，睡眠呼吸暂停初筛结果提示不符合睡眠呼吸暂停低通气综合征。

四肢血压结果：右侧 ABI1.08，左侧 ABI1.04，不考虑主动脉缩窄。

甲状腺功能：未见异常。

心理量表评估提示：中度躯体化症状，轻度焦虑状态。

运动能力评估：无创动态心排量测定联合心肺运动试验结果如下。

（1）无创动态心排量结果提示：患者评估过程中在功率 48 W（心率 117 次 / 分）时，心排每搏输出量出现了明显下降，并出现胸闷症状，停止运动后，患者的心排量出现上升。

（2）心肺运动试验结果提示：①患者运动过程中出现胸闷痛症状，运动心电图阳性；② VO_2 LT 562 mL，VO_2 peak 542 mL，VO_2/kg LT 9.70，VO_2/kg peak 10.72，METs LT 2.8，METs peak 3.6，Power LT 45 W。

八、病因初现

患者血压升高，与患者焦虑相关。

研究表明焦虑的人患高血压风险是一般人群的 1.18 倍，高血压患者中焦虑的患病率为 4.4% ~ 38.5%，焦虑既是高血压患病的危险因素，又在高血压的预后及转归过程中起着重要作用，而高血压疗效欠佳又可引起患者过度紧张焦虑，两者相互影响，形成恶性循环。因此，早期识别并干预焦虑状态，对防治高血压的发生发展具有重要意义。

焦虑导致高血压的发病机制：①焦虑可以激活交感神经，儿茶酚胺等分泌增多，小动脉痉挛收缩，从而导致血压升高。②焦虑可能通过激活血管紧张素系统增加血管紧张素Ⅱ的水平，强烈地收缩血管导致血压升高。③焦虑状态下丘脑－垂体－肾上腺轴的功能是失调的，表现为持续高反应性，可能会引起机体持续高水平地分泌糖皮质激素，导致水钠潴留，进而升高血压。

九、中医对焦虑的认识

中医学无“焦虑症”之名。而焦虑情绪多是由于害怕、恐惧而产生的一种负面情绪，表现为惊恐，或忐忑不安，或精神紧张，与中医七情中的“惊”“恐”相近。早在《黄帝内经》时代就有关于惊、恐的论述，《素问・至真要大论篇》云：“惊则气乱”，《素问・举痛论篇》也说：“惊则心无所倚，神无所归，虑无所定”。说明焦虑症（惊恐证）具有气机失调的重要特征。

《素问・玄机原病式》也有精辟论述：“惊，心卒动而不宁。火主于动，故心火热甚也……所谓恐则喜惊者，恐则伤肾而水衰，心火自甚，故喜惊也。”因此，焦虑症与心、肾有关。焦虑的中医病因病机：患者受到不良情绪刺激，导致肝气郁结，进而扰动心神，肾志发为惊恐。或者平时体质偏弱或久病损耗正气，心阴不足，导致心神失去濡养，发为惊恐。初期为肝郁气滞为主，多责之于肝，渐久气郁化火，生痰，或耗伤心气、营血，或耗损扰及肾水而致心肾不交，而变生诸症病情缠绵，“恐则气下”，惊恐伤肾，肾虚易致惊恐。因此，焦虑症主要与心、肝、肾三脏关系密切，尤以肝为主。而肝郁气滞是其病理关键。焦虑的中医治疗疏肝解郁为其正治，肝郁最易化火生痰，克伐脾土致呕恶、纳呆，肝为刚脏易亢而化风，故易在疏肝理气时，兼清泄肝热、健脾化痰，降逆为要，选用小柴胡汤加减。方中柴胡微苦微寒，入肝经，疏肝解郁为君，黄芩味苦质轻清肝胆、上焦之热，半夏化痰开结，亦为安神要药，人参补益心脾之气并防重坠之品伤脾为佐，炙甘草助人参补气和中，并调和诸药为使，生姜、大枣护脾和胃亦为使药，诸药共奏疏肝解郁、安神之功。焦虑症不可理气疏泄太过，防止伤气耗阴，焦虑情绪多为肝郁化热所致，理应清泄肝热，但又防寒凉太过，见肝之病知肝传脾，且本病多夹脾胃不和之症故宜和胃而又不宜辛燥大补，只有在和中求之，最为妥帖。

十、最终诊断

中医诊断：胸痹心痛病；肝郁脾虚，阴血亏虚证。

西医诊断：①冠状动脉粥样硬化症，②高血压病 2 级（高危层），③焦虑状态。

十一、治疗方案

患者焦虑状态、高血压，嘱低盐低脂饮食，予心理疏导，曲唑酮片口服抗焦虑治疗的同时，配合高血压患者其余康复管理方案。

1. 药物处方

中药处方：查舌质淡暗，苔薄白，脉弦细，综合舌质脉象，辨证属于胸痹心痛病之肝郁脾虚、阴血亏虚证，治则为疏肝解郁，健脾益气，养血通便，方药为小柴胡汤和增液汤加减。方药：柴胡 12 g，黄芩 12 g，姜半夏 9 g，生姜 10 g，太子参 10 g，大枣 10 g，炙甘草 6 g，砂仁 10 g，麻仁 40 g，丹皮 10 g，炒栀子 10 g，地黄 20 g，玄参 20 g，麦冬 20 g。3 剂，每日 1 剂，分早晚两次服用。

西药处方：贝尼地平片口服；瑞舒伐他汀钙片口服。

2. 运动处方

运动形式：有氧运动 + 无氧运动。

运动强度：34 ~ 45 W，靶心率 109 次 / 分，自我用力指数 10 ~ 13（轻度用力）。

运动频率：有氧运动每周 5 ~ 7 次，无氧运动每周 3 ~ 5 次。

运动时间：有氧运动 30 ~ 50 分钟，其中热身 5 ~ 10 分钟，步行 10 ~ 15 分钟（3.5 ~ 4.2 km/h），相当于 0.8 ~ 1.2 千米；功率自行车 10 ~ 20 分钟（34 ~ 44 W），有氧保健操（如八段锦）10 ~ 20 分钟。

抗阻运动：①上肢抗阻训练，胸推举 5 ~ 10 个，肘屈伸左、右各 10 ~ 20 个；②下肢抗阻训练，膝屈、伸各 10 ~ 20 个，坐站训练 30 秒大于 15 个；③核心力量训练，平板支撑 10 ~ 30 秒。

3. 营养处方

膳食调查显示本例患者平素饮食规律，轻度体力活动；BMI19 kg/m^2；经过计算得出每日所需总热量为 1630 千卡，故给予高血压膳食周食谱。

4. 戒烟处方

患者不抽烟，不予戒烟处方。

高血压康复治疗后患者未诉胸闷、气短、腹胀、口苦，纳可，夜寐安，二便可。住院期间患者血压反复 90/60 mmHg 左右，体位改变后头晕明显，考虑血压偏低所致，逐步减停降压药贝尼地平，目前血压波动于 90 ~ 100 mmHg/60 ~ 70 mmHg。出院时：西药处方：曲唑酮片口服，瑞舒伐他汀钙片口服。中药治疗：继续口服上述中药处方。3 个月后心理量表评估：躯体化症状评分正常，焦虑症状评分正常。

3 个月后复查动态血压评估：24 小时平均血压为 117/75 mmHg，白天平均血压为

117/76 mmHg，夜间平均血压为 117/69 mmHg。

十二、思考

高血压是一种身心疾病，它的发生，除了与饮食习惯、环境、遗传等因素有关外，心理因素也起着重要的作用。焦虑抑郁是常见的心理疾病类型，流行病学调查显示焦虑症患者高血压的患病率明显升高，此外高血压患者的焦虑风险高于无高血压的患者。

焦虑既是高血压患病的危险因素，又在高血压的预后及转归过程中起着重要作用，早期识别并采取中西医结合治疗干预焦虑状态，对防治高血压的发生发展具有重要意义。面对高血压，需要我们共同努力，针对病因查清楚、针对病果预防好、针对病程管理好！

（孙海涛）

病例 2 “双心疾病”致反复心绞痛

患者，女性，51 岁，首次入院时间 2017 年 11 月 17 日。

一、主诉

阵发性胸痛、头晕、心慌 3 年，加重 3 天。

二、现病史

3 年前患者无明显诱因开始出现胸痛，位于心前区、双胁下，范围弥散，与呼吸、体位无关，无向他处放射，伴心悸，自觉心慌，头晕，感觉呼吸困难，以劳累时、情绪激动时明显，每次持续数分钟至数小时，无大汗淋漓、濒死感，无晕厥、黑蒙，无头痛，无一侧肢体乏力、麻木，无发热、畏冷，无多汗、易饥、多食、易怒，无咳嗽、咳痰。在当地医院诊断为“心脏病”，并予口服“复方丹参滴丸”等药物，症状反复发作。近 3 天来上述症状加重，多次血压增高，最高 180 / 110 mmHg，为进一步诊治，今就诊我院，心电图示 ST-T 改变。门诊拟“胸痹心痛”收入院。发病以来，患者精神疲乏，饮食、大小便正常，睡眠差，近期体重无明显改变。现症见：阵发性胸痛、头晕、心慌、失眠。

三、既往史

血压间断增高病史 1 年，未服药治疗。无糖尿病史、脑血管疾病史，2005 年曾因“卵巢囊肿”行手术治疗，2007 年曾因“宫外孕”行手术治疗，无肝炎、结核、疟疾病史，预防接种史不详，无外伤史、输血史、献血史，对红花注射液过敏。

四、个人史

月经：末次月经 2017 年 7 月，无吸烟、饮酒史。

五、基础检查

体温 36.8℃，脉搏 84 次 / 分，呼吸 20 次 / 分，血压 130/80 mmHg，BMI23.5 kg/m^2。

发育正常，营养良好，体型匀称，神志清晰，体位自主，面容与表情痛苦，查体合作。双肺呼吸音清晰，无干、湿性啰音，无胸膜摩擦音，语音共振正常。心前区无隆起，心尖搏动位置正常，心浊音界无大，心率 84 次 / 分，律齐，各瓣膜听诊区未闻及杂音，无心包摩擦音。舌质暗、苔腻、脉细涩。

六、心电图检查

心电图（2017-2-10 本院）：窦性心律，Ⅲ、aVF 导联 T 波低平倒置。

静息心电图（2017-2-10 外院）：窦性心律，Ⅱ、Ⅲ、aVF、V_4-V_6 导联 ST 段水平压低 0.1 mV，T 波低平倒置。

普萘洛尔试验（2017-2-10 外院）：服用普萘洛尔后，心率逐渐减慢，ST-T 恢复正常。

七、实验室检查

（1）血常规（2017-11-18 本院）：白细胞 6.4 × 10^9/L，中性粒细胞百分比 71%；红细胞 4.4 × 10_{12}/L；血红蛋白 37 g/L，血小板计数 275 × 10^9/L。

（2）肝、肾功能（2017-11-18 本院）：ALT7 U/L，AST12 U/L；总蛋白 67 g/L；白蛋白 41 g/L；球蛋白 26 g/L；白蛋白 / 球蛋白 1.58；总胆红素 16.0 mmol/L；直接胆红素 4.0 mmol/L；间接胆红素 12.2 mmol/L；尿素 4.6 mmol/L；肌酐 41 mmol/L；尿酸 241 mmol/L。电解质水平：钠 141.7 mmol/L，钾 3.91 mmol/L，氯 102.7 mmol/L，钙 2.50 mmol/L。

（3）垂体泌乳素（2017-11-18 本院）：45.594 ng/mL。甲状腺功能（2017-11-18 本院）：游离甲状腺素 1.37 ng/dL；促甲状腺素 2.85 μIU/mL；游离三碘甲状腺原氨酸 2.81 pg/mL。生长激素（2017-11-22 本院）：0.666 ng/mL。促肾上腺皮质激素（2017-11-22 本院）：27.8 ng/mL。垂体泌乳素（2017-5-27 外院）：33.54 ng/mL。

（4）血糖、血脂水平（2017-11-18 本院）：空腹血糖 4.23 mmol/L；糖化血红蛋白 4.05%；TC5.63 mmol/L，TG0.69 mmol/L，HDL-C1.53 mmol/L，LDL-C3.44 mmol/L。

（5）CRP 0.72 mg/dL，HCY 8.9 μmol/L。

（6）心肌损伤标志物（2017-11-18 本院）：Myo < 25 ng/mL，CK-MB < 2.5 ng/mL，cTnI < 0.1 ng/mL。D-Dimer < 200 ng/mL。

八、影像学检查

（1）胸部 DR（2017-11-18 本院）：未见明显异常。颈椎 DR（2017-11-28 本院）：齿状突居中，关节间隙未见异常。颈椎生理曲度变直，C_4 ~ C_5、C_5-C_6 间隙变窄。提示颈椎病，C_4 ~ C_5、C_5 ~ C_6 间盘病变。

（2）心脏彩超（2017-11-18 本院）提示：LA33 mm，LV46 mm，IVS9 m，IVPW9 m，二、三尖瓣轻度反流；左室舒张功能减低（EF62%，FS33%）。颈部血管、双下肢血管（2017-11-18 本院）：血流未见异常；

（3）冠脉血管 CT 成像（2017-2-10 外院）：64 排 CT 冠状动脉造影未见异常。颈椎 CT（2017-1-27 外院）：双侧环齿间隙欠对称。头颅 CT（2017-1-27 外院）：颅脑 CT 平扫未见明显异常。

（4）垂体核磁（2017-11-20 本院）：垂体柄略向左侧偏歪，结合垂体前叶偏右侧份上缘略显圆隆。前叶偏右部可见 0.4 cm 类圆形 T_1 WI 等偏高信号形，提示垂体微腺瘤。

九、心脏康复专科评估

1. 运动能力评估

无创动态心排量测定联合心肺运动试验结果如下。

（1）无创动态心排量结果提示：患者评估过程中在功率 50 W（心率 106 次 / 分）时，心排每搏输出量平台期，建议以 96 ~ 106 次 / 分的心率制定运动处方，峰值 CO 低于静息 CO，运动心功能不佳。

（2）心肺运动试验结果提示：①患者运动过程中出现胸闷症状，心电图变化，运动试验阳性；② VO_2 LT 628 mL / min，VO_2 peak 698 mL / min，VO_2/kg LT 9.81 mL /（min · kg），VO_2/kg peak 10.91 mL /（min · kg），METs LT 2.8，METs peak 3.3，HR LT 102 次 / 分，Power LT 44 W。

2. 心理量表评估

SSS 量表 50 分；PHQ-9 量表 11 分；GAD-7 量表 12 分。

3. 营养评估

本例患者身高 165 cm，体重 64.1 kg，BMI23.5 kg/m^2，可以计算理想体重下每日所需总热量 = 理想体重（实际身高 -105）× 每日每公斤体重所需热量 =1500 千卡。

4. 烟草依赖评估

本例患者无吸烟史。

十、诊断

中医诊断：胸痹心痛病，痰瘀痹阻证。

西医诊断：①冠状动脉粥样硬化性心脏病，冠脉微血管病变；②心脏神经官能症；③自主神经功能紊乱；④高血压病 3 级；⑤颈椎病；⑥垂体泌乳素瘤。

十一、治疗方案（讨论）

1. 我国心脏科就诊患者中常伴有精神症状

2005 年在北京 10 家二、三级医院的心血管内科门诊，对连续就诊的 3260 例患者的调查显示，焦虑检出率 42.5%，抑郁检出率 7.1%，其中在冠心病患者中抑郁和焦虑检出率分别为 9.2% 和 45.8%，高血压患者中分别为 4.9% 和 47.2%；研究还显示，在心血管科就诊患者中，12.7% 无法诊断心血管疾病，而精神症状明显；27.7% 为心血管病患者合并存在精神症状。可见无论有无器质性心脏疾病，均可伴有精神症状。有部分在心内科就诊的患者，没有明确躯体疾病，但精神症状明显。同时，也有相当部分心血管病患者存在焦虑抑郁症状。对 1083 例经冠状动脉造影诊断为冠心病的住院患者的调查显示，抑郁检出率 7.9%，焦虑检出率 28.3%，同时符合焦虑抑郁状态的为 14.3%。患者心脏疾病的严重程度直接影响其精神状态，如心脏疾病严重时出现大脑并发症——谵妄，或患病后表现出心理适应障碍等；此外，心理 - 生理交互作用导致躯体疾病，如慢性焦虑症患者发生高血压、暴怒后发生应激性心肌病、急性心肌梗死等。了解患者患病后的心理变化，有助于患者的整体治疗和康复。

2. 如何识别精神心理问题

推荐躯体化症状自评量表、患者健康问卷 -9 项（PHQ-9）、广泛焦虑问卷 7 项（GAD-7）、综合医院焦虑抑郁量表（HAD）等。

3. 心血管科精神心理问题患者的临床处理

因为第一线接触患者的是心血管科医师，而很多患者会拒绝转诊至精神科，同时心血管疾病是致命性疾病，而心内科患者存在的精神心理问题通常是亚临床或轻中度焦虑抑郁，没有达到精神疾病的诊断标准，这部分患者由心血管科医师处理更安全方便。在心内科就诊的患者，主要是来解决心脏主诉，即使伴有情绪问题，也未必主动叙述情绪症状，而是诉说睡眠不好、乏力、心悸、胸闷、胸痛、头晕、背痛等躯体症状；相当部分患者，精神症状没有典型精神障碍者严重，潜在的心理问题是异质性的，有的仅仅是一般心理适应问题。需特别指出，的确符合精神障碍，特别是神经症患者中，约有 20% 不能认可精神障碍的诊断，此时不能强求患者接受。不要强调焦虑、抑郁状态的临床诊断，可给予心脏神经症、自主神经功能失调或其他患者可以接受的解释，而重在保证临床处理能够进行，对此患者，我们制定的是心脏康复五大处方全面进行康复管理的治疗方案。

（一）院内康复管理方案

1. 药物处方

中药处方：查舌质暗、苔腻、脉细涩，综合舌质脉象，辨证属于胸痹心痛病之痰瘀痹阻证，治则为祛湿化痰、理气活血，自拟方药如下：桃仁 10 g，牡丹皮 15 g，红花 10 g，茯神 15 g，川芎 15 g，当归 15 g，陈皮 15 g，半夏 9 g，薤白 10 g，柴胡 10 g，檀香 10 g，天麻 10 g，5 剂，水煎服，日 1 剂。

西药处方：阿托伐他汀片，尼可地尔片，比索洛尔片，乌灵胶囊。

2. 运动处方

运动形式：有氧运动 + 无氧运动。

运动强度：34 ~ 44 W，靶心率 102 次 / 分。

运动频率：有氧运动每周 5 ~ 7 次，无氧运动每周 3 ~ 5 次。

运动时间：有氧运动 20 ~ 40 分钟，其中热身 5 ~ 10 分钟，步行 10 ~ 20 分钟（4.0 ~ 4.8 km/h）；功率自行车 10 ~ 20 分钟（34 ~ 44 W），有氧保健操（如八段锦）10 ~ 20 分钟。

抗阻运动：①上肢抗阻训练，胸推举 5 ~ 10 个，肘屈伸左、右各 10 ~ 20 个；②下肢抗阻训练，膝屈、伸各 10 ~ 20 个，坐站训练 30 秒大于 15 个；③核心力量训练，平板支撑 10 ~ 30 秒。

3. 心理处方

本例患者毛氏心理量表评估结果示：SSS 量表 50 分；PHQ-9 量表 11 分；GAD-7 量表 12 分，属于中度躯体化症状、轻度抑郁，中度焦虑状态。治疗：需服用治疗躯体化症状西药 + 中成药 + 心理疏导，但患者目前抗拒服用治疗躯体化症状西药，目前服用乌灵胶囊，进行心理疏导。

4. 营养处方

膳食调查显示本例患者平素饮食规律，轻度体力活动；身高 165 cm，体重 64.1 kg，BMI23.5kg/m^2；暂不需要减轻体重，经过计算得出每日所需总热量为 1500 ~ 1600 千卡。

5. 体外反搏

根据心肺运功试验和无创心排量测定提示的缺血阈，在给予患者体外反搏治疗过程中严密观察血压、心率、反搏波的变化，随时调整充排气时间和反搏压力，制定了患者急性期的体外反搏处方：压力 0.025 ~ 0.035 MPa，40 分钟 / 次，2 次 / 日。

（二）院外康复管理方案

住院期间，患者全程接受了心脏康复的全面管理，在整个住院期间该患者共进行了40次运动疗法，34次体外反搏（约22小时），取得了很好的临床效果，胸闷、心慌偶发，程度明显减轻，而且给患者最大的感受是自觉身体素质明显提高，活动耐力提高，对生活提高了自信心和幸福感，出院前为患者制定了院外康复管理方案。定期行无创动态心排联合心肺运动试验评估，行心理量表评估并根据评估结果重新制定了心脏康复评估。

2020年3月4日无创动态心排量测定联合心肺运动试验结果如下。

无创动态心排量结果提示：患者评估过程中在功率61.1 W（心率108次/分）时，心排每搏输出量平台期，建议98 ~ 108次/分心率制定运动处方。

心肺运动试验结果提示：①患者运动过程中出现胸闷症状，心电图变化，运动试验可疑阳性；② VO_2 LT 813 mL / min，VO_2 peak 950 mL / min，VO_2/kg LT 11.79 mL /（min · kg），VO_2/kg peak 13.77 mL /（min · kg），METs LT 3.4，METs peak 4.13，HR LT 97 次 / 分，Power LT 54 W。

1. 药物处方

中药处方：查舌质淡暗，苔白，脉细涩，辨证气虚血虚，治以益气活血，方药太子参10 g，白术15 g，红花10 g，茯苓30 g，川芎15 g，当归15 g，山药30 g，半夏9 g，牛膝10 g，炒薏仁15 g，桔梗10 g，天麻10 g，10剂，水煎服，日1剂。

西药处方：舍曲林片，曲唑酮片，比索洛尔片，心灵丸，溴隐亭片（查泌乳素84.47 ng/mL后服用）。

2. 运动处方

运动形式：有氧运动 + 无氧运动。

运动强度：靶心率97次/分，自我用力指数30 ~ 15（轻度用力）。

运动频率：有氧运动每周5 ~ 7次，无氧运动每周3 ~ 5次。

运动时间：有氧运动，其中热身运动5 ~ 10分钟，慢步行20 ~ 30分钟(4.0 ~ 5.0 km/h)，快走10 ~ 15分钟（4.5 ~ 4.8 km/h），相当于1.2 ~ 1.5 km功率自行车10 ~ 20分钟（44 ~ 54 W），有氧保健操（如八段锦）10 ~ 20分钟。

抗阻运动：①上肢抗阻训练，胸推举5 ~ 10个，肘屈伸左、右各10 ~ 20个；②下肢抗阻训练，膝屈、伸各10 ~ 20个，坐站训练30秒大于15个；③核心力量训练，平板支撑10 ~ 30秒。

3. 心理处方

本例患者毛氏心理量表评估结果示：SSS量表50分；PHQ-9量表8分；GAD-7量表4分；属中度躯体化症状，轻度抑郁状态、无焦虑状态。治疗：给予舍曲林片（50 mg每晚 1 次，口服）+ 曲唑酮片（50 mg 每晚 1 次，口服）+ 心理疏导治疗。

4. 营养处方

患者平素饮食规律，居家为轻度体力活动，身高 165 cm，体重 69 kg，BMI25.3 kg/m^2；需减轻体重，目标体重 60 kg，根据目前体重，建议其减重步骤为 66 kg、63 kg、60 kg。根据体重控制目标，确定能量需要量按 1650 千卡（66 kg × 25）、1575 千卡（63 kg × 25）、1500 千卡（60 kg × 25）逐步进行调整。

5. 体外反搏

体外反搏处方（稳定期）：压力 0.030 ～ 0.035 MPa，60 分钟 / 次，1 次 / 日。

十二、长程管理

长程随访管理主要通过 Q-Tel 健康管理系统进行随访管理。

（1）2018 年 3 月 28 日本例患者毛氏心理量表评估结果示：SSS 量表 51 分；PHQ-9 量表 14 分；GAD-7 量表 16 分。给予舍曲林片（50 mg 每日 1 次，口服用药）+ 曲唑酮片（50 mg 每日 1 次，口服用药）+ 心理疏导治疗。

（2）2018 年 4 月 23 日本例患者毛氏心理量表评估结果示：SSS 量表 34 分；PHQ-9 量表 5 分；GAD-7 量表 8 分。

（3）患者 2019 年至安徽合肥探亲后停服所有药物，症状加重，在合肥医院行冠状动脉导管造影未见血管狭窄。之后再次服用药物及运动康复。

2020 年 3 月 4 日本例患者毛氏心理量表评估结果示：SSS 量表 50 分；PHQ-9 量表 8 分；GAD-7 量表 4 分。

（4）2020 年 9 月 17 日本例患者毛氏心理量表评估结果示：SSS 量表 45 分；PHQ-9 量表 6 分；GAD-7 量表 12 分。

（5）2021 年 4 月 28 日本例患者毛氏心理量表评估结果示：SSS 量表 38 分；PHQ-9 量表 2 分；GAD-7 量表 3 分。

十三、思考

在心内科就诊的患者中大量存在有或同时有精神心理问题，传统的单纯医学模式常忽视精神心理因素，使患者的治疗依从性、临床预后和生活质量明显降低，这是目前心内科医师在临床工作中必须面对又迫切需解决的问题。我国临床医师对精神心理卫生知识的了解远不能满足临床需要，临床中遇到的此类问题难以运用有效的手段进行干预。此病例通过五大处方管理患者，为广大心内科医师在临床工作中提供有益的、可供借鉴的参考与指导。

（韦要杰）

第二十二章

心脏瓣膜病病例

病例　二尖瓣关闭不全综合管理

患者，男性，65 岁，首次入院时间 2021 年 1 月 4 日。

一、主诉

间断心前区不适 1 周，加重 1 天。

二、现病史

入院前 1 周无明显诱因出现心前区不适，伴气短、乏力，无胸痛、大汗淋漓、肩背放射痛诸症，每次发作 1 ～ 2 分钟，每天发作 1 ～ 2 次，经休息后症状可缓解，1 周来上述症状反复发作，未予诊治，1 天前上述症状明显加重，为求系统治疗，遂急来我院就诊。

三、既往史

有高血压病史 10 余年，最高血压达 180/90 mmHg，现服用苯磺酸氨氯地平片治疗，未监测血压变化；有糖尿病病史 10 余年，现服用二甲双胍、益气糖康药物治疗，未规范检测血糖变化；有脑梗死病史 10 余年，现遗留言语不利后遗症；3 年前因心肌梗死在洛阳市中心医院行支架植入术，植入支架 1 枚，术后规律服药。

四、个人史

生于河南省，无疫区、疫情、疫水接触史，无吸烟、酗酒史。

五、基础检查

体温 36.5℃，呼吸 20 次 / 分，脉搏 76 次 / 分，血压 170/80 mmHg。

形体正常，颈静脉不充盈，肝颈静脉回流征阴性，肝区无叩击痛，双肺呼吸音清，双肺未闻及干、湿性啰音，心脏无扩大，心率 76 次 / 分，心律齐，心音可，各瓣膜听诊区未闻及杂音，舌质暗，苔白，脉涩。

六、心电图检查

静息心电图提示：窦性心律，广泛导联 ST-T 改变。

七、实验室检查

（1）血常规：白细胞 6.2×10^9/L，中性粒细胞百分比 70.5%；红细胞 4.2×10^{12}/L；血红蛋白 116 g/L，血小板计数 290×10^9/L。

（2）肝、肾功能：ALT18 U/L，AST19 U/L；总蛋白 59.9 g/L；白蛋白 37.9 g/L；球蛋白 22.0 g/L；白球比 1.72；总胆红素 7.2 μmol/L；直接胆红素 2.0 μmol/L；间接胆红素 5.2 μmol/L；尿素 10.14 mmol/L；肌酐 149 μmol/L；尿酸 417 μmol/L。

（3）电解质水平：钠 137.2 mmol/L，钾 4.05 mmol/L，氯 102.5 mmol/L，钙 2.34 mmol/L。

（4）血糖、血脂水平：空腹血糖 7.31 mmol/L；糖化血红蛋白 7.59%；TC4.64 mmol/L，TG2.49 mmol/L，HDL-C1.36 mmol/L，LDL-C2.88 mmol/L。

（5）甲状腺功能：游离甲状腺素 1.14 ng/dL；促甲状腺素 2.470 μIU/mL；游离三碘甲状腺原氨酸 2.17 pg/mL。

（6）CRP：3.01 mg/L。

（7）心肌损伤标志物：Myo33.22 ng/mL，CK-MB7.66 ng/mL，cTnI0.12 ng/mL，Lp-PLA2 79.65 ng/mL。

（8）D-Dimer ＜ 200 ng/mL。

（9）NT-proBNP 7631.28 pg/mL。

八、影像学检查

胸部 DR 提示：心影中度增大。

心脏彩超提示（2021-1-5）：左房、左室增大，左室壁稍增厚，主动脉瓣老年退行性改变并轻度反流、二尖瓣中度反流；三尖瓣轻度反流；左心功能减低（收缩 + 舒张），左室收缩功能：EF41%，FS21%。

腹部彩超示：肝多发小囊肿，胆囊壁厚、毛糙，考虑炎性改变；左肾小囊肿，双肾皮质回声稍增强，结合临床。

下肢血管彩超示：双下肢动脉内中膜增厚并板块形成，左下肢大隐静脉曲张，双下肢股总静脉瓣及左下肢股隐静脉瓣功能不全。

九、心脏康复专科评估

1. 无创动态心排量测定联合心肺运动试验

（1）无创动态心排量结果提示：心室壁顺应性减低；心肌收缩力偏低，左心做功指数、外周血管阻力偏高，每搏输出量、心输出量、心排血量、前负荷未见异常；提示高阻高排血流循环状态。

（2）PWV- 脉搏波检测报告：外周血压 185/98 mmHg，中心血压 162/97 mmHg，PWV10.7 m/s。

2. 心理评估

本例患者采用毛氏量表进行心理测评，结果：SSS 量表 27 分；PHQ-15 量表 0 分；PHQ-9 量表 0 分；GAD-7 量表 0 分。

3. 营养评估

本例患者身高 162 cm，体重 61 kg，BMI23.2 kg/m^2，可以计算每日所需总热量 = 理想体重（实际身高 -105）× 每日每公斤体重所需热量 =1710 千卡，制定营养处方。

十、诊断

中医诊断：胸痹心痛病，心血瘀阻证。

西医诊断：①心脏瓣膜病，二尖瓣中度反流，心功能Ⅲ级；②冠状动脉粥样硬化性心脏病，不稳定性心绞痛，冠状动脉支架植入术后；③脑梗死；④ 2 型糖尿病；⑤高血压病 3 级（极高危层）；⑥肾功能不全。

十一、治疗方案

讨论：瓣膜性心脏病（VHD）患者的死亡率和发病率较高，干预治疗能提高生存率。近年来 VHD 患者的分布和诊疗有很大改变，不同国家之间存在流行病学差异和 VHD 的管理也不尽相同，尤其是发达国家与发展中国家。随着中国的经济快速发展和人口老龄化加速，VHD 的病因也发生转变：风湿性 VHD 降低、而退行性 VHD 增加。药物治疗和外科换瓣治疗仍是主要的治疗选择。而本患者既往瓣膜轻度反流，心功能指标正常，因此我们为患者制定的是心脏康复五大处方全面进行全面康复管理的治疗方案。

（一）院内康复管理方案

1. 药物处方

中药处方：查舌质暗，苔白，脉涩，综合舌质脉象，辨证属于胸痹心痛病之心血瘀阻证，治则为活血化瘀，通络利水，方用桃红四物汤加减：桃仁 10 g，红花 10 g，当归 10 g，川芎 20 g，白术 20 g，茯苓 30 g，泽泻 15 g，车前子 30 g，鸡内金 15 g，山楂 30 g，桔梗 15 g，牛膝 30 g，炙甘草 10 g。3 剂，水煎服，日 1 剂。

西药处方：氯吡格雷片 75 mg（每晚 1 次，口服），瑞舒伐他汀片 10 mg（每晚 1 次，口服），琥珀酸美托洛尔缓释片 23.75 mg（每日 1 次，口服），沙库巴曲缬沙坦钠片 100 mg（每日 3 次，口服），苯磺酸氨氯地平片 5 mg（每日 1 次，口服）。

2. 运动处方

运动形式：有氧运动 + 无氧运动。

运动强度：34 ~ 44 W，靶心率 108 次 / 分，自我用力指数 10 ~ 13（轻度用力）。

运动频率：有氧运动每周 5 ~ 7 次，无氧运动每周 3 ~ 5 次。

运动时间：有氧运动 30 ~ 50 分钟，其中热身 5 ~ 10 分钟，步行 10 ~ 15 分钟（3.5 ~ 4.2 km/h），相当于 0.8 ~ 1.2 千米；功率自行车 10 ~ 20 分钟（34 ~ 44 W），有氧保健操（如八段锦）10 ~ 20 分钟。

抗阻运动：①上肢抗阻训练，胸推举 5 ~ 10 个，肘屈伸左、右各 10 ~ 20 个；②下肢抗阻训练，膝屈、伸各 10 ~ 20 个，坐站训练 30 秒大于 15 个；③核心力量训练，平板支撑 10 ~ 30 秒。

3. 心理处方

本例患者毛氏心理量表评估结果示：SSS 量表 27 分；PHQ-15 量表 0 分；PHQ-9 量表 0 分；GAD-7 量表 0 分，属于轻度躯体化，因此暂不应用心理专科药物，必要时进行心理疏导。

4. 营养处方

膳食调查显示本例患者平素饮食规律，轻度体力活动；身高 162 cm，体重 61 kg，BMI23.2 kg/m^2；经过计算得出每日所需总热量为 1710 千卡，故给予冠心病膳食周食谱。

5. 出院前复查指标结果

（1）复查 NT-proBNP：2081.91 pg/mL。

（2）复查肾功能：尿素 9.28 mmol/L；肌酐 139 μmol/L；尿酸 397 μmol/L。钠 141.5 mmol/L，钾 3.95 mmol/L，氯 106.2 mmol/L，钙 2.36 mmol/L。

（3）行动态心电图：总心搏数 103 938，平均心率 74 bpm，出现时间为 12：04：39，最低心率为 51 bpm，出现时间为 02：59：57，室性期前收缩总数为 12，室性期前收缩总数为 138，窦性心律，室性期前收缩，偶发室上性期前收缩，HRV：SDNN ＞ 100 ms，ST-T 改变。

（4）复查心脏彩超（2021-1-15）：左房、左室增大，左室壁稍增厚，主动脉瓣老年退行性改变并轻度反流、二尖瓣中度反流；三尖瓣轻度反流；左心功能减低（收缩 + 舒张），左室收缩功能：EF46%，FS23%（心功能指标较前好转）。

（5）动态血压：24 小时血压平均值为 167/80 mmHg，白昼血压平均值为 167/79 mmHg，夜间血压平均值为 171/84 mmHg。

（二）院外康复管理方案

住院期间，患者全程接受了心脏康复的全面管理，在整个住院期间该患者共进行了20次运动疗法，取得了很好的临床效果，心前区不适、气短、乏力偶发，程度明显减轻，而且给患者最大的感受是自觉身体素质明显提高，活动耐力提高，对生活提高了自信心和幸福感，出院前为患者复查心脏彩超，行动态心电图和动态血压检测，为患者重新制定了院外康复管理方案及药物处方。

1. 药物处方

中药处方：查舌质暗淡，苔白，脉涩，综合舌质脉象，辨证属于胸痹心痛病之气虚血瘀证，治则为健脾益气，活血化瘀，通阳利水，方用补阳还五汤加减：太子参 30 g，黄芪 30 g，白术 20 g，茯苓 30 g，山楂 30 g，当归 10 g，桃仁 10 g，红花 10 g，鸡内金 15 g，车前子 30 g，牛膝 30 g，泽泻 15 g，川芎 15 g，桔梗 15 g，炙甘草 10 g。7 剂，水煎服，日 1 剂。

西药处方：氯吡格雷片 75 mg（每晚 1 次，口服），瑞舒伐他汀片 10 mg（每晚 1 次，口服），琥珀酸美托洛尔缓释片 47.5 mg（每日 1 次，口服），沙库巴曲缬沙坦钠片 200 mg（每日 2 次，口服），苯磺酸氨氯地平片 5 mg（每日 1 次，口服），尿毒清颗粒 5 g（每日 3 次，口服）。

2. 运动处方

运动形式：有氧运动 + 无氧运动。

运动强度：靶心率 103 次 / 分，自我用力指数 10 ～ 13（轻度用力）。

运动频率：有氧运动每周 5 ～ 7 次，无氧运动每周 3 ～ 5 次。

运动时间：有氧运动，其中热身运动 5 ～ 10 分钟，慢步行 10 ～ 20 分钟（3.8 ～ 4.2 km/h），快走 10 ～ 15 分钟（4.5 ～ 4.8 km/h），整理运动（如八段锦）10 ～ 20 分钟。

抗阻运动：①上肢抗阻训练，胸推举 5 ～ 10 个，肘屈伸左、右各 10 ～ 20 个；②下肢抗阻训练，膝屈、伸各 10 ～ 20 个，坐站训练 30 秒大于 15 个；③核心力量训练，平板支撑 10 ～ 30 秒。

3. 心理处方

本例患者毛氏心理量表评估结果示：SSS 量表 27 分；PHQ-15 量表 0 分；PHQ-9 量表 0 分；GAD-7 量表：0 分；躯体化症状未见明显异常，嘱其适当心理调适。

4. 营养处方

患者平素饮食规律，居家为轻度体力活动，故继续给予冠心病膳食周食谱。

十二、长程管理

长程随访管理主要通过 Q-Tel 健康管理系统进行随访管理。截至 2021 年 6 月，患者病情一直稳定，未再出现喘促、胸闷、气短、乏力症状，血压控制可，未再发病住院治疗。

十三、思考

中国瓣膜性心脏病注册登记研究显示，单瓣膜病患者占 73.2%，多瓣膜病患者占 26.8%。单瓣膜病变中，二尖瓣反流仍是最多的。主动脉瓣狭窄中，退行性原因占 40%，其次是风湿性和先天性原因。主动脉瓣关闭不全中，退行性原因占 32%，其次是功能性（继发性）和先天性原因。风湿性原因仍是二尖瓣狭窄最主要的病因。几乎一半二尖瓣反流是继发性的。在中国，VHD 患者中最常见的是二尖瓣反流；我国退行性病因占比低于西方国家。VHD 患者干预治疗率随年龄增长而降低，一部分患者因恐惧及文化因素拒绝外科手术。目前，瓣膜病外科手术仍是主要的干预策略。但心脏瓣膜病需要长期治疗与管理，传统的医学模式，并不能满足患者需要长程管理的模式。对于心脏瓣膜病的治疗与管理近些年来我们应用心脏康复的模式，进行全面长程管理实践，随着开展，将大大提高老年瓣膜性心脏病患者的治疗率，改善老年患者的治疗状况，提高患者生存率。

心脏康复是什么呢？ 1964 年，世界卫生组织（WHO）将心脏康复定义为“保证使心脏病患者恢复到适当的体力、精神和社会适应能力，从而使患者通过自己的努力能在社会上重新恢复尽可能正常的位置，并能自主生活”。《中国心脏康复与二级预防指南（2018 版）》定义：心脏康复 / 二级预防是一门融合生物医学、运动医学、营养医学、心身医学、行为医学的专业防治体系，是指以医学整体评估为基础，将心血管病预防管理措施系统化、结构化、数字化和个体化，通过五大核心处方 [药物处方、运动处方、营养处方、心理处方（含睡眠管理）、危险因素管理和戒烟处方] 的联合干预，为心血管疾病患者在急性期、恢复期、维持期以及整个生命过程中提供的生理、心理和社会的全面和全程管理服务和关爱。

此例瓣膜性心脏病患者与那些没有进行康复管理的患者相比，服药依从性良好，日常运动能力增强，回归正常生活，病情一直稳定，患者规律来院复查，医疗费用减少，康复效果良好，过程可能是曲折的，但结果却是良好的。因此，所有的瓣膜性心脏病患者都需要全方位的康复与管理。早康复，早受益。瓣膜性心脏病的康复管理落地基层，需要我们不断地探索，造福患者。

参考文献：

[1] 叶蕴青，许海燕，周政，等. 中国多中心老年二尖瓣关闭不全患者临床特点、治疗现状及预后分析——中国老年瓣膜性心脏病国家注册登记研究报告 [J]. 中国分子心脏病学杂志，2021，21（3）：3928-3932.

（刘晓菲）

跋

作为一直工作在地市级基层中医院的医务工作者，我一开始并没有出书的计划，主要原因还是学业不精，水平有限。在临床工作了 25 年，一直从事具体的临床和科室管理工作，并没有取得什么骄人的成绩。

近年来在探索心脏康复，在临床中实践了十多年，刚开始的时候，初入心脏康复之门，得到了中国中医药研究促进会中西医结合心血管病预防与康复专业委员会主任委员李瑞杰教授、河南康复医学会心血管病康复分会主任委员杜廷海教授等国内心脏康复先行老师们很大的帮助，使我在学科、学会和学术上都有了很大的进步。

可能因为比别人早走了几步，时常被问及关于心脏康复的问题，有的宏大，有的具体。针对这些问题，我做了思考和总结，同时也写了一些心得。

2018 年，在河南省中医管理局领导和医院领导的帮助下，我们成功申报了河南省区域中医心病专科诊疗中心建设单位，我被任命为负责人，开始探索中医特色的区域心血管专科建设。我们首先从心脏康复的视角开始，建设心力衰竭、高血压、冠心病、心律失常等亚专科，同时以中心建设促进亚专科建设，顺利通过了中国心力衰竭中心、高血压达标中心、心脏康复中心的认证，并于 2020 年被评为示范心脏康复中心。一路走来，我在亚专科建设方面也做了思考和总结。

学科建设离不开学术的帮助，在洛阳市医学会和市医学会心血管分会领导们的帮助下，我一直在心脏康复、高血压和中医心血管学术组织中担任主任委员，与豫西的同道们一起引领这些亚专科学术的进步和发展，也逐渐积累了一些心得。

几年的日积月累，总结的心得片段竟然累积了近 90 篇，这与众多老师们的帮助是分不开的，我的感恩之情也一直铭记于心。平时也有不少同道经常阅读这些文章，并私信于我，希望能够出版成书，以便翻阅。

时至新型冠状病毒肆虐之辛丑年秋天，因行程被隔离一周，繁忙的工作突然停下，虽然心情懊恼，但也庆幸有了完整的时间来思考回顾和整理，挑选出了 1/3 的文章。这些文章包含了近十年我们心脏康复所经历的心路历程，以及我们基层医院常见的心血管疾病，如高血压、心力衰竭、冠心病等慢性疾病的心脏康复管理经验，也有亚专科建设经验分享，同时还有常见心脏康复适宜技术的介绍。我都一一重新修改与整理，但几易此稿，还是不能满意。因此还加入了科室同仁平时工作的心脏康复病例，加以书写整理，分病种不同，总结了近 20 篇，合在一起，使基层心脏康复临床实践的书稿成型。

此书是我们工作的心得体会，水平浅显，虽然包含了常见病和常用技术，也体现了我们中医院的中西医结合特色，但内容难免挂一漏万，因此我心一直忐忑不安，但还是希望能够给基层初学及从事心脏康复的同道一点点启示，如果能够帮助到大家找到正确打开心脏康复之路，我心也可得以安放了。

孙艳玲

2021 年霜降

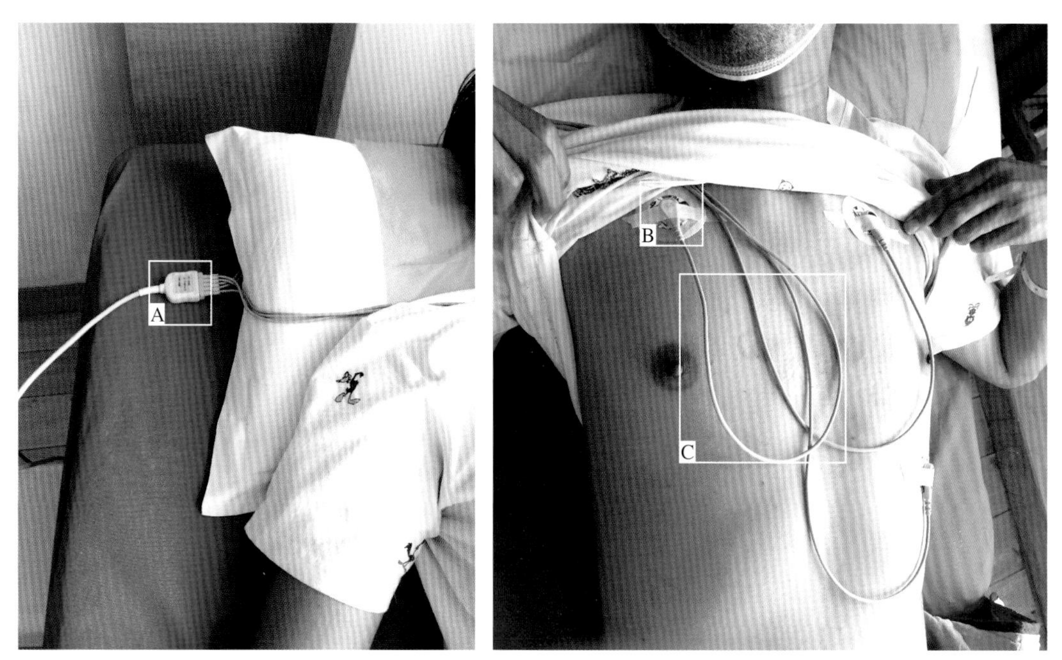

注：A. 分线头要放在床上；B. 电极线从衣领口穿过进入胸前；C. 贴好的线形状呈“U”形。

彩插 1　导联线固定

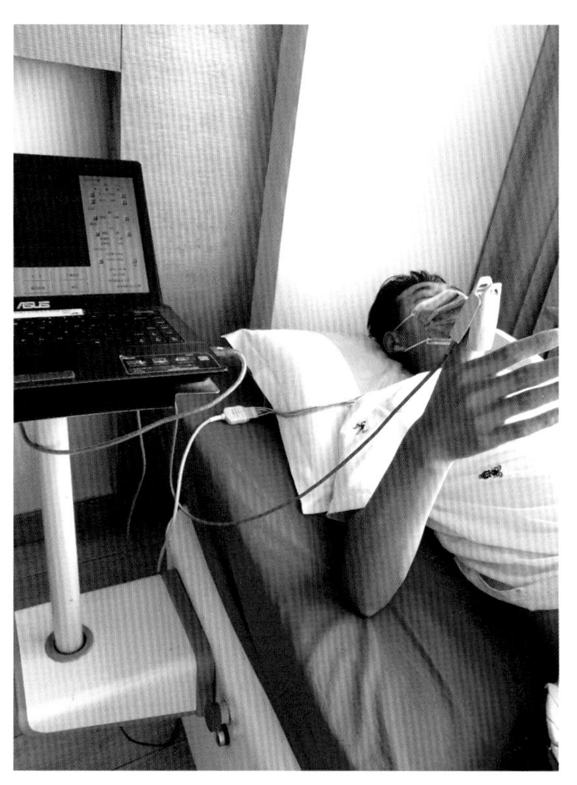

彩插 2　指脉探头的使用

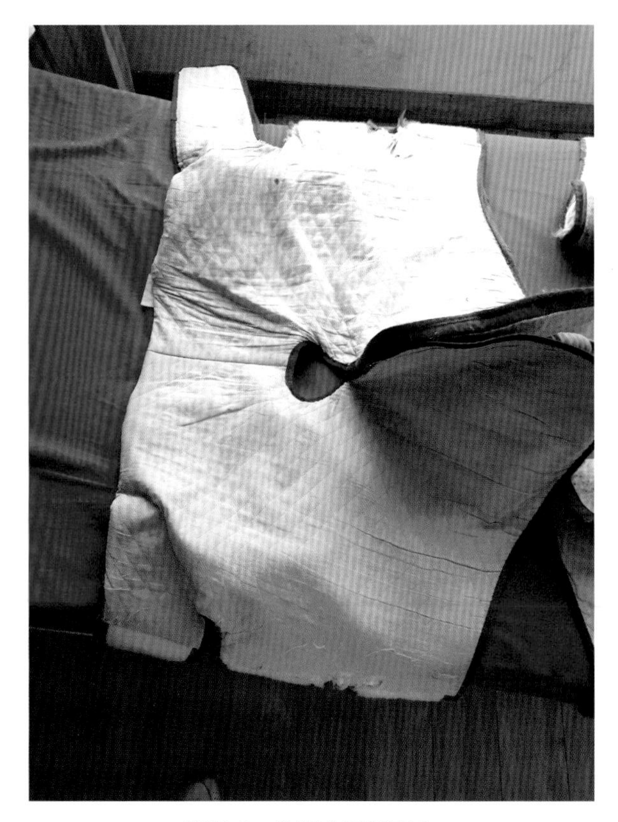

彩插 3　选择合适的囊套

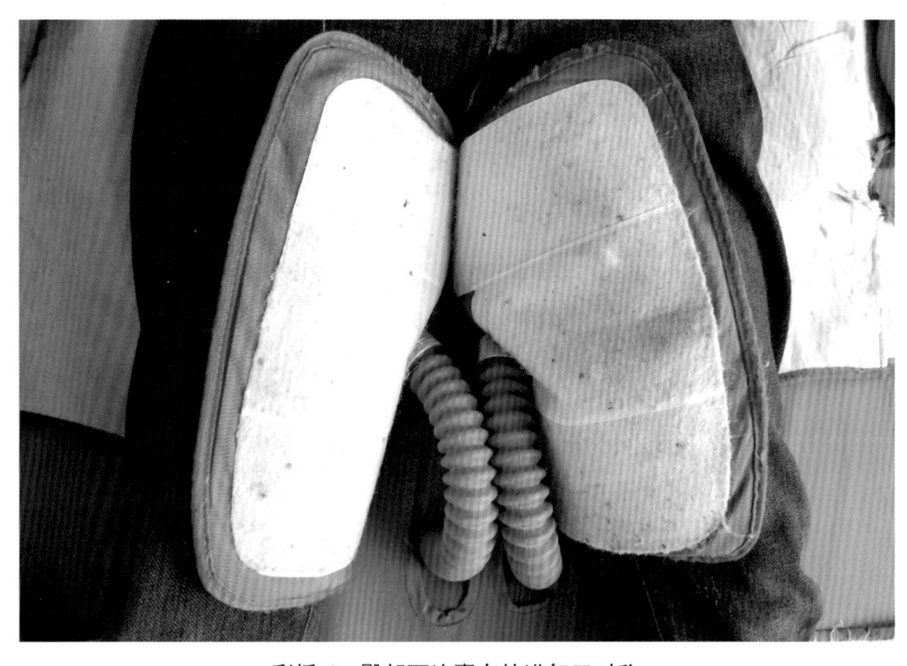

彩插 4　臂部两边囊套的进气口对称

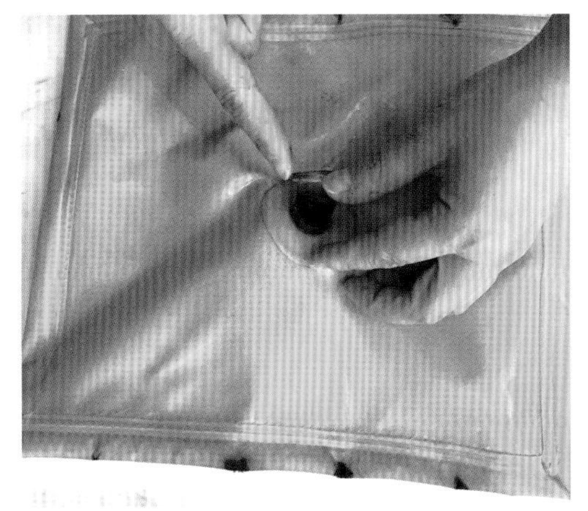
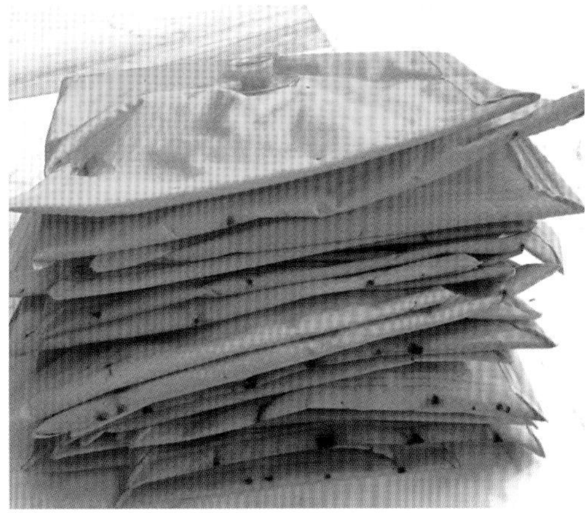

彩插 5　内囊

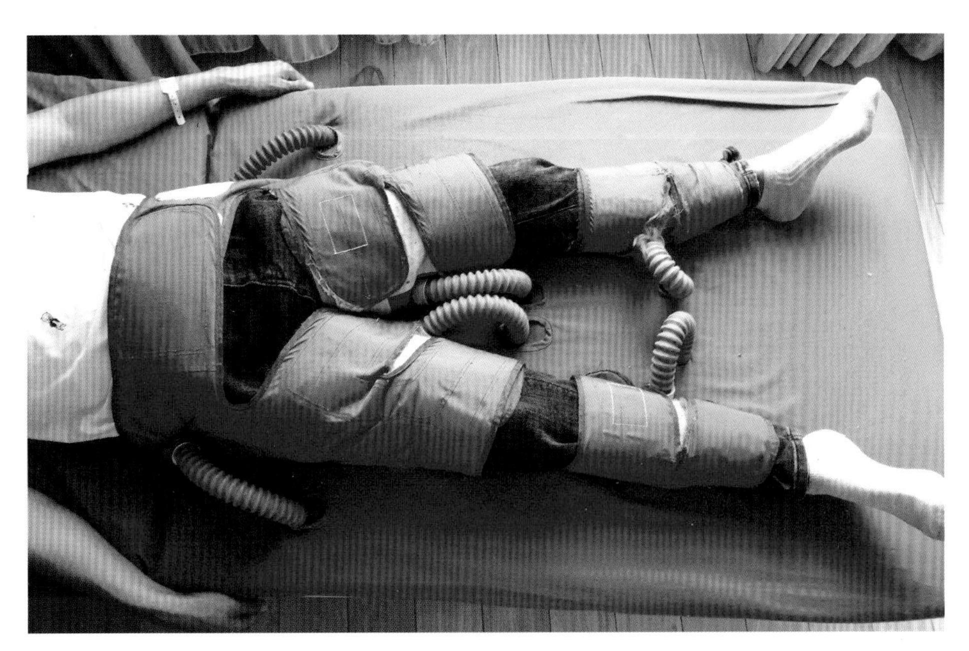

彩插 6　标准的包扎

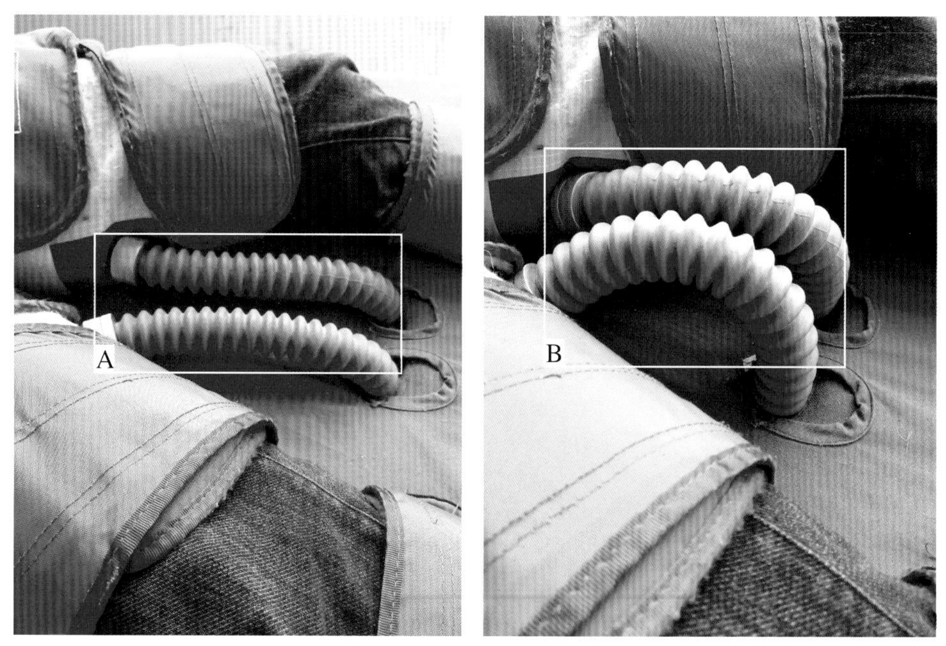

注：A. 切勿使螺纹管受牵拉；B. 使螺纹管成弧形，以减少牵拉，降低耗损。

彩插 7　囊套的调整

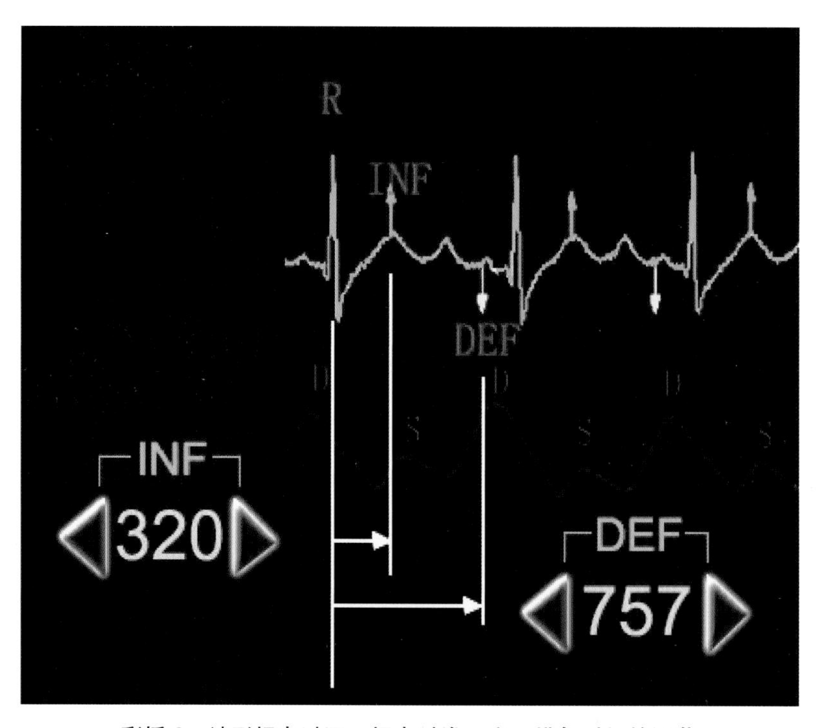

彩插 8　波形拐点过深，拐点过浅，充、排气时间的调节